Heilende Mundspülungen

Dr. med. dent. Nicole Vilja Elisabeth Wagner
– Master of Science Wurzelkanalbehandlung –

Heilende Mundspülungen

Die wirksamsten Kräuter, Öle und Tees für Atemfrische und ganzheitliche Gesundheit

HANS-NIETSCH-VERLAG

Bei gesundheitlichen Problemen wenden Sie sich bitte an einen (Zahn-)Arzt und/oder Heilpraktiker.

Die Erkenntnisse in der (Zahn-)Medizin unterliegen durch klinische Forschung und Erfahrung einem fortwährenden Wandel. Herausgeber und Autorin dieses Buchs haben große Sorgfalt darauf verwendet, dass **die gemachten Angaben dem derzeit aktuellen Wissensstand entsprechen**. Es liegt jedoch in der Hand des Lesers, selbst anhand weiterer schriftlicher Informationsquellen zu recherchieren.

Alle in diesem Buch gemachten Angaben wurden von der Autorin sorgfältig geprüft. Eine Garantie kann jedoch aus den genannten Gründen nicht übernommen werden.

Wenn in *Heilende Mundspülungen* als Beispiel Produkte, Medikamente, Handelsnamen, Shops und Labors aufgeführt wurden, dann nie mit dem Anspruch einer repräsentativen oder sogar fachlich verbindlichen Auswahl. **Geschützte Warennamen** wurden in der Regel durch® kenntlich gemacht. Aus dem Fehlen eines solchen Hinweises kann jedoch nicht automatisch geschlossen werden, dass es sich um einen freien Warennamen handelt.

Für das **Copyright in Bezug auf das verwendete Bildmaterial** (siehe unter „Fotos und Abbildungen", Seite 247) sowie Texte, Tabellen und Zitate haben wir uns bemüht, alle Rechtsinhaber ausfindig zu machen und verlagsüblich zu nennen und zu honorieren. Sollte das im Einzelfall bedauerlicherweise einmal nicht möglich gewesen sein, werden wir begründete Ansprüche selbstverständlich erfüllen.

Für **Links auf Websites Dritter übernehmen wir**, was deren Inhalte anbelangt, **keine Haftung**, da weder Verlag noch Autorin Einfluss darauf haben. Die angegebenen Seiten wurden zuletzt am 1.08.2019 auf eventuelle rechtliche Verstöße überprüft. Zu dem genannten Zeitpunkt waren keine rechtswidrigen Inhalte erkennbar.

Für mein Bruderherz Sascha

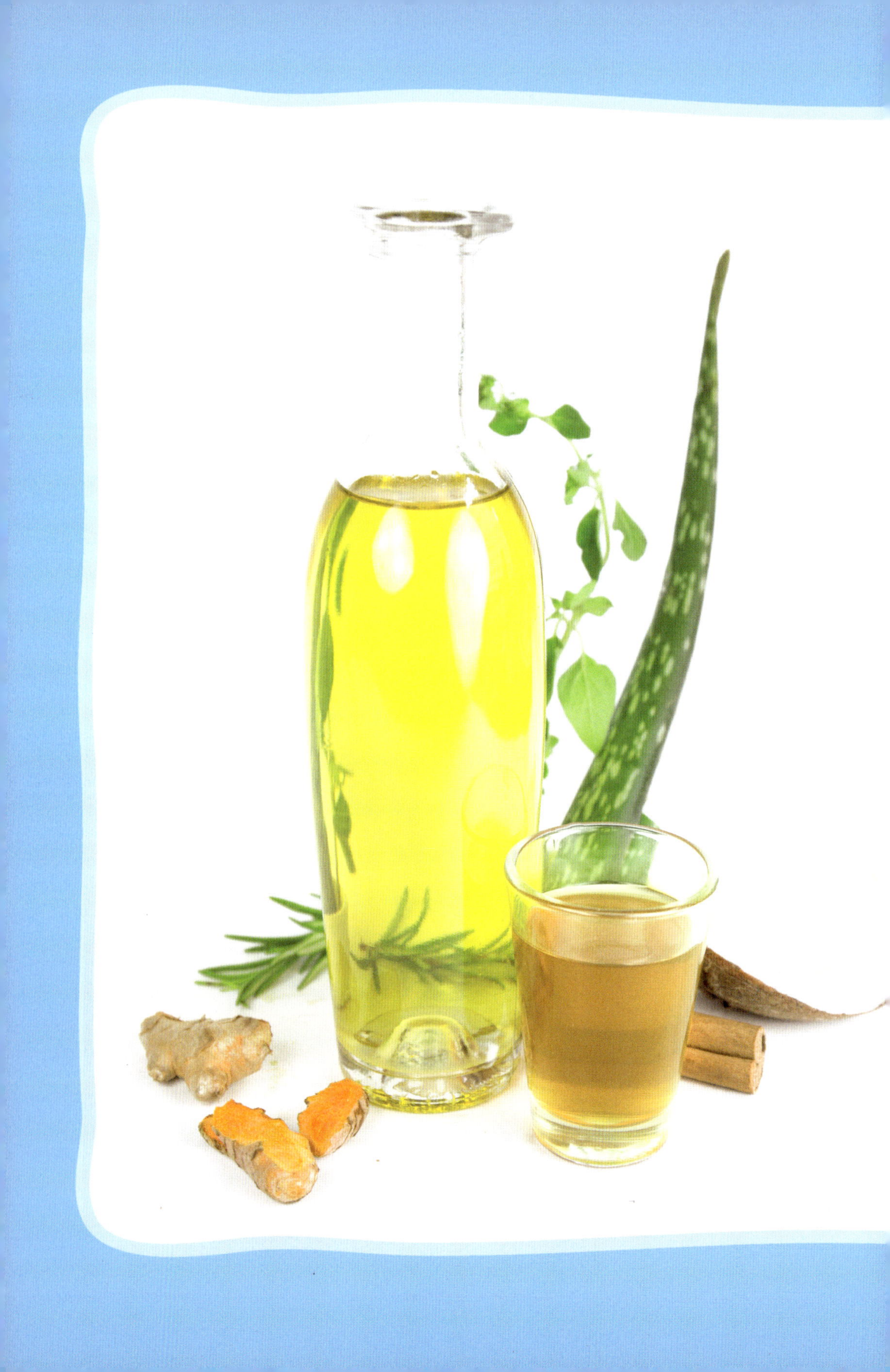

Inhalt

Einführung

Ohne Arme und Beine können wir durchaus (über-)leben – ohne Kopf sicher nicht, denn im Kopf befindet sich die Steuerungszentrale unseres Körpers: das Gehirn. Von hier aus laufen Nervenimpulse in den gesamten Organismus und hier kommen viele Informationen aus dem Körper an und werden dann verarbeitet. Ein Großteil des Gehirns ist für den Bereich des Munds zuständig, denn Lippen, Mundhöhle und Rachen erfüllen (über-)lebenswichtige Aufgaben wie Essen, Trinken und Sprechen.

Die Abbildung unten macht deutlich, welche Hirnbereiche für welche Körperteile zuständig sind. Dabei fällt auf, dass ein großer Teil unseres Gehirns mit den Händen und ein noch größerer mit dem Mund in Verbindung steht. Das gilt sowohl für die Bewegungen (*Motorik*), als auch für alles, was mit den Sinnen zu tun hat (*Sensorik*).

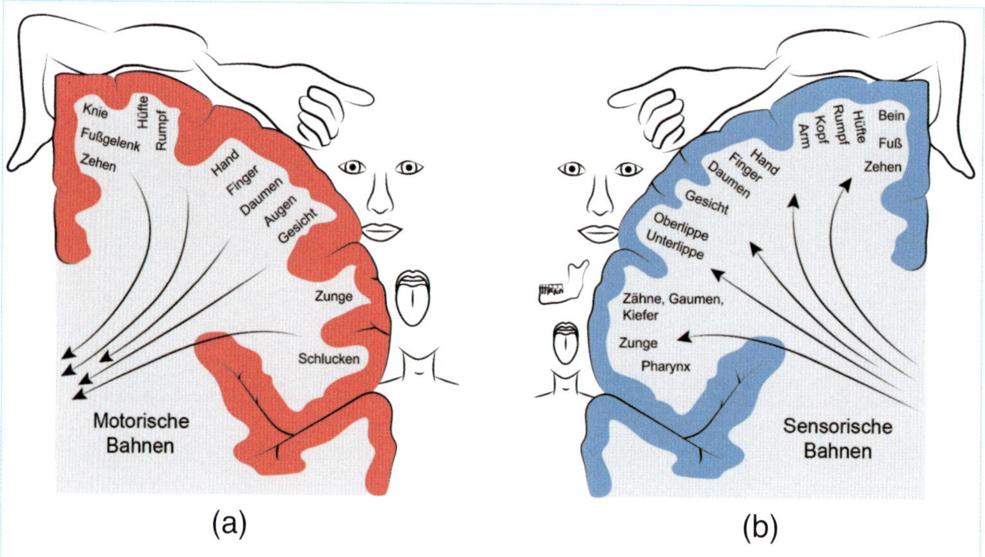

Primär motorisches (für die Bewegung zuständiges [a]) und primär sensorisches (für die Sinne zuständiges [b]) Feld der Großhirnrinde[1]

Im Mund ist so richtig was los!

Die Mundhöhle ist eine der am stärksten von Mikroorganismen besiedelten Teile unseres Körpers, da sie optimale Lebensbedingungen bietet: Sie ist warm, feucht und nährstoffreich.[2] In 1 Teelöffel Speichel befinden sich etwa 2,5 Milliarden bakterielle Zellen.[3] Die Gesamtzahl an Mikroorganismen im menschlichen Mund schätzt man auf rund 10 Milliarden.[4]

In einem winzigen Stückchen Zahnbelag – so winzig, dass es auf die Spitze eines Zahnstochers passt – leben zwischen 10 und 100 Millionen Bakterien ,[5] da sie hier beste Bedingungen zur Vermehrung haben. Mikrobielle Mitbewohner finden sich auf den Zähnen, in kariösen Stellen, am Gaumen, auf der Zunge, in der Mundschleimhaut und in den Zahnfleischtaschen.

Selbst mit der besten Zahnbürste erreicht man nicht alle Stellen im Mund, an denen sich all die Erreger tummeln. Zudem machen die Zähne ja nur etwa 10 Prozent des gesamten Bereiches im Mund aus. Anders ausgedrückt: **Eine effektive Mundpflege ist mit Zahnbürste und Zahnpasta allein nicht möglich.** Mundspülungen haben da schon eine größere Reichweite, denn sie sind im gesamten Mundraum wirksam und regen zusätzlich die Speichelbildung an.

Info

Die Mundhöhle – Hier heilt alles schneller!

Doch trotz der hohen bakteriellen Besiedlung heilen Wunden im Mund wesentlich schneller als auf der Haut. Das liegt daran, dass

- diese Region wesentlich stärker durchblutet ist als beispielsweise die Haut,
- Zellen im Mund sehr viel schneller ausgetauscht werden und
- der Speichel[6] erstaunliche Fähigkeiten hat (siehe Seite 17 ff.).

Mundspülungen – Einfach und ungeheuer wirkungsvoll!

Seit jeher dienen Mundspülungen in erster Linie dazu, Mundgeruch zu reduzieren, sie werden aber auch zum Aufhellen der Zähne eingesetzt. Zu ihren therapeutischen Effekten gehören die Verminderung des Zahnbelags und damit die Kariesprophylaxe sowie die Vermeidung von Zahnfleisch- und Zahnbettentzündungen. Die Spülungen helfen zudem bei empfindlichen Zähnen.[7]

Historisches zum Thema „Mundspülungen"

Bereits im Jahr 2700 v. Chr. finden sich in der chinesischen Medizin erste Hinweise auf das Mundspülen. Und in den oberen Gesellschaftsschichten der alten Griechen und Römer ging der mechanischen Reinigung der Zähne eine Mundspülung voraus. Hippokrates (460–375 v. Chr.) riet hierfür zu einer Mischung aus Salz, Alaune (kristallisiertes wasserhaltiges schwefelsaures Doppelsalz von Kalium und Aluminium)[8] und Essig[9], während Pythagoras (um 570–nach 510 v. Chr.) auf den erfrischenden Effekt von Anis verwies.[10]

Hildegard von Bingen (1098–1179) empfahl eine Spülung mit kaltem Wasser. Sie schrieb: *„Wer gesunde, kräftige Zähne haben will, nehme frühmorgens, wenn er von seinem Bett aufsteht, reines, kaltes Wasser in seinen Mund und behalte es eine Zeit lang im Mund, damit der Schleim, der an den Zähnen haftet, aufgeweicht wird. Mit eben diesem Wasser, das er im Mund hat, soll er sich die Zähne putzen und dies oft wiederhohlen, dann wird der Schleim an den Zähnen nicht zunehmen und die Zähne werden gesund bleiben."*[11] Diese Kaltwasseranwendung ist noch heute empfehlenswert. Mögliche Empfindlichkeiten der Zähne lassen meist nach einiger Zeit nach.

Bei wem das Zahnbett allerdings schon erkrankt ist (Zahnfleischbluten, Rückgang des Zahnhalteapparates), dem legte Hildegard folgendes Mundwasser nahe: *„Aber wem das Fleisch um die Zähne faul und wessen Zähne schwach sind, der lege warme Rebasche in Wein, wie* *wenn er eine Lauge machen wollte, und dann wasche er mit jenem Wein die Zähne und das Fleisch, das um seine Zähne ist. Und das tue er oft, und jenes Fleisch wird gesund werden, und die Zähne werden fest. Aber wenn seine Zähne gesund sind, wird diese Waschung ihnen nützen und sie werden schön."*[12]

Bis ins späte 19. Jahrhundert hinein nutzten Menschen Wein und Bier als Spülungen für den Mundraum. Zum Schutz vor Karies wurde um 1890 auch die Verwendung von ätherischen Ölen zur Mundpflege empfohlen.[13]

Info

Rebaschenwein als Mundwasser – Rezept nach Hildegard von Bingen

Um Hildegards Mundwasser aus Rebaschenwein herzustellen, brauchen Sie ½ Liter Wein in Bioqualität (am besten Rotwein) und 2 Esslöffel Rebasche.

Die warme Asche in den Wein geben. Das Ganze kräftig schütteln und anschließend durch ein Sieb abgießen. Diese Mischung ist nicht lang haltbar, kann sauer werden und sollte innerhalb von 1 Monat aufgebraucht werden.[14]

Rebasche stellen Sie selbst her, indem Sie getrocknete, nicht zurückgeschnittene, ungespritzte Weinstock-Reben *ohne* Anzündhilfe (Anzündwürfel, Holzreisig, Papier oder dergleichen) verbrennen.

Grundlagen des Buchs

Heilende Mundspülungen soll Ihnen Hilfe zur Selbsthilfe bieten. Es ist sowohl für Laien als auch für therapeutisch interessierte Menschen verfasst. Die Erkenntnisse, die ich hier weitergebe, beruhen zum Teil auf jahrtausendealten praktischen Erfahrungen aus der ganzen Welt. Zudem waren mir die wissenschaftliche Fundierung durch Studien und die Quellenangaben wichtig. Die Verweise darauf erkennen Sie an den hochgestellten Ziffern im Text. Da ich vermute, dass sich ein Großteil der Leser nicht für die kompletten wissenschaftlichen Hintergründe interessiert, haben wir (der Verlag und ich) uns entschieden, die Quellen nicht als Anhang im Buch wiederzugeben.

Wen **die Quellen** interessieren, der kann diese **online als PDF-Datei** abrufen.* In dieser Zusammenstellung stecken wesentlich mehr Informationen, als es für Ratgeber üblich ist. Beispielsweise finden sich dort auch Links zu Artikeln, die online frei einsehbar sind. Wer also in die Welt der Wissenschaft eintauchen möchte, bekommt auf diesem Weg schnell weiterführende Informationen. Und Leser, die das alles nicht interessiert, brauchen kein schweres Buch in Händen zu halten.

Regenbogenfarben bringen Klarheit und Strahlen in Ihr Leben!

Auf der vorderen Umschlagklappe finden Sie eine Übersicht, die Ihnen mit einem Griff einen Wegweiser zu den einzelnen Kapiteln und ihren detaillierten Inhaltsverzeichnissen bietet. Diese sind in Regenbogenfarben gestaltet. So können Sie sich einfach und schnell orientieren.

Im vorderen Cover ist innen der Regenbogen noch vom Nebel verschleiert. Im Nebel sind einige Menschen zu sehen, denen zwar Heilmittel - um sich herum - zur Verfügung stehen, die sich ihrer jedoch nicht bewusst sind. Der Inhalt von *Heilende Mundspülungen* offenbart Ihnen Geheimnisse diverser Urheilmittel. Und so sind daher auf dem hinteren Teil des Covers innen, also am Ende des Buches, Regenbogen wie auch Menschen klar und strahlend zu sehen. Für jeden einzelnen Leser der Informationen in diesem Buch bedeutet das: Wer das Heilwissen anwendet, tut etwas für seine (Mund-)Gesundheit, was ganz nebenbei auch die eigene Ausstrahlung verbessert.

* Siehe *www.nietsch.de*, dort unter Dr. med. dent. Nicole Wagner, *Heilende Mundspülungen*

Zur schnellen Orientierung stehen Ihnen Coaches zur Seite

Wenn Sie sich in *Heilende Mundspülungen* schnell zurechtfinden möchten, lassen Sie sich von den folgenden „Helfern" an die Hand nehmen, die Ihnen zeigen, wo Sie Texte zu bestimmten Themen, Zusammenfassungen, Persönliches, Wissenschaftliches ... finden:

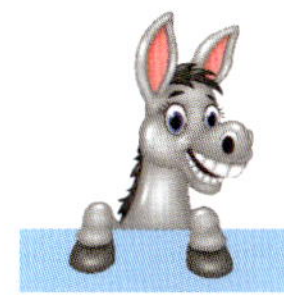

Der Esel, der Sie ansieht und **sich mit seinen Vorderhufen auf einen Balken lehnt**, verweist auf **ein Fazit, eine kurze, informative Zusammenfassung**.

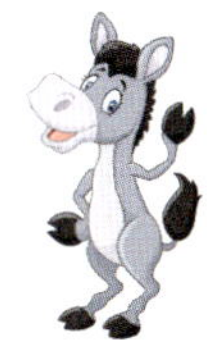

Der auf seinen Hinterbeinen stehende Esel macht auf meine **Erfahrungen und** auf **persönlich Erlebtes** aufmerksam. Erlebtes aus dem Alltag ist oftmals besonders erhellend und einprägsam.

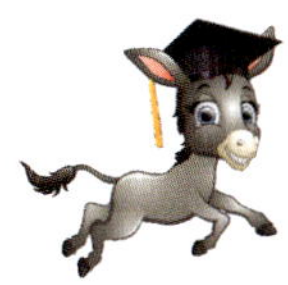

Der springende Esel mit Doktorhut weist auf **Details für wissenschaftlich Interessierte** und Mediziner hin. Wenn Sie diesen Teil als zu speziell empfinden, überspringen Sie ihn einfach.

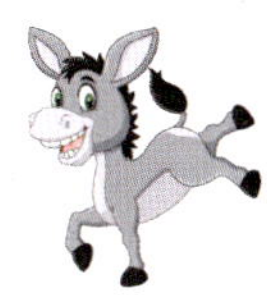

Der tretende Esel, dessen Hinterbeine in der Luft sind, will Ihnen auf die Sprünge helfen, indem er einen **liebevollen Anstoß** gibt, **selbst aktiv** zu **werden,** etwas für sich und Ihre (Zahn-)Gesundheit zu tun. Eine chinesische Weisheit verdeutlicht, wie wichtig das ist: *„Wer glaubt, keine Zeit für seine körperliche Ertüchtigung zu haben, wird früher oder später Zeit zum Kranksein haben müssen."* Welche positiven Auswirkungen Zeit hat, die man sich selbst schenkt, das formulierte Warren Buffet (*1930) sehr treffend: *„Man sollte vor allem in sich selbst investieren. Das ist die einzige Investition, die sich tausendfach auszahlt."*

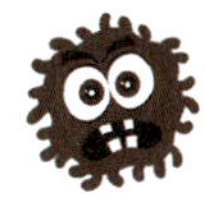

Streptococcus mutans

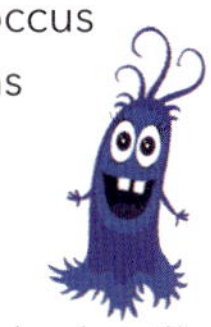

Laktobazillen

In *Heilende Mundspülungen* begegnen Ihnen zudem immer wieder einige Mikroorganismen wie die **Hauptkarieserreger, die Streptokokken** (vor allem hier ***Streptococcus mutans***), und die **Laktobazillen**, die anzeigen, dass an dieser Stelle Informationen zu diesen Erregern zu finden

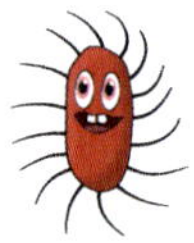
Porphyromonas gingivalis

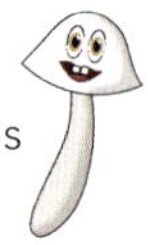
Candida albicans

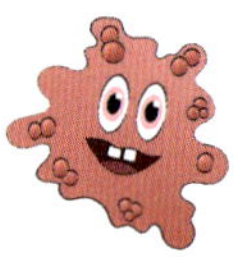
Herpes simplex-Virus

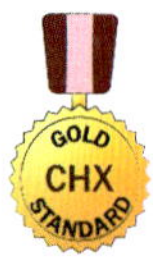

Chlorhexidin

sind. Sie können sich an diesen und weiteren Icons orientieren: für ***Porphyromonas gingivalis***, einen Erreger, der eng mit einer Auflösung des Zahnhalteapparates in Verbindung steht, für ***Candida albicans***, den häufigsten im Mund vorkommenden Pilz, für ***Herpes simplex-Virus*** *Typ 1*, den Virus, der für Lippenherpes verantwortlich ist, und für den **Goldstandard** unter den Mundspülungen in der Zahnmedizin: den **Wirkstoff Chlorhexidin** (CHX). Auf wissenschaftliche **Untersuchungen, die andere Heilmittel mit diesem vergleichen**, verweist die Medaille.

Tipps, um das Erlernte zu festigen

Je intensiver Sie mit *Heilende Mundspülungen* arbeiten und ausprobieren, was für Sie am besten funktioniert, desto mehr Fortschritte können Sie machen!

Durch praktische Anwendungen festigen Sie Ihr Wissen ebenso wie durch Gespräche, in denen Sie von dem, was Sie erreicht haben, erzählen. Wer Dinge ausspricht, fokussiert seine Gedanken ähnlich einem Laserstrahl, der ja bekanntlich Gewebe durchtrennen kann. Je emotionaler Sie über ein Thema reden, umso eher reißen Sie andere mit. Nicht zuletzt macht es auch Freude, positive Erfahrungen weiterzugeben. Sie wissen es wahrscheinlich schon: Ihre Begeisterung ist ein Segen für alle Beteiligten.

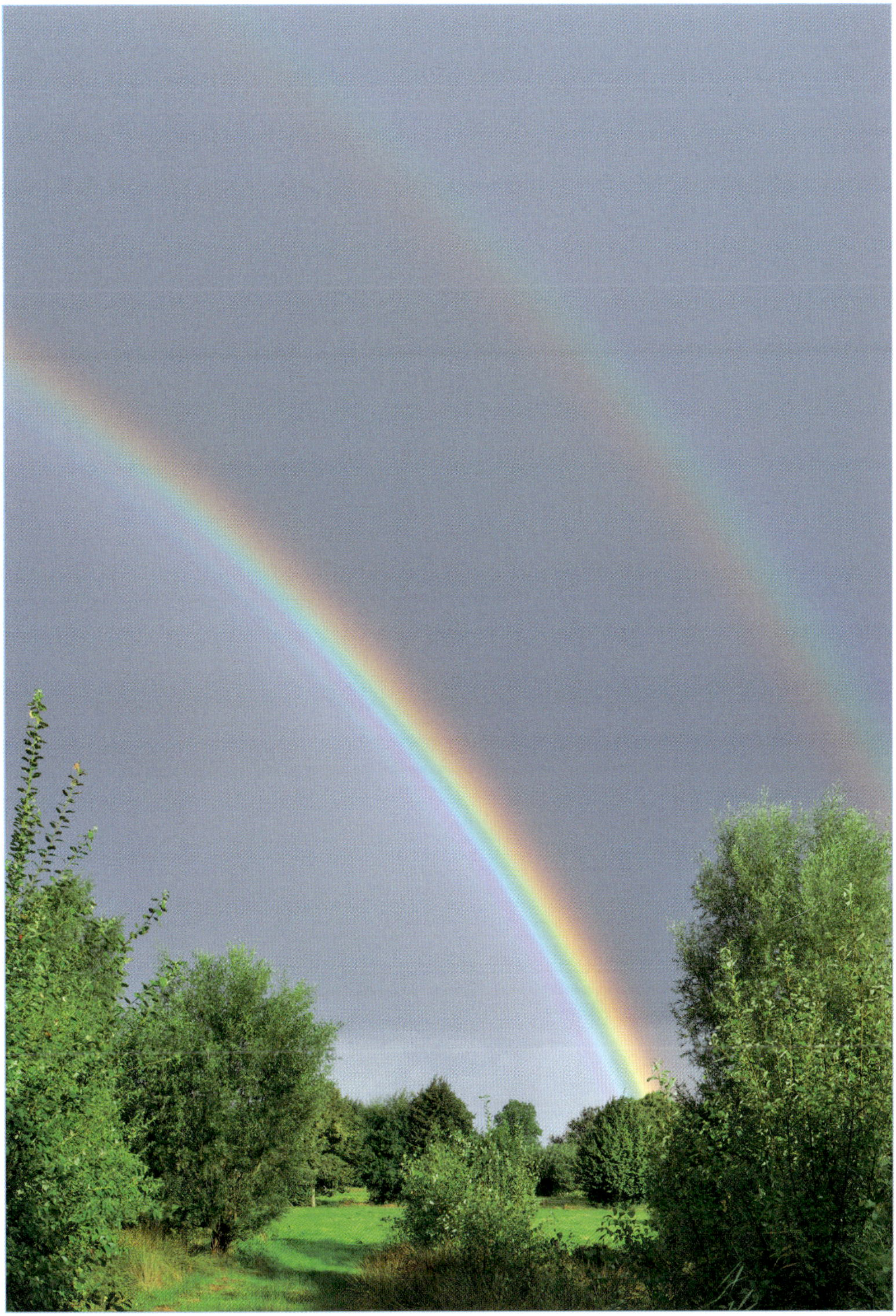

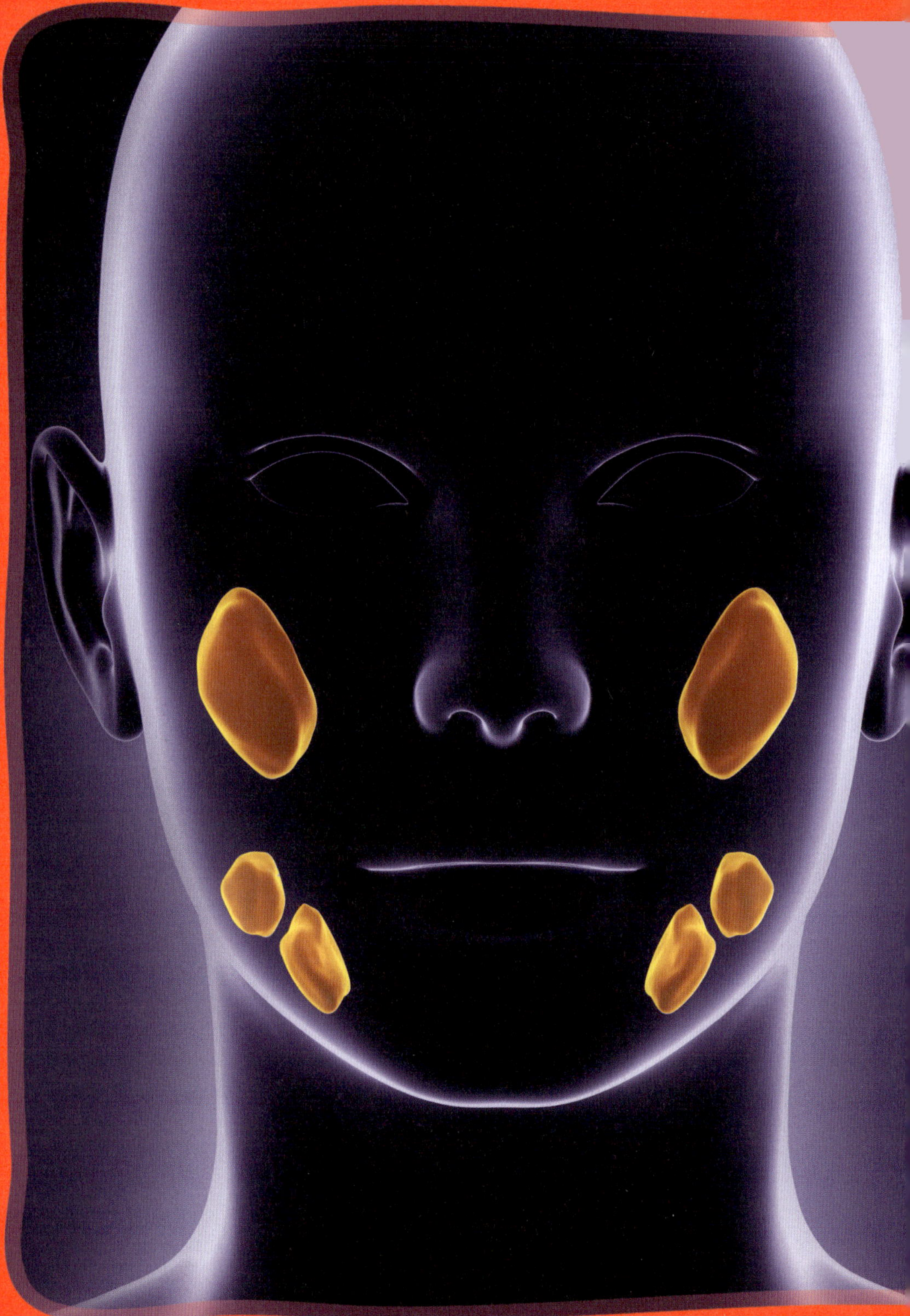

Der Speichel – Ein Allrounder im Dienste der Mundgesundheit

Wir schenken dem Speichel meist wenig Beachtung, doch er ist eine Flüssigkeit, die es im wahrsten Sinne der Worte „in sich hat": Er schützt uns beispielsweise vor dem HI-Virus, das Aids auslösen kann, spült die Mundhöhle, repariert kleinste Defekte an den Zähnen, unterstützt die Wundheilung und ist für die ersten Schritte der Verdauung unserer Nahrung wichtig.

Der Speichel – Ein Allrounder im Dienste der Mundgesundheit

Grundlegendes über den Speichel

Von der meist farblosen Flüssigkeit des Speichels werden in unserem Körper täglich ½ bis 2 Liter produziert. 10 Prozent davon in mikroskopisch kleinen Speicheldrüsen im Mund und 90 Prozent von großen Speicheldrüsen, die außerhalb des Mundbereichs liegen: von der Ohrspeicheldrüse (*Glandula parotis*), der Unterkieferspeicheldrüse (*Glandula submandibularis*) und der Unterzungenspeicheldrüse (*Glandula sublingualis*). Über Speichelgänge geben sie die produzierte Flüssigkeit in die Mundhöhle ab (siehe Abbildung Seite 16).[1]

Im Bereich des Oberkiefers liegt zu beiden Seiten je eine Ohrspeicheldrüse. Diese hat ihren Ausführungsgang auf Höhe des zweiten Mahlzahns im Oberkiefer. Daher ist diese Region häufig prädestiniert für Zahnstein. Eine Schwellung dieser Drüse kennt manch einer vom Krankheitsbild „Mumps".

Im Unterkiefer gibt es zwei paarige Drüsen: die Unterkieferspeicheldrüse, die im Kieferwinkel sitzt, und die Unterzungenspeicheldrüse, die sich – natürlich – unter der Zunge befindet. Beide Drüsenpaare haben meist je einen gemeinsamen Ausgang pro Seite,[2] den man an zwei kleinen Pünktchen unter der Zunge erkennen kann. Vor ihnen liegen die Frontzähne des Unterkiefers, und genau an dieser Stelle verhärtet Zahnbelag ebenfalls rasch durch die Mineralstoffe des dort austretenden Speichels. Eine Folge davon ist Zahnstein, der am häufigsten an den Frontzähnen des Unterkiefers auftritt.

Der Speichel hat vielfältige Funktionen. So ist er beteiligt an

- Kommunikation,
- Schutz,
- Verdauung,
- Reinigung
- und Heilung.

Was hat Speichel mit Kommunikation zu tun?

Die feuchte Mundhöhle ermöglicht es uns, dass wir die Muskeln für unsere Mimik und die Bildung von Lauten reibungslos, also mühelos bewegen können.

Speichel, sexuelle Stimulation, Schmerzlinderung und Stimmungsaufhellung

Küssen hat zur Folge, dass der Speichel vermehrt Opiorphin enthält. Dieses fördert u. a. die Erektion.[3] Opiorphin zeigte in Tierversuchen mit Ratten zudem eine um den Faktor 3 bis 6 höhere schmerzstillende Wirkung als Morphin. In weiteren Tierversuchen wurden im Jahr 2010 die schmerzstillenden und antidepressiven Wirkungen – bei einem Ausbleiben der meisten Nebenwirkungen von Opioiden (wie Darmlähmung, allmähliche Dosissteigerung) und Antidepressiva (etwa Übererregbarkeit, Sedierung, Gedächtnisstörungen) – bestätigt.[4]

Die schützende Funktion des Speichels

Der Speichel verfügt über ein reichhaltiges Instrumentarium, um Eindringlinge abzuwehren oder das Wachstum bestimmter Krankheitserreger unter Kontrolle zu halten.[5] Zudem schützt er vor dem gefährlichen HIV, dem Virus, das Aids auslöst. Bis heute konnte diese Wirkung allerdings nicht einem einzelnen Bestandteil zugeschrieben werden. Nur im konzertierten Zusammenwirken der unterschiedlichen Inhaltsstoffe entfaltet Speichel seine Abwehrwirkung gegenüber Viren.[6]

Fette im Speichel bewahren zudem unsere Zähne vor Säureangriffen,[7] indem sie beispielsweise verhindern, dass sich Milchsäure im Zahnschutzhäutchen* (*Pellikel*) ausbreitet.

---

* Mehr zum Thema „Pellikel" können Sie in meinem Buch *Richtige Zahnpflege* (Hans-Nietsch-Verlag, Roßdorf 2019), dort Infokasten „Das Zahnhäutchen und seine Aufgaben", Seite 144, nachlesen.

Mit dem Speichel beginnt die Verdauung

Das Einspeicheln unserer Nahrung erleichtert die mechanische Zerkleinerung. Außerdem sorgen die Inhaltsstoffe des Speichels für eine erste Verdauung von Kohlenhydraten, z. B. aus Getreide, Obst und Gemüse, im Mund: Das entsprechende Verdauungsenzym heißt α-Amylase und spaltet Kohlenhydrate in kleinere Einheiten. Die Bakterien in unserem Mund ernähren sich ebenfalls von Kohlenhydraten und produzieren dabei potenziell schädliche Säuren – die vom Speichel verdünnt und mithilfe chemischer Puffer neutralisiert werden. Auf diese Weise wird ein schützender pH-Wert (siehe Seite 22 ff.) aufrechterhalten.

Der Speichelfluss reinigt gründlich

Nach dem Essen wird vermehrt Speichel produziert: Dieser spült unsere Mundhöhle aus[8] und entfernt so Rückstände wie anhaftende Bakterien, Zellen und kleinste Essenbestandteile[9] (wie Zucker, die von den Bakterien im Mund zu Säuren abgebaut werden), was das Kariesrisiko mindert.[10]

Speichel heilt!

Kaum zu glauben: Im Speichel sind schmerzlindernde Stoffe (Opiorphin) zu finden, die stärker wirken als Morphium! Sie ermöglichen eine meist **schmerzfreie Wundheilung** im Mund (siehe Seite 53).[11] Zudem gibt es Speichelbestandteile, die die **Heilung der Mundschleimhaut unterstützen**.

Der Zahnschmelz wird ständig auf- und abgebaut.[12] Zum Abbau, der Demineralisation, tragen **Säuren** bei. Diese können einerseits aus der Nahrung direkt aufgenommen oder durch Erreger beim Verdauen von Kohlenhydraten gebildet werden.[13] Besonders gefährlich sind hier Softdrinks, denn sie enthalten sowohl reine Säure als auch leicht verdauliche Zucker.*

---

* Siehe auch Dr. med. dent. Nicole Wagner: *Richtige Zahnpflege*, Seite 21 ff. und 134 ff.

Auch hier kann unser Speichel wahre Wunder wirken: Er kann solche Säureangriffe abpuffern[14] und Mikrolöcher reparieren.[15] „Stimulierter Speichel" ist eine gesättigte Lösung, also reich an Kalzium-, Phosphat- und Bikarbonat-Ionen,[16] denn mit dem Kauen, Sprechen und mit anderen Reizen steigt der Gehalt an Reparaturstoffen im Speichel exponentiell an.[17] „Unstimulierter Speichel" – sprich: Ruhespeichel – enthält weniger von diesen hilfreichen Mineralstoffen.

Der pH-Wert des Speichels

Der pH-Wert gibt auf einer Skala von 0 bis 14 an, ob eine Lösung **sauer (0 bis unter 7) neutral (7) oder basisch bzw. alkalisch (höher als 7 bis 14)** ist. **Der pH-Wert des Speichels eines gesunden Menschen liegt im Bereich von 6,0 bis 7,5.**[18] Er kann aber auch so sauer werden, dass er einen Wert von 5,0 hat, oder so basisch, dass er einen Wert von 8,0 erreicht.[19] Im Durchschnitt liegt der pH-Wert von Speichel bei etwa 6,8. Höhere Werte weisen darauf hin, dass der Körper auf starke Stimuli reagieren kann.[20]

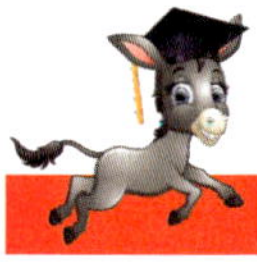

Wissenschaftliche Fakten

Im Laufe des Tages wird der pH-Wert des Speichels durch Sprechen und/oder Kauen tendenziell alkalischer.[21] Sein pH-Wert ändert sich auch während des Speichelflusses. Bevor er in den Mundraum eintritt, ist er leicht sauer. Basischer wird er, wenn sich die Speichelflussrate erhöht, wodurch die Speicheldrüsen Kohlendioxid (CO_2) verlieren und sich die Bikarbonat-Konzentration erhöht.[22]

Auch in verschiedenen Bereichen des Munds ist der pH-Wert unterschiedlich: Hinter den Schneidezähnen und neben den Speicheldrüsen ist der pH-Wert höher, also alkalischer. Auf der Zunge und um die Backenzähne herum ist der pH-Wert niedriger, also saurer. Durch die Pufferwirkung des Speichels steigt der pH-Wert nach dem Essen an. Säure produzierende Bakterien, die sich an dem liegen gebliebenen Zucker gütlich tun, sorgen allerdings dafür, dass der Wert rasch wieder abfällt, also saurer wird. Etwa 30 Minuten nach dem Essen hat er sich jedoch meist wieder normalisiert.[23]

Risikofaktor „saurer Speichel"

In der Nacht geht die Speichelproduktion weitgehend zurück, was zur Folge hat, dass der pH-Wert im Mund sinkt.[24] Menschen mit Mundtrockenheit haben oft einen niedrigen pH-Wert (im sauren Bereich).[25] Ein weiterer Grund für sauren Speichel liegt in einem erhöhten Blutzuckerspiegel. Zudem ist der Speichel bei den Betroffenen sehr zuckerreich, er enthält also reichlich Dünger für schädliche Bakterien.

Gesundheitsindikator „Speichel"

Der **pH-Wert des Speichels** ist ein **Maß für die alkalischen Mineralstoffreserven** der extrazellulären Flüssigkeiten:[26] Einige der am häufigsten vorkommenden Erkrankungen der Zähne und des Mundraums sind stark von diesen Mineralstoffen und den Schwankungen des pH-Werts abhängig.[27] Sinkt der pH-Wert des Speichels und bleibt er auf einem solch niedrigen (also: sauren) Niveau, können die folgenden Symptome auftreten: Karies, Zahnfleischrezessionen, Demineralisierungen am Zahnhals und weiße Flecken im Schmelz (*White Spots*).[28]

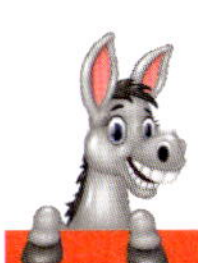

Fazit

Der pH-Wert im Mund ist ein Maß dafür, ob die Zähne ausreichend mit Mineralstoffen versorgt werden oder ob ihnen Mineralstoffe entzogen werden: Je höher der pH-Wert, **je basischer** also der Speichel, **desto mineralstoffreicher** ist er und desto besser kann er den Mineralstoffgehalt der **Zähne aufbessern**. Bei einem niedrigen pH-Wert (im sauren Bereich) verhält es sich genau umgekehrt: Den Zähnen werden Mineralstoffe entzogen.[29] **Auf den Punkt gebracht: Speichel mit möglichst hohem pH-Wert (im basischen Bereich) schützt und repariert die Zähne.**

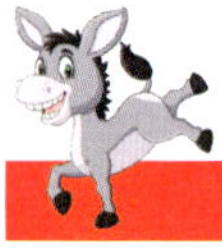

Probieren geht über Studieren!

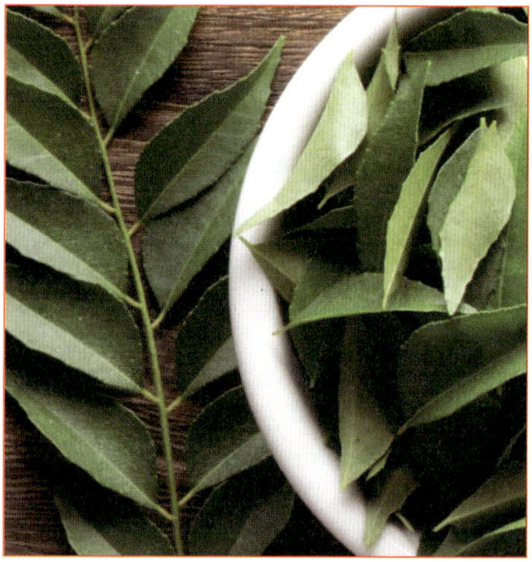

Die stärksten Veränderungen des pH-Werts im Mund beobachteten Forscher direkt beim und 30 Minuten nach dem Kauen von Pflanzenblättern. Wer **Minze**- oder **Curry-Blätter** kaute, zeigte umgehend einen deutlichen Anstieg des pH-Werts, was daran liegt, dass das Kauen von Pflanzenblättern den Speichelfluss anregt, wodurch sich die Bikarbonat-Konzentration im Speichel erhöht und damit auch der pH-Wert des Speichels.[30]

Speichelfluss – Entscheidend für die Mundgesundheit

Den Speichelfluss anregen

Jeder weiß, dass sowohl bloße Gedanken als auch sinnliche Wahrnehmungen schon dazu führen können, dass einem das Wasser im Mund zusammenläuft: Geschieht das, wenn Sie sich Ihre Lieblingsspeise vorstellen? Den gleichen Effekt können Gerüche haben,[31] denn sie regen die Speicheldrüsen des Unterkiefers an, Flüssigkeit zu produzieren.[32] Darüber hinaus aktivieren Kälte, kühlende Substanzen wie *Menthol*[33] sowie scharfe wie *Capsaicin* die Speichelproduktion.[34] Capsaicin ist der Stoff des Cayennepfeffers (*Capsicum frutescens*), der diesen scharf macht.

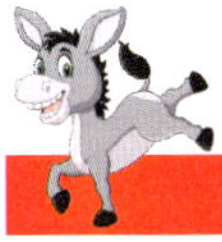

Probieren geht über Studieren!

Um die Schärfe des Capsaicins (Chili, Cayennepfeffer, scharfe Peperoni und/oder Paprika) zu neutralisieren, sollten Sie kein Wasser zur Hand nehmen, denn Capsaicin ist nicht wasserlöslich. Trinken Sie Milch, kauen Sie ein Stück Brot[35] oder versuchen Sie es mit Ölziehen (siehe Seite 41 ff.).

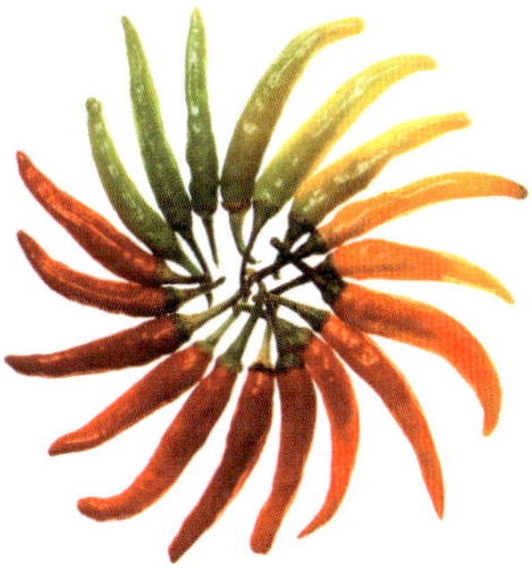

Was den Speichelfluss drosselt

Hatten Sie schon einmal Angst und dabei bemerkt, dass Ihr Mund trocken wurde? Das ist kein Wunder, denn das Stresshormon Adrenalin verengt die Speicheldrüsen. Medikamente haben den gleichen Einfluss auf die Speichelproduktion. Zu den entwässernd und/oder austrocknend wirkenden Mitteln gehören:

- abschwellend wirkende Mittel, z. B. Nasenspray
- Mittel gegen Übelkeit und Brechreiz (*Antiemetika*)
- Mittel gegen übermäßiges Schwitzen (*Antihidrotika*)
- *Antihistaminika*
- Appetitzügler
- blutdrucksenkende Mittel
- harntreibende Mittel (*Diuretika*)
- Mittel gegen Erkältung
- Hustenlöser

- krampflösende Mittel
- Mittel zur Behandlung von Parkinson
- Muskelrelaxanzien
- Psychopharmaka
- schmerzlindernde Kombipräparate
- Schmerzmittel
- Beruhigungsmittel (*Sedativa*)[36]

Mundtrockenheit

Wie wichtig Speichel ist, das erfahren vor allem Menschen, die aufgrund eines Gendefekts weniger oder keinen Speichel bilden können. Die Folge ist ein trockener Mund, die Zähne werden durch Säuren aufgelöst und der Zahnhalteapparat erkrankt.[37] Wesentlich häufiger tritt eine gerade beschriebene *Xerostomie* als Nebenwirkung von Medikamenten und bei Älteren als Grunderkrankung auf.[38]

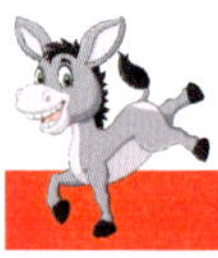

Probieren geht über Studieren!

Voraussetzung für die Speichelbildung ist die ausreichende Zufuhr von Flüssigkeit, insbesondere Wasser. Den Speichelfluss können Sie mit xylitolhaltigen Mundspülungen, Bonbons oder Kaugummis (siehe Infokasten rechte Seite) sowie durch Ölziehen (siehe Seite 41 ff.) oder das Spülen mit verschiedenen Lösungen (siehe Rezepte Seite 127 ff.) anregen.[39]

Leiden Sie beispielsweise in den Wechseljahren unter Mundtrockenheit, können Mittel mit hoch dosiertem Vitamin-B-Komplex Linderung verschaffen.

Künstlicher Speichel kann in Form von Gels und Sprays verabreicht werden.[40] Verschreibungspflichtige Speichelersatzmittel mit Stoffen wie Pilocarpin und Cevimelin aktivieren die Speichelproduktion. Jedoch schränken die Nebenwirkungen dieser Produkte den Gebrauch ein. Der Einsatz von Medikamenten, die zu Mundtrockenheit führen, oder die Veränderung der Einnahme solcher Arzneien kann ebenfalls Einfluss auf den Speichelfluss haben.[41]

Info

Xylitol – Der (Birken-)Zucker, der Karieserreger tötet

Dieser natürliche Zuckeralkohol, auch „Xylit" genannt, ist Bestandteil vieler Gemüsesorten wie Blumenkohl und zahlreicher Früchte wie Pflaumen, Erdbeeren oder Himbeeren sowie der Rinde bestimmter Holzarten. Er wird auch als „Birkenzucker" bezeichnet, da er früher aus Birkenrinde gewonnen wurde. Heute wird Xylitol meist aus Buchenholz oder landwirtschaftlichen Resten (Maiskolben, Stroh, Getreidekleie oder Zuckerrohr) hergestellt.

Auf den Zutatenlisten der Verpackungen findet man es unter der Bezeichnung „E 967". Es kann mit etwa 98 Prozent der Süßkraft von Zucker (Saccharose) aufwarten, doch während 1 Gramm Saccharose 4 Kilokalorien hat, bringt es die gleiche Menge Xylitol auf nur 2,4 Kilokalorien. Da dieser Zuckeraustauschstoff fast insulinneutral ist, eignet er sich auch für Diabetiker und Menschen mit Blutzuckerschwankungen. Außerdem kann er dazu beitragen, Heißhungerattacken loszuwerden, und bei längerer Einnahme sogar Insulinresistenzen rückgängig machen.

Bakterien, besonders der Hauptkarieserreger *(Streptococcus mutans)*, nehmen Xylitol wie Zucker auf, können ihn jedoch nicht verwerten und sterben daran.

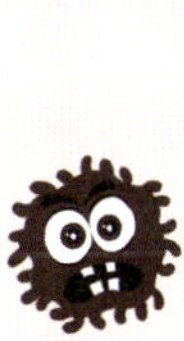

Es sind jedoch auch **Nebenwirkungen** bekannt: Xylitol begünstigt Verdauungsprobleme und dadurch Durchfälle. Bei regelmäßigem Konsum über 3 bis 4 Wochen bessern sich solche Nebenwirkungen jedoch meist wieder.

Wichtig! Achten Sie beim Kauf bitte darauf, dass das Xylitol **gentechnikfrei** hergestellt wurde. Sie sollten zudem wissen, dass es für Hunde giftig ist.[42]

Probieren geht über Studieren!

Für **Mundspülungen** rühren Sie **½ Teelöffel Xylitol in 1 Glas Wasser** ein, anschließend spülen Sie Ihren Mund gründlich damit. Um den Speichelfluss anzuregen, können Sie nach dem Essen auch einige Minuten lang einen zuckerfreien, xylitolhaltigen Kaugummi kauen.

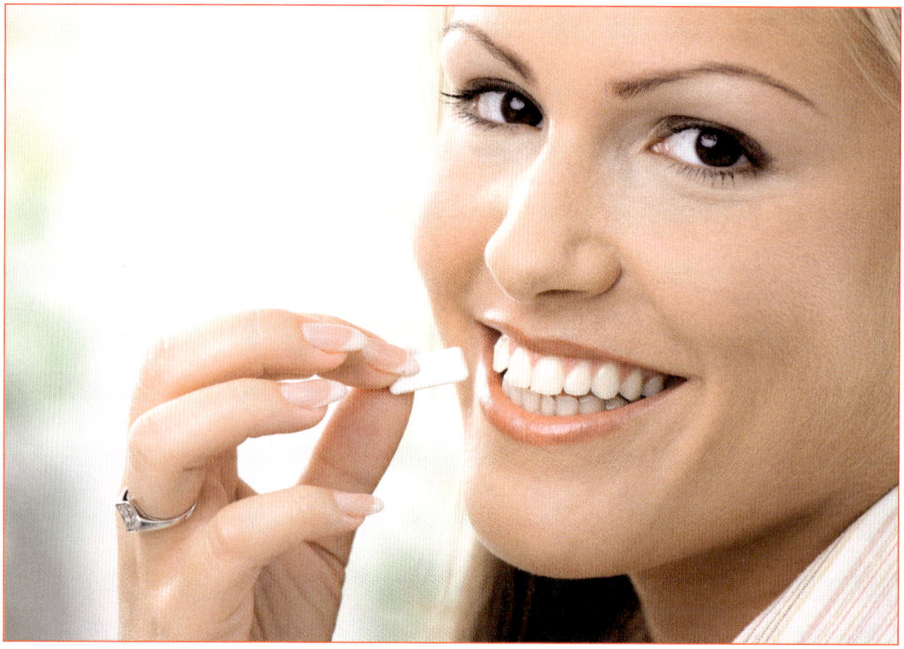

Dieses Süßungsmittel wird von vielen Streptokokken zwar wie Kohlenhydrate aufgenommen, doch können sie es nicht abbauen ... und sterben daran.

Mit einer xylitolhaltigen Mundspülung oder einem xylitolhaltigen Kaugummi helfen Sie Ihrer (Mund-)Gesundheit in mehrerlei Hinsicht auf die Sprünge:

1. Beim Gurgeln oder Kauen wird der Speichelfluss angeregt und damit die körpereigene Spülwirkung. Das reinigt ihre Zähne und die Mundhöhle ganz natürlich.

2. Durch die Mundbewegungen erhöht sich zudem der Mineralstoffgehalt im Speichel, was wiederum die Remineralisierungsleistung Ihrer Zähne verbessert.
3. Xylitol reduziert, wie bereits erwähnt, die Anzahl der Kariesbakterien.
4. Speichel ist gefiltertes Blut. Somit reinigen Sie ganz nebenbei Ihr Blut von Schadstoffen.

Speicheldrüsen nehmen auch lebenswichtige Ionen auf

Manche Speicheldrüsen können über einen sogenannten Natrium-Jod-Cotransporter Jod und andere negativ geladenen Ionen (Anionen) in den Körper aufnehmen.[43] Welchen Einfluss Fluoride darauf haben, ist bisher ungeklärt. Jod und Fluor sind beides Halogene und reagieren somit ähnlich. Da Fluor reaktionsfreudiger als Jod ist, ist die Wahrscheinlichkeit groß, dass Fluor-Verbindungen die Transporter für Jod-Verbindungen nutzen und/oder blockieren. Ein Jodmangel steht u. a. mit Schilddrüsenproblemen in Zusammenhang.

Der Speichelfluss – In ruhigen und in aktiven Phasen

Es sind drei Hirnnerven, die den Speichelflussreflex steuern: *Nervus trigeminus* (V.), *Nervus facialis* (V.) und *Nervus glossopharyngeus* (IX.).

Das parasympathische Nervensystem ist eher in der Ruhe aktiv. Das sympathische eher in aktiven Phasen. Beide Systeme übernehmen oft entgegengesetzte Aufgaben und ergänzen einander somit gegenseitig, denn: Die parasympathische oder **Ruhe-Stimulation regt einen wässrigen Speichel an**.[44] Hiermit spült der Körper sozusagen die Mundhöhle. Die sympathische, **anregende Stimulation, erhöht die Abgabe von Eiweißen in den Speichel, die lokale Entzündungen verhindern oder reduzieren**.[45] Egal ob die Speichelbildung sympathisch oder parasympathisch angeregt wird: Im Speichel finden sich Abwehrkörper (hauptsächlich: sIgA),[46] um ungebetene Gäste in Schach zu halten.

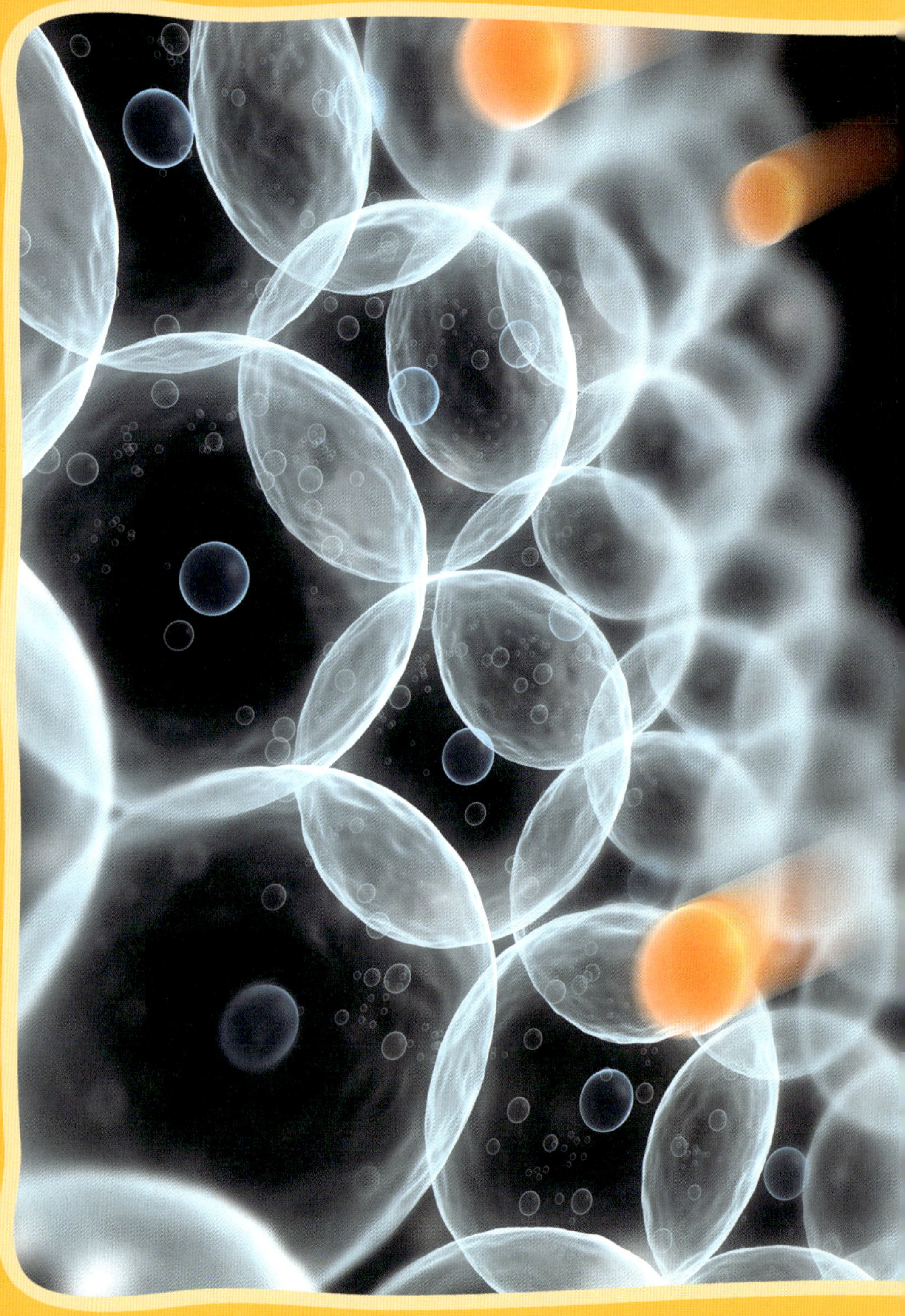

Biofilm und freie Radikale: Ernsthafte Bedrohungen für den Körper

Mikroorganismen organisieren sich im Mund in Biofilmen, denn hier sind sie gut geschützt. Sie sind eine Bedrohung, die in unserem Körper lauert, denn diese Bakterien, Pilze und Viren können daran beteiligt sein, dass unser Organismus an anderer Stelle schwerwiegend erkrankt. Von außen droht außerdem Gefahr durch die zunehmenden Umweltbelastungen und den Stress, dem wir ausgesetzt sind: All das sorgt für eine Flut von freien Radikalen, mit der unser Körper nicht mehr allein fertig wird und die unsere Gesundheit massiv bedrohen.

Biofilm und freie Radikale: Ernsthafte Bedrohungen für den Körper

Der Biofilm - Ein geschützer Hort für Erreger

Bakterien schützen sich vor dem menschlichen Immunsystem, indem sie Biofilme bauen,[1] die auch ihre Resistenz gegenüber Antibiotika - und zwar um einen Faktor von sage und schreibe 1000 - erhöhen.[2] Diese Biofilme sind an über 80 Prozent der menschlichen Infektionen beteiligt. Hierzu gehören Erkrankungen des Zahnhalteapparates, des Herzens (*Endokarditis*) und des Urogenitaltrakts.[3]

Die gute Nachricht ist: **Die Natur stellt** uns eine ganze Reihe von **Mitteln zur Verfügung**, die die **Bildung von Biofilm** und damit auch die Entstehung von Karies **hemmen** (siehe auch Seite 65 ff.). Dazu gehören Beeren wie Cranberrys und Preiselbeeren[4], Kakao[5], Pflanzenextrakte[6] und Propolis[7].

In der Mundhöhle besteht der Biofilm nach etwa 4 bis 8 Stunden zu 80 Prozent natürlicherweise aus Streptokokken.[8] Hier hilft beispielsweise Eugenol: Es ist bekannt dafür, dass es die primäre Biofilmbildung von *Streptococcus mutans*, dem bakteriellen Haupterreger der Karies, reduziert.[9] Hohe Konzentrationen von Eugenol finden sich in den ätherischen Ölen von Basilikum (*Ocimum basilicum*), Gewürznelke (*Syzygium aromaticum*), Muskatnuss (*Myristica fragrans*) und in Zimtrindenblättern (*Cinnamomum verum*).[10]

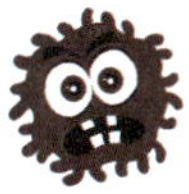

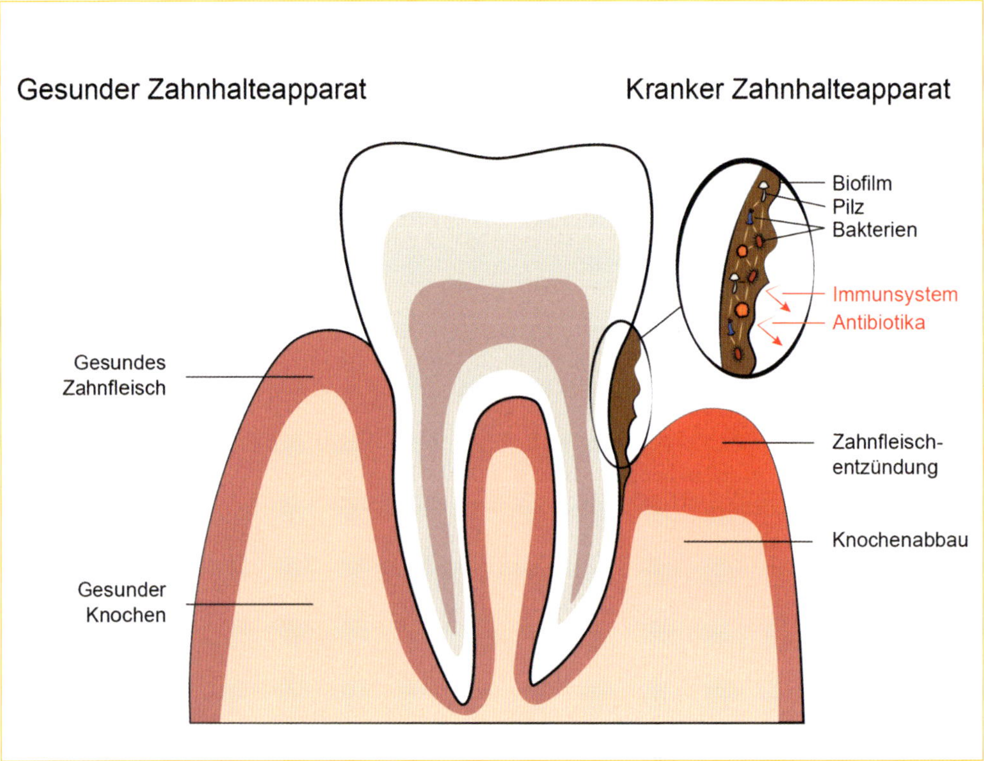

Gesunder und erkrankter Zahnhalteapparat

Zu den **körpereigene**n **Substanzen, die Biofilm reduzieren**, gehört Laktoferrin: ein Peptid, das bei gesunden Menschen auf der Zahnoberfläche vorkommt. Es ist in der Lage, den Prozess zu verlangsamen, in dem sich *Streptococcus mutans* und *Streptococcus gordonii* an den Zahn anheften. Dadurch verhindert es, dass diese Keime Biofilme bilden.[11] Laktoferrin erschwert ebenfalls die Biofilmbildung der für den Zahnhalteapparat schädlichen Keime *Porphyromonas gingivalis* und *Prevotella intermedia* im Zahnbelag unter dem Zahnfleisch.[12]

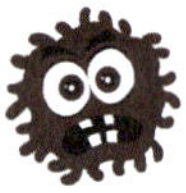

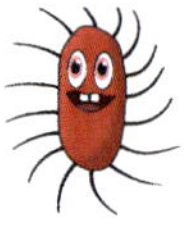

Info

Honig „knackt" den Biofilm und lässt Wunden schneller heilen

Honig dringt in den Biofilm ein, kann aggressive Erreger und sogar ganze „Kolonien" von Erregern vernichten.[13] Er wirkt gegen zahlreiche antibiotikaresistente Keime wie *Staphylococcus aureus, Klebsiella pneumoniae, Pseudomonas aeruginosa, Clostridium difficile* und *Enterohämmorrhagische Escherischia coli*.

Honig reduziert außerdem das Wachstum von Biofilm[14] und verbessert die Wundheilung im Mund, da es schädliche Erreger daran hindert, in die Wunde einzudringen, und Kolonien von Erregern im Biofilm beseitigt.[15] Mehr zum Thema „Honig und seine heilenden Wirkungen" erfahren Sie auf Seite 83 ff.

Erreger im Mund: Mitverantwortlich für ernsthafte körperliche Erkrankungen

Orale Erreger sind auch an Erkrankungen wie bakterieller *Endokarditits* (Entzündung der inneren Schicht der Herzwand, besonders der Herzklappen), Lungenentzündung, chronisch-obstruktiver Lungenentzündung und Mageninfektionen beteiligt.[16] Mit dem Alter steigt für uns Menschen das Risiko für Erkrankungen, die im Körper aufgrund von Infektionen im Mund entstehen können.[17] Zudem ist ein Zusammenhang zwischen fehlenden Zähnen und schlechterer Gesundheit belegt.[18]

Wer nie Alkohol konsumiert und nie geraucht hat und dennoch einen erkrankten Zahnhalteapparat hat, für den gibt es trotz seiner gesunden Lebensweise ein erhöhtes Risiko für Kopf-, Zungen und Nacken-Tumoren.[19] Zudem ist bekannt, dass der Verlust von Zähnen das Risiko für Magen-Tumoren[20] und Tumoren des Magen-Darm-Trakts einschließlich des gefährlichen Bauchspeicheldrüsenkrebses steigert.[21]

Achtung! Der Verlust des ersten bleibenden Mahlzahnes, des 6-Jahr-Molars (des bleibenden Backenzahns, der im Alter von etwa 6 Jahren hinter dem letzten Milchbackenzahn durchbricht), ist nicht nur ein Hinweis auf die Erkrankung des Zahnhalteapparates, sondern auch ein unabhängiges Risiko-Warnsignal für Brustkrebs.[22]

Im Folgenden finden Sie einige der wichtigsten im Mund vorkommenden Erreger aufgeführt, die an der Entstehung von schweren körperlichen Erkrankungen beteiligt sein können:

Bakterien

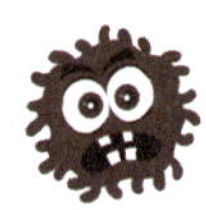

Streptokokken in der Mundhöhle stehen in Zusammenhang mit Darmkrebs.[23] Sie können Alkohol in tumorauslösende Aldehyde umwandeln.[24]

Pilze

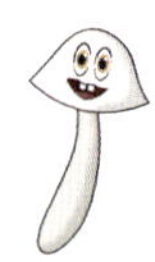

Neben den Streptokokken können auch Pilze in der Mundhöhle Alkohol in Aldehyde umwandeln.[25] Eine chronische Entzündung mit dem *Candida*-Pilz reduziert darüber hinaus das Vorkommen des wichtigen Antikörpers im Mundraum: des Immunglobulins A. All das zusammengenommen erhöht das Risiko für Speiseröhrenkrebs.[26]

Es gibt Zusammenhänge zwischen starkem Alkoholkonsum,[27] Rauchen[28] und der Entwicklung von Tumoren.[29] Erwiesen ist zudem: Alkohol und Nikotin verstärken sich gegenseitig in ihrer negativen Wirkung.[30]

Viren

Viren sind mitverantwortlich für grippale Infekte und Bläschen auf Haut, Schleimhaut und Lippe. Darüber hinaus stehen sie in Zusammenhang mit der Entstehung einiger Tumoren. Man schätzt, dass 10 bis 15 Prozent der Krebserkrankungen weltweit in Zusammenhang mit den folgenden sechs Viren stehen:

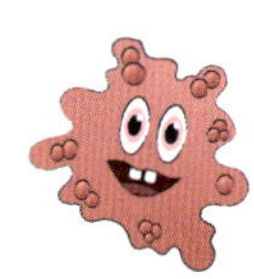

1. Ebstein-Barr-Virus (EBV)
2. Hepatitis-B-Virus (HBV)
3. Heptatis-C-Virus (HCV)
4. Humane Papillomaviren (HPV)
5. Kaposi-Sarkom-Virus (KSHV)
6. Humanes T-lymphotropes Virus 1 (HTLV-1)[31]

Die Überflutung mit freien Radikalen – Schädliche Einflüsse von außen als Ursache für oxidativen Stress

Freie Radikale stehen mit vielen zerstörerischen Erkrankungen wie Krebs, Erkrankungen des Herzens und des Gefäßsystems, Trübung der Augenlinse (grauer Star), Schwächung des Immunsystems, der Gehirnfunktion[32] und Beschleunigung des Alterns[33] in Zusammenhang. Unter normalen, gesunden Bedingungen wandeln die Kraftwerke unserer Zellen, die Mitochondrien, 2 bis 5 Prozent des Sauerstoffes in ROS (*Reactive oxygen species*) um.[34] Mit diesen im normalen Stoffwechsel entstehenden freien Radikalen wird unser Immunsystem meist selbst fertig.[35] Vom Körper gebildete antioxidative Enzyme wirken als Radikalfänger und halten die Ausbreitung der Aggressoren auf.

Oxidativer Stress entsteht, wenn eine zu große Menge an freien Radikalen im Körper freigesetzt wird, die unser körpereigenes Abwehrsystem überfordern. Dies kann durch Umweltschadstoffe – Schadstoffe in der Luft, Pestizide, Schwermetalle, UV-Strahlung – genauso geschehen wie durch Alkohol, Fluoride,[36] Fungizide, Medikamente (Antibiotika, Paracetamol), Nikotin, ein Übermaß an Stress und extremes körperliches Training.[37] Oxidativer Stress fördert zahlreiche degenerative und chronische Erkrankungen.[38] Wird beispielsweise das Erbgut beschädigt, kommt es zu Mutationen und Krebserkrankungen.[39] Aus zahnärztlicher Sicht steht die Entzündung des Zahnhalteapparates mit oxidativem Stress im Zusammenhang.[40] Genauer ist dieses Thema in meinem Buch *Raus aus der Fluorid-Falle!** beschrieben.

Aber auch hier gibt es Abhilfe: **Antioxidantien** – also Substanzen, die unser Organismus den reaktiven Sauerstoffspezies gegenüberstellt – **schützen unseren Körper** vor den gefährlichen Wirkungen der freien Radikale.[41] Diese Radikalfänger sind in zahlreichen Nahrungs- und Heilmitteln, so etwa in verschiedenen Gemüsesorten, Früchten, Keimlingen, Wildpflanzen, naturbelassenen Ölen und Fetten sowie Ölsaaten und Nüssen, enthalten: Manche Vitamine, insbesondere die Vitamine A, C, E und das Provitamin Beta-Karotin wirken antioxidativ, einige Spurenelemente wie Selen und sekundäre Pflanzenstoffe wie Liponsäure, Lykopin, Lutein, Flavonoide oder das Coenzym Q_{10} ebenfalls. Antioxidative Kraft wird auch dem im Rotwein enthaltenen roten Farbstoff Resveratrol zugeschrieben. Bei den im Kapitel „Gesundheit direkt von Mutter Natur: Heilpflanzen von A bis Z" (siehe Seite 121 ff.) genannten Heilpflanzen finden Sie stets einen Hinweis auf ihre antioxidative Wirkung.

Info

Ätherische Öle – Altbewährt, mit breitem Wirkspektrum

Überall auf der Welt verwendet man seit Urzeiten ätherische Öle. Eine der ersten schriftlichen Erwähnungen findet sich auf dem „Ebers-Papyrus", der im Wesentlichen eine Sammlung medizinischer Rezepte enthält. Entstanden ist er wohl um 1500 v. Chr. in Ägypten.[42] Hier sind bereits mehr als 800 Anwendungen von ätherischen Ölen aufgelistet.[43] Heute weiß

* Dr. med. dent. Nicole Wagner: *Raus aus der Fluorid-Falle!* Hans-Nietsch-Verlag, Roßdorf 2019

man, dass viele ätherische Öle nicht nur antioxidativ, sondern auch gegen Mikroorganismen, Entzündungen und Krebs wirksam sein können.[44]

Aromatherapie setzt man zur Behandlung unterschiedlicher Beschwerden wie bei Erkrankungen der Herzgefäße, bei Diabetes und Alzheimer ein.[45] Detailliertere Hinweise zu den ätherischen Ölen, die für die Mundgesundheit verwendet werden, finden Sie im Kapitel „Gesundheit aus der Natur: Heilpflanzen von A bis Z" (Seite 121 ff.) unter Eukalyptus, Ingwer, Kamille, Lavendel, Lemongras, Melisse, Nelke, Pfefferminze, Salbei, Rose, Rosmarin, Teebaum, Thymian und Zimt.

Es gibt auch die Möglichkeit, die verantwortlichen Erreger bei Problemen mit dem Zahnfleisch und dem Zahnhalteapparat zu bestimmen. Das ist einfach und fast immer schmerzfrei von einem Zahnarzt oder einer Dentalhygienikerin durchzuführen. Dazu nimmt der Profi eine spezielle Papierspitze und bringt diese in den entzündeten Bereich. Dann wird das Probematerial in ein Gefäß gegeben und in ein spezialisiertes Labor geschickt (siehe Seite 238). Nach einigen Tagen erhält man dann die spezifischen Erreger und auch ein sogenanntes Aromatogramm. Dieses gibt an, welche ätherischen Öle am besten gegen die gefundenen Erreger wirken. Diese Öle sind oft selbst bei antibiotikaresistenten Keimen wirksam.

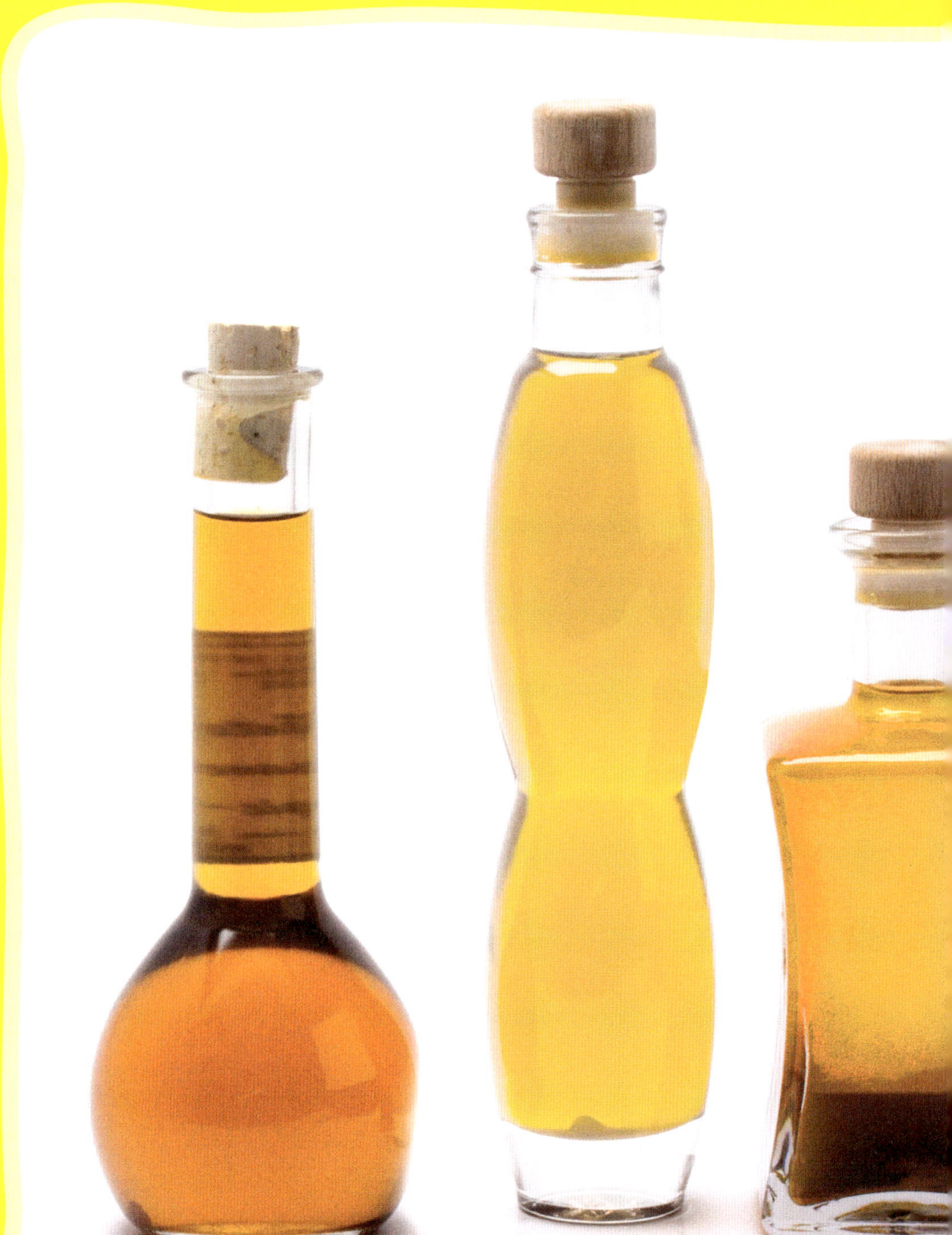

Ölziehen – Eine einfache, effektive und kostengünstige Praxis fürs Wohlbefinden

Das „Ölsaugen" oder „Ölkauen" findet seit mehr als 3000 Jahren in den traditionellen Heilkünsten verschiedenster Kulturen – und das bis heute! – Anwendung. Das hat sowohl entgiftende und damit gesundheitsfördernde als auch heilende Wirkungen für den Mund selbst und für den gesamten Körper – was inzwischen auch durch wissenschaftliche Studien belegt ist.

Ölziehen – Eine einfache, effektive und kostengünstige Praxis fürs Wohlbefinden

Grundlegende Informationen und Hinweise zur Ölziehkur

„Das Ölziehen ist eine der nichtinvasivsten, harmlosesten und einfachsten Behandlungsmethoden, die es gibt. Und doch ist es zugleich eine der wirkungsvollsten und überzeugendsten."
Bruce Fife

Zur Geschichte dieser Methode mit erstaunlichen Heilwirkungen

Die ältesten Hinweise auf das Ziehen mit Sonnenblumen- und Sesamöl (auf etwa 100 °C erhitzt und anschließend wieder abgekühlt) stammen aus dem Ayurveda, der alten indischen Heilkunst. *Ayus* steht für „ewig" beziehungsweise „eine Zeitspanne", *veda* bedeutet „vollständiges, reines Wissen". *Charaka Samhita,* das Standardwerk dieser alten Medizin, ist 3000 Jahre alt. Darin wird das Ölziehen auf zwei unterschiedliche Arten beschrieben: *Kavala Graha* und *Gandusha.*[1] Nach *Gandusha* füllt man den Mund komplett mit Öl, sodass ein Gurgeln unmöglich ist, und behält diese Lösung 3 bis 5 Minuten im Mund, um sie dann auszuspucken. Bei *Kavala Graha* nimmt man eine angenehme Menge Öl und behält sie etwa 3 Minuten im Mund, um anschließend damit zu gurgeln.[2] Diese Praxis dient nach der ayurvedischen Lehre auch zur Reinigung des Körperinneren, da die Zunge in Verbindung steht mit den inneren Organen wie Nieren, Lunge, Leber, Herz, Magen, Milz, Dünn- und Dickdarm (siehe folgende Seite). Ähnliches beschreibt auch die traditionelle chinesische Medizin in ihrer Theorie der Reflexzonen.[3]

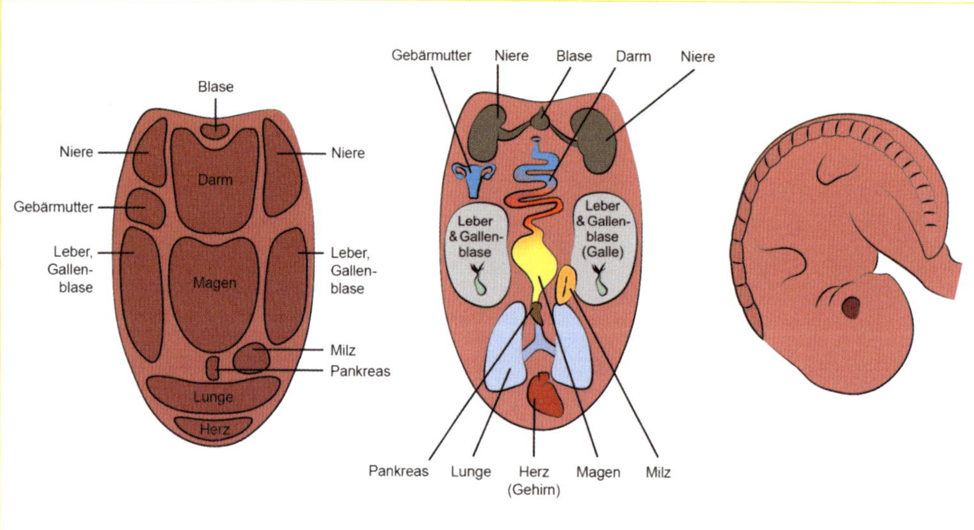

Der „embryonale Homunkulus" der Zunge[4]

In der Karibik, auf Kuba, in Guatemala, Peru, Mexiko und Russland hat die Ölzieh-Methode ebenfalls ihren Platz in der Volksheilkunde. In manchen russischen Klöstern kaut man vor jeder der drei Mahlzeiten 15 Minuten lang Sonnenblumenkerne.[5] Dr. Karach war es, der in den 1990er-Jahren das Konzept des Ölziehens in Russland bekannt machte,[6] nachdem er seine eigene chronische Bluterkrankung und seine Arthritis, an der er 15 Jahre lang gelitten hatte, damit geheilt hatte.[7]

Überall auf der Welt erfreut sich diese Methode zunehmender Beliebtheit.[8] Heute gehen auch Wissenschaftler diesem Urwissen der Heilkunst auf den Grund und machen die einfache und effektive Methode mehr und mehr publik.

Und so einfach geht's!

Die optimale Zeit, Öl zu ziehen, ist **morgens, direkt nach dem Aufwachen**. Sitzen Sie dabei aufrecht.[9] Sie können es jedoch auch im Stehen oder in Bewegung praktizieren. So können Sie dabei zum Beispiel den Tisch decken, die Spülmaschine ein- oder ausräumen, duschen, lesen,

Musik hören oder auch einfach ein Spiel am Computer oder auf dem Smartphone spielen.

Sollten Sie herausnehmbaren Zahnersatz haben, ist es vorteilhaft, diesen vor dem Ölziehen zu entfernen.

Nehmen Sie **1 Teelöffel bis 1 Esslöffel** (etwa 10 Milliliter) **Öl** in den Mund. Auch wenn Sie es nicht im Mund bewegen, wird das Öl in kleinste Nischen fließen und diese im wahrsten Sinne des Wortes „ölen". Das Öl „nur" im Mund zu halten ist vergleichbar damit, sich in ein Auto zu setzten, dieses jedoch nicht zu starten: Sie sind zwar vor äußeren Einflüssen wie Wind und Regen geschützt, bleiben jedoch genau an dem Platz, wo Sie gerade sind. Erst wenn Sie im Auto den Zündschlüssel umdrehen, einen Gang einlegen, die Handbremse lösen, auf das Gaspedal treten und losfahren, kommen Sie in Bewegung. Indem Sie das Öl im Mund kräftig hin- und herziehen, stärken Sie die Kaumuskulatur und regen den Lymph- und Blutfluss an. (Um bei meinem Beispiel zu bleiben: Das Hin-und-her-Saugen entspricht sozusagen „dem Fahren mit dem Auto".) Wird es im Mund bewegt, ändert das Öl seine Eigenschaften: Es bilden sich immer kleinere Ölkügelchen, und viele kleine Kugeln haben eine wesentlich größere Oberfläche als eine oder wenige große, wodurch sich die Reinigungsfläche vervielfacht. (Ein Mikrofasertuch kann auch wesentlich mehr Schmutz und Flüssigkeit aufsaugen als ein einfaches Spültuch.)

Während Sie das Öl im Mund hin- und herziehen, arbeiten die Speichelenzyme mit dem Öl zusammen. Die Folge ist: Bei manchen Ölen (beispielsweise bei Kokosöl) verseift ein Teil des Öls. Und jeder weiß, dass man Essensreste mit Seife wesentlich einfacher entfernt als mit Wasser allein. Das Öl wird zudem dünnflüssiger und verändert seine Farbe: Es wird milchig-weiß. Da diese Umwandlungs- und Aktivierungsprozesse Zeit brauchen, sollten Sie das Öl **etwa 20 Minuten kräftig durch die Zahnzwischenräume ziehen und im Mund hin- und herbewegen.**[10] Wer ausdauernd ist und immer sehr lang Öl saugt und kaut, stellt möglicherweise fest, dass das Öl-Speichel-Gemisch im Lauf der Anwendung irgendwann wieder etwas dicker wird.[11]

Sollten Sie eine starke Speichelbildung haben und/oder sehr lang Öl ziehen, reicht möglicherweise auch eine kleinere Menge Öl aus. Durch die erhöhte Speichelbildung kann der Mund sonst im wahrsten Sinne des Wortes überlaufen. Kinder und Menschen mit kleinem Mund sollten nur etwa ¼ bis ½ Teelöffel Öl verwenden.

Bitte schlucken Sie das Öl nicht herunter, denn es enthält nun viele Giftstoffe. **Spucken Sie es aus** – allerdings in den Biomüll oder in die Toilette, nicht in den Abfluss, da dieser sonst nach einiger Zeit verstopfen kann. Spülen Sie den Mund anschließend gründlich mit warmem Wasser aus.

Trinken Sie zum Abschluss noch **1 bis 2 Gläser Wasser**, da sich der Mund jetzt meist trocken anfühlt. Wenn Sie morgens bereits Durst oder auch nur einen trockenen Mund haben, können Sie natürlich auch schon vor dem Ölziehen 1 Glas Wasser trinken. Bedenken Sie bitte: Der Körper braucht Wasser, um Speichel zu bilden.[12]

Wichtige Hinweise für die Ölzieh-Praxis

Zur optimalen Dauer und Häufigkeit der Anwendung

20 Minuten sind sicherlich die optimale Zeit für die Öl-Anwendung, doch selbst einige Sekunden sind besser, als es gar nicht zu tun. Bei akuten Erkrankungen oder wenn Sie einfach Lust haben oder Ihre Zähne auf natürliche Weise aufhellen möchten, können Sie diese einfache und hocheffektive Methode mehrmals täglich durchführen.

Die Ölkur in der Schwangerschaft oder während der Menstruation

Durch die hormonellen Umstellungen während der Menstruation und in der Schwangerschaft kann es verstärkt zu Zahnfleischbluten kommen.[13] Möglicherweise vernachlässigen Sie aufgrund der Übelkeit jetzt auch die Mundpflege ein wenig. Gerade in solchen Phasen ist die Ölkur besonders zu empfehlen, denn: Sie können auf diese Weise Ihren Mundraum einfach und effektiv pflegen.[14] Wenn Sie sich beispielsweise gerade wegen der Morgenübelkeit übergeben haben, sollten Sie auf keinen Fall direkt anschließend die Zähne putzen, da die sehr aggressive Magensäure die Oberfläche der Zähne angegriffen hat und der Speichel nun erst einmal ein wenig Zeit braucht, bis er die Zahnoberflächen wieder ausreichend mit Mineralstoffen versorgt hat. Spülen Sie Ihren Mund jetzt lieber gut mit Wasser aus, so wird die noch vorhandene Säure verdünnt. Und anschließend praktizieren Sie das Ölziehen: Es unterstützt **die Remineralisierung der Zähne und die Ausscheidung von Giften**.

Zudem mag die Hormonumstellung in der Schwangerschaft dazu führen, dass Sie verstärkt Mundgeruch haben.[15] Durch Übelkeit und/oder Würgereize können viele Schwangere ihre Zähne nur suboptimal pflegen. Gerade hier ist Ölziehen eine wirkungsvolle Möglichkeit, den Mund zu reinigen, wodurch sich der Mundgeruch ebenfalls verringert.

Für wen ist Ölziehen nicht geeignet?

Wer Flüssigkeiten nicht ausreichend im Mund hin- und herbewegen kann und/oder sich dabei häufiger verschluckt, sollte auf Ölsaugen verzichten.

Ab welchem Alter können Kinder Öl kauen?

Kinder sollten auf keinen Fall zu früh mit dieser Praxis beginnen, denn bei kleinen Kindern besteht die Gefahr, dass sie das Öl einatmen[16] und einen Hustenanfall bekommen. Meist können Kinder **unter 5 Jahren** den Mund noch **nicht** richtig spülen. Sobald sie alt genug sind, einen Kaugummi zu kauen, ohne ihn zu verschlucken, können sie meist auch Flüssigkeiten im Mund hin- und herbewegen und sind damit auch in der Lage, Öl zu ziehen.[17]

Info

Eine befreiende Visualisierungsübung zur Ölkur

Optimal ist es, wie bereits gesagt, direkt nach dem Aufstehen Öl zu ziehen. Dabei können Sie ein befreiendes, entspannendes Ritual praktizieren: Konzentrieren Sie sich auf all das, was Sie gern los werden möchten, auf das, was Sie belastet (Haben Sie einen „dicken Hals“, Frust, Stress, Wut, Enttäuschung ...?), und stellen Sie sich vor, wie sich diese Belastungen zusammen mit den Giftstoffen aus Ihrem Mund in dem Öl sammeln, das Sie im Mund bewegen. Beim Ausspucken befreien Sie sich nun symbolisch von all dem überflüssigen Ballast, der Ihnen schadet. Danach bedanken Sie sich bei sich selbst für diese kleine Visualisierung, dafür, dass Sie all das losgelassen haben. Schließen Sie nun kurz die Augen, atmen Sie bewusst ein und füllen Sie die durch die Übung „frei gewordenen Bereiche“ mit Heilung, Achtung, Dankbarkeit, (Selbst-)Liebe, Ruhe ...

Abschließend können Sie sich vorstellen, dass Ihre Stimme und das, was nun aus Ihrem Mund herauskommt, wunderbar „geölt“ sind. Im Matthäus-Evangelium heißt es: *„Nicht das, was durch den Mund in den Menschen hineinkommt, macht ihn unrein, sondern, was aus dem Mund des Menschen herauskommt, das macht ihn unrein“* (Mt 15,11)[18].

Die Farbe des Öls beim Ausspucken

Welche Farbe das Öl hat, nachdem Sie es 20 Minuten in Ihrem Mund bewegt haben, das zeigt Unterschiedliches. Ist das Öl beim Ausspucken

- **weißlich**, so deutet das darauf hin, dass die Enzyme des Speichels mit dem Öl während der Bewegung zusammengearbeitet haben;
- **gelblich**, dann weist das oftmals auf Gifte hin, die Sie mit dem Ausspucken des Öls auch aus Ihrem Körper hinausbefördern. Möglicherweise haben Sie auch ein Öl verwendet, das reich ist an

ungesättigten Fettsäuren, und dieses nicht lang genug in Ihrem Mund bewegt, sodass die Enzyme des Speichels nicht ausreichend Zeit hatten, mit dem Öl zu reagieren und seine Farbe zu ändern;

- **rötlich**, so ist das ein möglicher Hinweis auf eine Entzündung des Zahnfleischs. Oft wird das mit dem regelmäßigen Anwenden besser. Sollte die rote Farbe nach einer Woche morgendlicher Praxis nicht verschwunden sein, suchen Sie bitte Ihren Zahnarzt auf.

(Neben-)Wirkungen der Ölkur

Das dürfen Sie vom Ölziehen erwarten!

Die schnellsten Erfolge stellen sich meist im Mundraum ein: Das Weiß der Zähne wirkt strahlender, die Zähne sind sauberer, ihre Schmerzempfindlichkeit lässt nach, lockere Zähne sitzen wieder fester, der Atem ist frischer, Zahnfleischbluten sowie Pilzerkrankungen und Aphthen der Mundschleimhaut lassen nach. Spröde Lippen heilen und im weiteren Verlauf mögen sich sogar Erkrankungen in anderen Teilen des Körpers bessern.

Sie werden es selbst feststellen: Morgens wachen Sie erfrischt und mit einem angenehmen Geschmack im Mund auf. Ihre schwarzen Ringe unter den Augen verschwinden, und Sie haben nun nicht nur Appetit auf das Frühstück, sondern auch Lust auf den Tag, da Sie nach einem erholsamen Schlaf voller Energie sind – seelisch wie körperlich.[19]

Erstverschlimmerung: Entgiftungserscheinungen, die rasch wieder verschwinden

Wenn Sie mit der Praxis des Ölziehens beginnen, bildet sich häufig viel Schleim in den Nasennebenhöhlen und/oder im Rachen. Bitte bedenken Sie, dass diese Schleimbildung eine der Möglichkeiten des Körpers darstellt, Gifte auszuscheiden.[20] Die verstärkte Mobilisierung von Toxinen mag Ihnen das Gefühl geben, dass Sie das Öl am liebsten sofort ausspucken wollen: Bitte geben Sie Ihrem Bedürfnis auf jeden Fall nach! Spucken Sie das Öl rasch aus. Nehmen Sie nun erneut (möglicherweise auch alle paar Sekunden) 1 Teelöffel bis 1 Esslöffel Öl in den Mund, bis Sie die 20 Minuten Gesamtzeit erreicht haben.

Diese Form der Praxis hat auch einen Vorteil: Wenn Sie das Öl häufiger wechseln, gerade zu Beginn, können Sie mehr Gifte aus dem Körper entfernen. Das reduziert das Risiko für unangenehme Nebenwirkungen – so beispielsweise die **Erstverschlimmerung**, bei der Symptome wie emotionale Labilität, Halsschmerzen, verstärkte Schleimabsonderungen im Hals, Anschwellen und Schmerzempfindlichkeit der Lymphknoten am Hals und in der Leiste, Bauchschmerzen, Erbrechen, Durchfall, Verstopfung, Fieber, Grippegefühl, Übelkeit, Hautausschläge, Müdigkeit, diffuse (Kopf-)Schmerzen, Schlaflosigkeit, Steifheit in Muskeln und Gelenken oder Unruhe auftreten können.[21] Meist verwandeln sich diese Begleiterscheinungen innerhalb weniger Tage – in seltenen Fällen auch erst nach mehreren Wochen – in mehr Lebenskraft und Vitalität. Einzelne Fälle von Lungenentzündung sind in der Literatur beschrieben. Ursächlich dafür war, dass kleine Mengen des Öls eingeatmet wurden.[22]

Info

Was tun bei Allergien?

Wenn Sie tatsächlich auf ein Öl oder seine Inhaltsstoffe allergisch reagieren, verwenden Sie einfach ein anderes Öl, das Sie gut vertragen. Generell können Sie jedes Öl aus Ihrer Küche nehmen (siehe auch Seite 59 ff.).

Und wie steht es um Wechselwirkungen mit Medikamenten?

Es sind keine Wechselwirkungen mit eingenommenen Medikamenten bekannt.[23]

Fazit

Verglichen mit anderen Entgiftungsmethoden ist Ölziehen natürlich, einfach, effektiv und erschwinglich – und das bei so gut wie keinen Nebenwirkungen[24] außer den eher selten auftretenden oben genannten, die aber in der Regeln nach kürzer Zeit der Praxis verschwinden. Selbst wenn das Öl aus Versehen hinuntergeschluckt wird, besteht normalerweise keine Gefahr, da es über den Stuhl wieder ausgeschieden wird.[25]

So wirkt die Ölkur - Theorien und Fakten

Die genaue Wirkungsweise des Ölziehens ist bislang noch nicht vollständig geklärt. Einige Theorien, die versuchen, die Effektivität dieser einfachen Methode zu erklären, und eine Reihe von Studienergebnissen, die Teile davon belegen, finden Sie im Folgenden erläutert:

Der Speichelfluss wird angeregt und das Blut gereinigt

Durch das Bewegen des Öls im Mund regen Sie den Speichelfluss an und Speichel ist letztendlich nichts anderes als gefiltertes Blut. Vereinfacht ausgedrückt: Wie ein Staubsauger, der Staub und Schmutz aufsaugt, filtern Sie mit dem Ölziehen ganz bewusst Ihr Blut und reinigen es auf diese Weise. Wenn Sie das Öl ausspucken, das voller Giftstoffe ist, entlasten Sie andere „Blutfilteranlagen" des Körpers wie Leber, Milz und Nieren. Hinzu kommt, dass der Mundraum besonders gut durchblutet ist, wodurch Wunden in diesem Bereich auch schnell heilen. Die starke Durchblutung und die Aktivierung der Speichelenzyme helfen dabei, Gifte aus dem gesamten Körper zu beseitigen[26], gemeint sind hier chemische, bakterielle und Umweltgifte, die aus dem Körper auch über die Zunge entfernt werden.[27] Es wird vermutet, dass durch das Ölziehen zudem Schwermetalle (z. B. Quecksilber aus Amalgamfüllungen und/oder der Nahrung) über den Speichel ausgeschieden werden.[28]

Durch die Bewegung des Öls im Mund produzieren die Speicheldrüsen vermehrt Verdauungsenzyme, und der Verdauungstrakt macht sich bereit, fetthaltige Nahrung aufzunehmen. Da jedoch von dem Öl im Mund nichts in den Verdauungsorganen ankommt, können die aktivierten Stoffe zum Abbau von Ballast verwendet werden, der im Körper eingelagert wurde. Das unterstützt ebenfalls die **Entgiftung des Organismus**.[29]

Speichel bietet zudem **Schutz:** Die in ihm enthaltenen Schleimstoffe bilden ein Netz, das schädliche Eindringlinge von Zähnen und Zahnfleisch fernhält. Ihre Proteine und Peptide (Aminosäuren, die durch Peptidverbindungen aneinandergekoppelt sind) wirken gegen Bakterien, Pilze (u. a. *Candida albicans*) und Viren (u. a. HIV).[30]

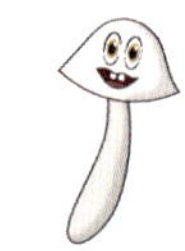

Und **Speichel heilt** Wunden im Mund schneller, als sie auf der Haut heilen würden. Kaubewegungen regen den Speichelfluss an und diese Flüssigkeit enthält mehr Kalzium und Bikarbonate. Daher hat sie einen höheren pH-Wert, ist also alkalischer (basischer). Die Folge dieser stärkeren Sättigung ist, dass die Zahnkristalle besser remineralisiert werden können, was einen erhöhten Kariesschutz bedeutet.[31]

Vereinfacht ausgedrückt ist Speichel **„flüssiger Zahn"**, der die durch Belag, Essen und Trinken herausgelösten Bereiche auf der Zahnoberfläche wieder auffüllt. Ein einfaches Beispiel aus dem Alltag: Ihre eigenen Zähne fühlen sich, nachdem Sie Orangensaft getrunken haben, rau an. Tun Sie jetzt nichts, warten Sie einfach ab … und gehen Sie nach etwa ½ Stunde mit der Zunge erneut über die Zähne. Meist sind sie dann wieder glatt, denn der Speichel hat sie remineralisiert. *

* Siehe auch Dr. med. dent. Nicole Wagner: *Richtige Zahnpflege,* Seite 22 ff.

Darüber hinaus enthält Speichel **Opiorphin**, das stärker **gegen Schmerzen wirksam** ist als Morphium und antidepressiv, gefäßschützend und erektionsfördernd wirkt[32] (siehe Seite 20).

Der Lymphfluss wird stimuliert

Die Zungenmandel, die ein Teil des lymphatischen Abwehrrings ist, liegt am Zungengrund. In diesem Bereich werden auch vermehrt die Schwefelwasserstoffe, die maßgeblich für schlechten Atem verantwortlich sind, gebildet. Durch regelmäßiges Ölziehen wird dieser Teil der Zunge recht einfach gereinigt. Selbst wenn Sie aufgrund eines starken Würgereflexes keine andere Zungenpflege* betreiben können, ermöglicht Ihnen diese einfache Methode, den sonst schwer erreichbaren Bereich mühelos zu pflegen. Da die Zungenmandel zum Lymphsystem gehört, unterstützt eine effektive Säuberung des Mundraums das ganze Lymphsystem, insbesondere die des Waldeyer-Rachenrings. Dieser fängt unerwünschte Eindringlinge ab, die über Luft und Nahrung aufgenommen werden. Weil diese Region viel Abwehrleistung vollbringt, sind auch etwa die Hälfte aller Lymphknoten in der Hals- und Rachenregion zu finden.[33]

Der Mundraum wird massiert und die Meridiane werden angeregt

Das Muskelspiel beim Ölziehen ist neben einer Art Lymphdrainage auch Gesichtsgymnastik und Gesichtsmassage. Dabei stimuliert es auch die Meridiane – die Energieleitbahnen des Körpers nach der traditionellen chinesischen Medizin (siehe Seite 44 f. und 232 ff.). Das bedeutet, dass sich auf der Zunge Bereiche befinden, die mit den Nieren, der Lunge,

* Mehr zum Thema „Zungenpflege" können Sie in *Richtige Zahnpflege*, Seite 163 ff., nachlesen.

der Milz, der Leber, dem Herzen, der Bauchspeicheldrüse, dem Magen, dem Dick- und dem Dünndarm und der Wirbelsäule in Verbindung stehen (siehe Abb. Seite 44 und Tabelle Seite 234 f.).

Das Öl verseift …

Zudem werden Teile des Öls – beispielsweise bei Kokosöl – im Mund zu Seifen (und zwar durch alkalische Hydrolyse des Öls mittels der Bikarbonate, die im Speichel enthalten sind und über das im Mund bewegte Öl verstärkt in die Mundhöhle gelangen).[34] Die Seifenbildung ist hilfreich, um in bereits bestehenden **Belag und anhaftende Essensreste** vorzudringen, diese zu **lösen** und zu beseitigen.[35] Auch **Erreger und deren ausgeschiedene Giftstoffe** zieht die Seife außerdem aus der Schleimhaut, **aus Knochen und Zähnen** (zur Erinnerung: Das Gebiss selbst macht nur etwa 10 Prozent des Mundraums aus), wodurch die Erreger schlechtere Chancen haben, sich im Mund anzusiedeln und zu vermehren.

… und es entsteht Emulsion

Normalerweise können sich Wasser und Öl nicht miteinander verbinden. Wird das Öl aber im Mund bewegt, so bilden sich im Speichel winzig kleine Ölkügelchen, was zum einen die Oberfläche des Öls stark vergrößert,[36] zum anderen eine Vermischung mit Wasser erreicht.[37] Nach etwa 5 Minuten Ölziehen beginnt dieser Prozess der Emulsionsbildung.[38] Je länger das Ölziehen dauert, desto kleiner werden die Ölkügelchen. Die Oberflächenvergrößerung des Öls und seine Bewegung im Mund reduzieren die Anhaftung des Zahnbelags und erschweren den Zusammenschluss von Bakterien.[39] Anders ausgedrückt: **Ölziehen hemmt die Belagbildung**.[40]

Zahn- und Zungenbelag werden reduziert

Nach einer weiteren Theorie hemmt die zähflüssige Konsistenz des Öls die Ansammlung von Zahnbelag und die Anhaftung von Bakterien.[41]

Plaquebildende Bakterien sind verantwortlich für Karies, Zahnfleischentzündung sowie Entzündungen des Zahnhalteapparates (*Parodontitis*). Durch die Reinigung der Zungenoberfläche mittels des Öls können sich außerdem die Rezeptoren, die der Geschmacksempfindung dienen, erholen und der Geschmackssinn verbessert sich.

Das Ölziehen liefert wertvolle Inhaltsstoffe und schaltet Erreger aus

Fettlösliche Vitamine (ADEK, sprich die Vitamine A, D, E und K) sind antioxidativ wirkende Stoffe,[42] die allerdings nur mit Fett in den Körper aufgenommen werden können, die wiederum das Öl liefert. Sie helfen dabei, die Funktion der Zellmembranen zu erhalten. Solche **Antioxidantien** können durch das Ölziehen besser aufgenommen werden und sind zum Teil auch in den Ölen selbst enthalten. Welche wertvollen Inhaltsstoffe in den unterschiedlichen Ölen zu finden sind, das können Sie unter „Das richtige Öl auswählen - Wichtige Informationen zu verschiedenen Speiseölen" (Seite 59 ff.) nachlesen.

Außerdem **wirkt es als Vitamin-Booster**, denn der Effekt der im Öl enthaltenen Vitamine kann sich im Zusammenspiel mit den Speichelenzymen verstärken.[43] So beispielsweise Vitamin E, das u. a. Entzündungen hemmt.

Die **antibiotikaähnlichen Wirkungen** bestimmter Öle **reduzieren außerdem den Hauptkarieserreger** *Streptococcus mutans*.

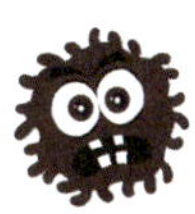

Die genannten positiven Effekte des Ölziehens fördern die Entgiftungsvorgänge im Mund, und so ist diese Methode ein einfaches Hilfsmittel, um die körpereigenen Heilkräfte anzuregen und zu unterstützen. Dr. Bruce Fife beschreibt die Ölziehkur als *„ein umfassendes Gesundheitsprogramm, mit dem Sie Ihr Immunsystem stärken, Infektionen abwehren, Ihrem Körper die Nährstoffaufnahme erleichtern, Ihre Blutchemie ins Gleichgewicht bringen und gesundheitsschädliche Einflüsse ein für alle Mal aus Ihrem Leben verbannen können"*[44].

Die Vorteile der Ölkur

Im Folgenden erhalten Sie einen Überblick über die ganzheitlichen Wirkungsbereiche des Ölziehens und danach einige wissenschaftliche Studienergebnisse zur Mundgesundheit.

Heilende Wirkungen im gesamten Körper

Ölziehen hat positive, gesundheitsfördernde Effekte bei den folgenden Einschränkungen und Erkrankungen:[45]

- **Atemwegserkrankungen:** allergische Niesattacken, *Asthma bronchiale*, Bronchitis, Halsschmerzen, Erkältungen, Nasennebenhöhlenentzündung, Katarrhe, Lungenerkrankungen, Schnarchen, trockener Rachen, Verschleimung
- **Augen:** Augenränder, grauer und grüner Star, verminderte Sehleistung
- **Blasen-, Nierenleiden und Prostatavergrößerung**
- **Blutgefäßsystem:** Erektionsstörungen, Hämorrhoiden, Krampfadern, Bluthochdruck; Reduktion des Risikos für Herzinfarkt, Schlaganfall und Thrombose
- **Bewegungsapparat:** Arthritis, Arthrose, Knochenbrüche, Knie-, Nacken- und Rückenschmerzen, Rheuma, Muskelkrämpfe
- **Hautprobleme:** Akne, Dermatitis, Ekzeme, Falten, Geschwüre, Juckreiz, Reibeisenhaut (*Keratosis pilaris*), trockene Haut und Gesichtshaut, Warzen (Papillomaviren)
- **Hormonelle Erkrankungen:** *Diabetes mellitus*, Menopause, Menstruationsbeschwerden, Prämenstruelles Syndrom (PMS)
- **Immunstärkung:** antibakteriell, antiviral, antifungal (Pilze)
- **Kopf:** Migräne, Kopfschmerzen, graue Haare, Schuppen
- **Mundbereich:** Aphthen, Belagentfernung, eitrige Zahntaschen, *Gingivitis* (Zahnfleischentzündung, Zahnfleischbluten), Karies, *Herpes*, aufgesprungene Lippen, Mundgeschwüre, Mundgeruch,

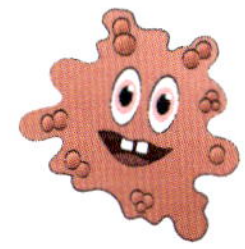

Mundmuskulatur-Stärkung, Kieferstärkung, *Parodontitis* (u. a. lockere Zähne), Pilzinfektionen, trockener Mund; Aufhellung der Zähne, Hilfe bei empfindlichen Zähnen und Zahnschmerzen

- **Mundpflege bei Erkrankungen:** Ölsaugen ist unkompliziert, denn es ist auch dann anzuwenden, wenn Zahnpflege schwierig oder nicht durchführbar ist, z. B. bei Mundgeschwüren, Fieber, Erbrechen und/oder Asthma.[46] Das Öl im Mund zu kauen unterstützt Mundhygiene, Wundheilung und Entgiftung.
- **Psyche:** Depression, Konzentrationsstörungen, Mattigkeit, Unruhe
- **Schlafstörungen, chronische Müdigkeit**
- **Schmerzen:** im Bereich von Kopf, Ohr, Hals, Körper, Muskeln, Nerven (z. B. *Trigeminusneuralgie*)
- **Sinnesorgane:** verminderte Hör- und Sehleistung, Geschmacksverlust
- **Sonstiges:** Allergien, Hirnentzündung (*Enzephalitis*), *Fibromyalgie*, Gewichtsverlust, Krebs, Kinderlähmung, Lähmungen, Lepra, Neurofibrom, Schwäche
- **Verdauungstrakt:** *Anorexia*, Bauchschmerzen, Darmgeschwüre, *Hämorrhoiden*, Dickdarmentzündung (*Colitis*), Leberleiden, Magenschmerzen, *Morbus Crohn*, Verschleimung, Verstopfung

Studienergebnisse zum Thema „Ölziehkur und Mundgesundheit"

Zahnbelag, Zahnfleischentzündung und Parodontitis werden geheilt

In der Mundhöhle finden sich über 700 unterschiedliche Bakterien.[47] Wissenschaftliche Untersuchungen haben ergeben, dass regelmäßiges Ölziehen die Gesamtzahl oraler Bakterien, den Zahnbelag und Zahnfleischblutung reduziert.[48]

Karies wird verhindert

Ölziehen senkt das Kariesrisiko.[49] Nachdem Testpersonen 40 Tage lang die Ölkur durchgeführt hatten, zeigte die eine Hälfte, dass sich das Kariesrisiko von einem ausgeprägten zu einem mäßigen Risiko veränderte. Bei der anderen Hälfte wurde aus einem ausgeprägten sogar ein geringes Kariesrisiko.[50] *Streptococcus mutans* und die milchsäureproduzierenden Laktobazillen (Milchsäurebakterien) sind die Erreger, die hauptsächlich mit der Kariesbildung in Zusammenhang stehen.[51] Je nach Art des Öls, das Sie verwenden, wird die Anzahl unterschiedlicher Keime reduziert. Kokosöl beispielsweise wirkt gegen den Hauptkarieserreger *Streptococcus mutans*, Sesamöl ebenfalls und ist zudem auch gegen Laktobazillen[52] wirksam.

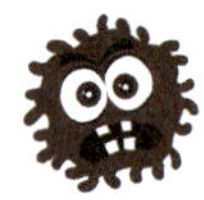

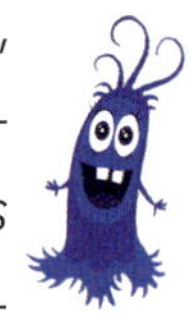

Die Atemfrische wird verbessert

Ölziehen kann nachweislich Mundgeruch reduzieren.[53] Ursächlich für einen schlechten Atem ist die Aktivität von drei Bakterien (*Porphyromonas gingivalis*, *Tannerella forsythia* und/oder *Treponema denticola)*. Bei 85 Prozent der Menschen, die unter schlechtem Atem leiden, ist dieser auf die Stoffwechselprodukte der genannten Keime zurückzuführen. Diese besiedeln die Zunge und sind besonders agil bei entzündlichen Veränderungen im Mundraum (z. B. Zahnfleischbluten) und im fortgeschrittenen Stadium der Entzündung des Zahnhalteapparates (*Parodontitis*).[54]

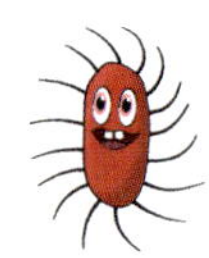

Selbst im Vergleich mit medizinischen Lösungen kann das Ölziehen mithalten: Sesamöl war ähnlich effektiv bei der Bekämpfung von Mundgeruch wie der Goldstandard Chlorhexidin. Dabei reduziert es Schwefelkomponenten und Bakterien in der Mundhöhle.[55]

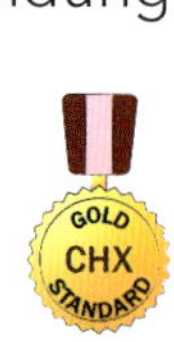

Pilzinfektionen im Mund heilen

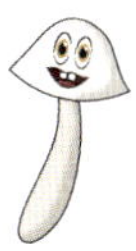

Pilzinfektionen im Mund sind nicht ansteckend. Ursächlich sind meist *Candida*-Pilze. Häufig kommen sie bei Menschen vor, die über eine längere Zeit Antibiotika eingenommen haben oder die kortisonhaltige Präparate benötigen (etwa zur Behandlung von Asthma), sowie bei Patienten, die sich in Chemotherapie oder Radiotherapie befinden, und bei Prothesenträgern.[56] Wissenschaftliche Untersuchungen legen nahe, dass Ölziehen gegen Pilzinfektionen auf zwei Wegen wirksam ist: Zum einen zieht es schädliche Stoffe aus dem Gewebe, wodurch es die Mundhöhle mechanisch reinigt. Zum anderen wirken manche Öle besonders gegen Pilze. Dazu gehören Kokosöl[57] (Seite 60 ff.) und Sesamöl[58] (Seite 74 ff.), die die Anzahl von *Candida albicans* nachweislich verringern.

Mundtrockenheit nach Kopf- und Halstumoren lässt nach

Menschen, die eine Krebserkrankung im Kopf-Hals-Bereich haben oder hatten, leiden sehr häufig unter Mundtrockenheit (*Xerostomie*). Im Vergleich mit künstlichem Speichel - Speichelersatzmitteln, die die Mundschleimhaut befeuchten und mit einem schützenden Film überziehen - zeigte das Ölziehen bessere Ergebnisse. Die Benutzer, die beides testeten, bevorzugten es eindeutig, pflanzliches Öl zu ziehen. Es ist also eine effektive, preiswerte Therapie gegen Mundtrockenheit.[59]

Das richtige Öl auswählen - Wichtige Informationen zu verschiedenen Speiseölen

Generell können Sie jedes pflanzliche Speiseöl zum Ölziehen verwenden. Allerdings sind in biologischen, kalt gepressten Ölen meist weniger Schadstoffe und mehr gesundheitsfördernde Inhaltsstoffe zu finden. Generell sind zwei Arten von Speiseölen zu unterscheiden:

Öle mit überwiegend einfach und mehrfach ungesättigten Fettsäuren sind instabil und werden schnell ranzig. Licht, Hitze und Sauerstoff fördern die Oxidation dieser Öle und damit die Bildung von freien Radikalen. Diese sind mitverantwortlich für Schäden im Gewebe, Entzündungen, die Zerstörung von Zellwänden und der Erbsubstanz (DNA).[60] Zudem gelten Sie als krebserregend[61] und können die Hauptstreitkräfte gegen schädliche Eindringlinge aus dem Blut, die weißen Blutkörperchen (*Leukozyten*), töten.[62] Um die Bildung von schädlichen freien Radikalen zu reduzieren, sind die Öle meist in dunklen Flaschen erhältlich. Sie sollten kühl und dunkel gelagert werden.

Zu diesen Ölen gehören Ajowan-, Borretsch-, Distel-, Erdnuss-, Hagebutten-, Hanf-, Haselnuss-, Kürbiskern-, Lein-, Maiskeim-, Mandel-, Nachtkerzen-, Oliven-, Reiskeim-, Sanddorn-, Schwarzkümmel-, Sesam-, Soja-, Sonnenblumen-, Traubenkern-, Walnuss- und Weizenkeimöl.

Öle mit überwiegend gesättigten Fettsäuren wie rotes Palmöl (sehr reich an Carotinoiden und Vitamin E!) und Kokosöl sind meist in klaren Gefäßen erhältlich, da kaum Gefahr besteht, dass freie Radikale entstehen. Während Palmöl keine antimikrobielle Wirkung gegenüber den mit Karies in Zusammenhang stehenden Erregern *Streptococcus mutans* und *Candida albicans* zeigte, wirkt Kokosöl gegen diese Mikroorganismen.[63]

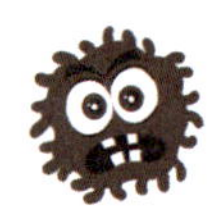

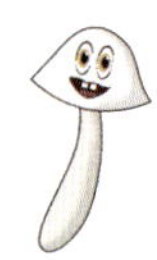

Es gibt eine ganze Reihe von Studien, die sich mit der gesundheitsfördernden Wirkung verschiedener Speiseöle befassen. Zu einigen der getesteten Öle finden Sie im Folgenden genauere Informationen.

Kokosöl – Ein Alleskönner in Sachen „Mundhygiene"

„Die positiven Wirkungen beeinflussen so viele Bereiche, dass man Kokosöl guten Gewissens als universelles Tonikum bezeichnen kann."
Peter Königs[64]

In Kürze: Historisches zum Kokosöl

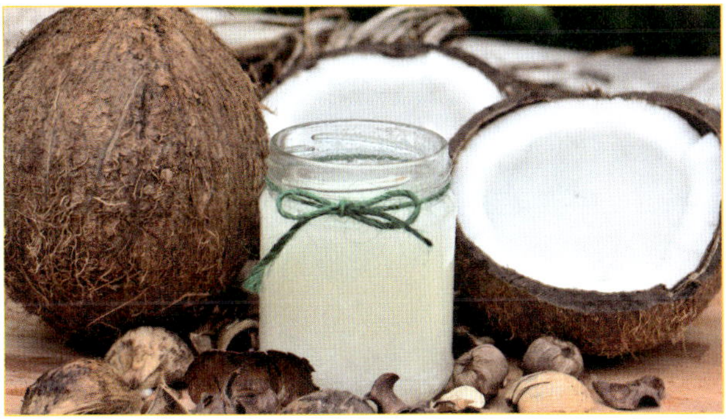

Die Kokospalme stammt ursprünglich aus dem malaiischen Archipel, wo Menschen sie bereits seit 3000 bis 4000 Jahren kultivieren.[65] In der Sprache der altindischen Literatur, im Sanskrit, heißt die Kokosnuss *Narikela*.[66] Im Ayurveda wird Kokosöl seit Jahrtausenden in der Küche und für die Erzeugung von medizinischen Mischungen genutzt.[67]

Eigenschaften und Wirkungen von Kokosöl

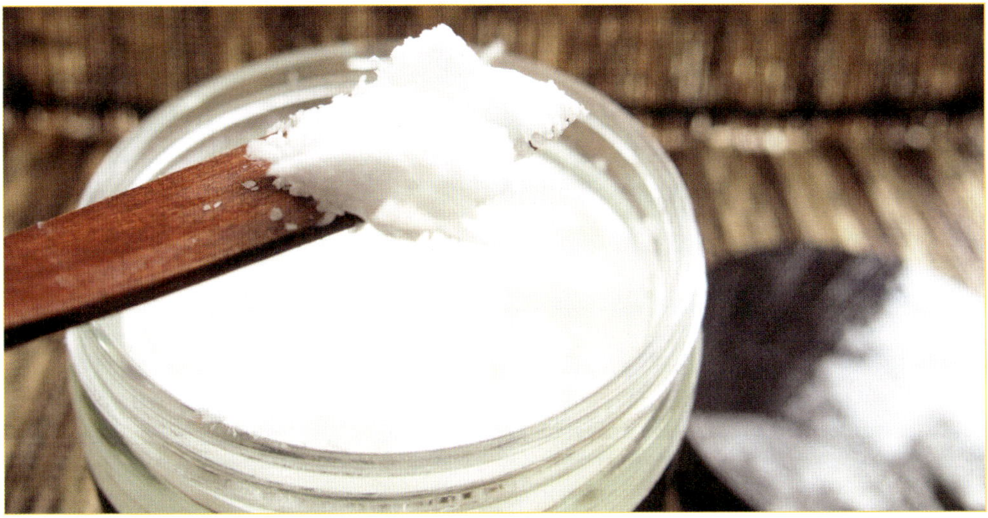

Dieses Öl hat viele positive Eigenschaften: Kokosöl

1. ist mit seinem Schmelzpunkt, der bei 24 °C liegt, bei Zimmertemperatur meist fest. Sie können es im warmen Wasserbad jedoch rasch flüssig werden lassen. Dieses Öl schmilzt jedoch auch innerhalb weniger Sekunden im Mund, wenn Sie es kauen oder lutschen;

2. besteht wie Muttermilch aus mittelkettigen Fettsäuren (mit 6 bis 12 Kohlenstoffatomen), die leicht verdaulich sind;
3. fördert die Aufnahme von Mineralstoffen (u. a. Kalzium und Magnesium) sowie fettlöslichen Vitaminen;
4. kann Fette im Blutserum reduzieren;[68]
5. unterstützt die Wundheilung, indem es Entzündungen hemmt, Schmerzen lindert und Fieber senkt[69] und hilft, dass spröde Lippen rasch heilen;
6. gilt als Antikrebsmittel[70] und ist beispielsweise gegen Darmkrebs wirksam;[71]
7. wirkt antioxidativ;[72]
8. ist ein Antithrombosemittel;[73]
9. schützt vor Diabetes, Herz-, Leber-, Nieren-Erkrankungen und dem Reizdarmsyndrom;[74]
10. wirkt gegen zahlreiche Mikroorganismen, die mit verschiedenen Krankheiten in Verbindung stehen. Dazu zählen Bakterien, Parasiten, Pilze und Viren (siehe folgende Tabelle).

Die Wirksamkeit von Kokosöl gegen Erreger und Krankheiten

Bakterien[75]	Von den Bakterien ausgelöste Krankheiten
Acinetobacter baumannii	Lungenentzündung (*Pneumonie*), Hirnhautentzündung (*Meningitis*), Wundinfektion
Chlamydien	Bindehautentzündung (*Konjunktivitis*), Infektionen der Geschlechtsorgane, Lungenentzündung (*Pneumonie*), Papageienkrankheit, Zahnbettentzündung (*Parodontitis*)
Enterobacter spp.[76]	Gehören zur normalen Darmflora; bei einem geschwächten Immunsystem kann es zu einer Infektion mit multiresistenten Arten (z. B. aus dem Krankenhausbereich) kommen.[77]
Escherichia vulneris[78]	Arthritis, Durchfall[79], Gärungskeim[80]
grampositive Bakterien	Botulismus, *Gastroenteritis*, Milzbrand, *Tetanus*

Bakterien[75]	**Von den Bakterien ausgelöste Krankheiten**
Haemophilus influenzae	Bronchitis, Kehlkopfdeckelentzündung (*Epiglottitis*), Lungenentzündung (*Pneumonie*)
Helicobacter pylori[81] 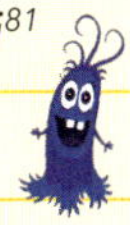	Magengeschwür (*Ulcus ventriculi*)
Laktobazillen[82]	gehören zur normalen Darmflora, Karies
Listeria monocytogenes	*Listeriose*
Neisseria-Bakterien	Tripper (*Gonorrhoe*), Hirnhautentzündung (*Meningitis*)
Pseudomonas aeruginosa	Außenohrentzündung (*Otitis externa*), Darmerkrankung (*Enterokolitis*), Harnwegsinfektionen, Hirnhautentzündung (*Meningitis*), Lungenentzündung (*Pneumonie*)
Staphylokokken	Harnwegsinfektionen, Lebensmittelvergiftung, Staphylokokken-Infektionen
Staphylococcus aureus[83]	Blutvergiftungen (*Sepsis*); Entzündungen der Haut (Furunkel, Karbunkel), des Herzens (*Endokarditis*), der Lunge (*Pneumonie*); Muskelerkrankungen (*Pyomyositis*), toxisches Schocksyndrom[84]
Streptobazillen	Lungenentzündung (*Pneumonie*), Ohrenschmerzen, Karies, Racheninfektion, rheumatisches Fieber, *Sinusitis*
Streptococcus mutans[85] 	Hauptkarieserreger

Parasiten[86]	**Von den Parasiten ausgelöste Krankheiten**
Bandwürmer	Wenn sie überhandnehmen, können sie durch krebsartiges Wachstum ganze Organe zerstören.[87]
Fadenwürmer	Blutarmut (*Anämie*)[88]
Giardien	Übelkeit, Durchfall[89]
Madenwürmer	Juckreiz im Analbereich, Schlafstörungen, Reizbarkeit, Nervosität, Konzentrationsschwierigkeit, Blässe, Augenringe; Bauchschmerzen, Gewichtsabnahme, rektale Blutungen, Blinddarmreizung[90], *Vulvovaginitis* (bei Frauen)
Protozoen	Organschäden[91]

Pilze	**Von den Pilzen ausgelöste Krankheiten**
Candida albicans[92] 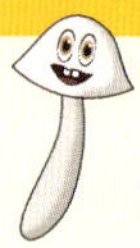	Karies, bei Immunschwäche: *Mykose*[93]
Candida glabrata[94]	Pilzinfektionen (*Mykosen*), Blutvergiftung (*Sepsis*)[95]
Candida krusei[96]	*Candidiasis, Endokarditis, Arthritis*[97]
Candida parapsilosis[98]	*Endokarditis, Arthritis, Peritonitis*, Entzündung der Augeninnenräume (*Endophthalmitis*), Wundinfektion, Blutvergiftung (*Sepsis*), Krankenhausinfektion
Candida tropicalis[100] (veraltet: *Candida vulgaris*)[101]	Harnwegsinfekte, Blutvergiftung (*Sepsis*), Haut und Nagel-*Mykosen*, Nasennebenhöhlenentzündung (*Sinusitis*), pulmonale Manifestationen[102]

Viren[103]	**Von den Viren ausgelöste Krankheiten**
Coxsackie-B4-Virus	Erkältung, virale Hirnhautentzündung, Herzmuskelentzündung (*Myokarditis*)
Epstein-Barr-Virus	Pfeiffersches Drüsenfieber (*infektiöse Mononukleose*)
Grippevirus	Grippe
Hepatitis-C-Virus	Leberentzündung (*Hepatitis C*)
Herpes simplex-Virus (HSV-1) und HSV-2) 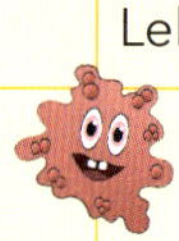	Lippenherpes, Genitalherpes, Neugeborenenherpes
Humanes Immundefizienz-Virus (HIV)	HIV-Infektion, AIDS (*Acquired Immune Deficiency Syndrome*)
Masern-Virus	Masern
SARS-Coronavirus	SARS-Lungenkrankheit
Syncytial-Virus	Infektion der oberen Atemwege

Und was ist drin im Kokosöl?

Das Öl der Kokosnuss besteht zu 90 Prozent aus gesättigten Fettsäuren. Zudem enthält es Aminosäuren, Eisen, Kalium, Kalzium, Kupfer, Niacin (gehört zum Vitamin-B-Komplex), Lactone, Natrium, Phosphor, Phytosterine, Vitamin B_2 (Riboflavin), Vitamin E (α-Tocopherol und manchmal auch γ- und/oder δ-Tocopherol).

Antimikrobielle Wirkung vom Öl der Kokosnuss

Worauf die antibakterielle Wirkung von Kokosöl beruht, das ist bis heute noch nicht genau geklärt. Es gibt jedoch einige Vermutungen: Monolaurin und andere mittelkettige Fettsäuren können Zellwände von Erregern durchdringen und deren Membranen zerstören. Sie hemmen Enzyme in den Erregern, die für die Energieproduktion und den Transport von Nährstoffen verantwortlich sind. Daran sterben die Erreger.[105]

Monolaurin und Monoglyceride der Laurinsäure zeigen antimikrobielle Effekte gegen zahlreiche Mikroorganismen.[106] Dazu zählen Candida-Arten (*Candida albicans, Candida glabrata, Candida krusei, Candida parapsilosis, Candida stellatoidea, Candida tropicalis*), *Enterobacter, Escherichia vulneris, Helicobacter pylori, Staphylococcus aureus* und verschiedene Viren.[107]

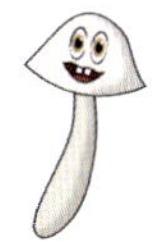

Doch Laurinsäure wirkt nicht nur gegen Mikroorganismen, sie hat auch antientzündliche Eigenschaften, schützt vor Karies und ist vorteilhaft für die allgemeine Mundgesundheit.[108]

Kokosöl für die Mundgesundheit

Dieses Öl hat einen **starken Verseifungseffekt**. Es enthält Capryl- und Caprinsäure, die diesen Vorgang fördern.[109] Durch die Verseifung reduziert es die Biofilmanhaftung und die Plaquebildung wird gehemmt, wodurch sich die Anhäufung von Erregern verringert und der Reinigungseffekt steigert.[110]

Mit dem Verseifungsprozess begründen die Wissenschaftler Hughes und Mc Nab, dass sich das bakterielle Wachstum im Mund durch Ölziehen mit Kokosöl um 26 Prozent reduzierte.[111] Ein anderes Forscherteam zeigte, dass Ölziehen mit Kokosöl bereits nach 7 Tagen die Plaque signifikant verringerte.[112]

Kokosöl ist zudem antimikrobiell wirksam gegen *Streptococcus mutans* und *Candida albicans*.[113]

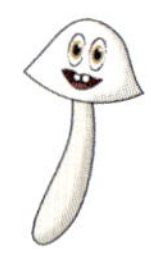

Gerade Kinder, die lange Zeit mit der Flasche ernährt wurden, haben oft viele kariöse Stellen und ein hohes Vorkommen von *Candida* im Mund. Kariöse Stellen sind eine Nische, in der sich der Pilz wohlfühlt.[114] *Candida* kommt natürlicherweise im Mund und im Verdauungstrakt vor, vermehrt er sich aber zu stark, kann er zu Krankheiten führen. Im Mund unterstützt der Pilz den Hauptkarieserreger *Streptococcus mutans* dabei, an den Zähnen zu haften und im Biofilm den Zahnbelag aufzubauen.[115] Zudem verstoffwechselt er die Zucker Glukose und Maltose, wodurch die Gas- und Säurebildung steigt.[116]

Aus dem Beschriebenen wird verständlich, dass die britische Zahnärzte-Organisation darauf verweist, dass das Ölziehen mit Kokosöl dabei hilft, Löcher in den Zähnen zu vermeiden.[117]

Info

Kokosöl im Vergleich mit anderen Ölen

Im Vergleich mit **Sesam- und Sonnenblumenöl** zeigte sich, dass **Kokosöl** den Belag schneller reduzierte.[118] Zur Begründung wiesen die Forscher auf unterschiedliche Aspekte hin: Zum einen auf die starke Seifenbildung, die die Reinigung verstärkt und die Anlagerung von Plaque hemmt. Zum anderen auf antientzündliche Eigenschaften[119] und die Fähigkeit, Emulsionen zu bilden, was zu einer Oberflächenvergrößerung führt.[120]

Kokosöl im Vergleich mit medizinischen Produkten

Eine Studie mit 60 Teilnehmern im Alter von 16 bis 18 Jahren ergab, dass sich bereits nach 7 Tagen Ölziehen sowohl der Zahnbelag als auch die durch ihn bedingte Entzündung reduzierten. Im weiteren Verlauf der Untersuchung, die 30 Tage dauerte, stellten die Wissenschaftler eine stete Verringerung von Zahnbelag und Zahnfleischbluten fest. Die Ergebnisse waren vergleichbar mit dem Goldstandard der Mundspüllösungen, dem Chlorhexidin.[121] Andere Forscher bestätigen ebenfalls, dass es keinen signifikanten Unterschied zwischen Chlorhexidin und Kokosöl gibt.[122]

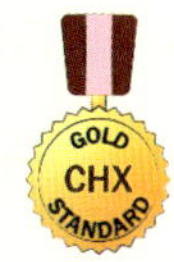

Die Wirkung von Kokosöl gegen Pilze ist sowohl mit der von Chlorhexidin vergleichbar als auch mit der des gegen Pilzerkrankungen wirksamen Medikaments *Ketoconazol®*.[123] Dieses wird gegen Candida-Infektionen im Mund und im Magen-Darm-Trakt eingesetzt,[124] es kann jedoch die Leber schädigen.[125]

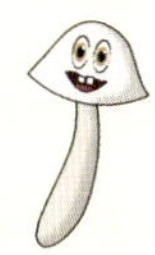

Olivenöl - Altbewährt und äußerst wirksam

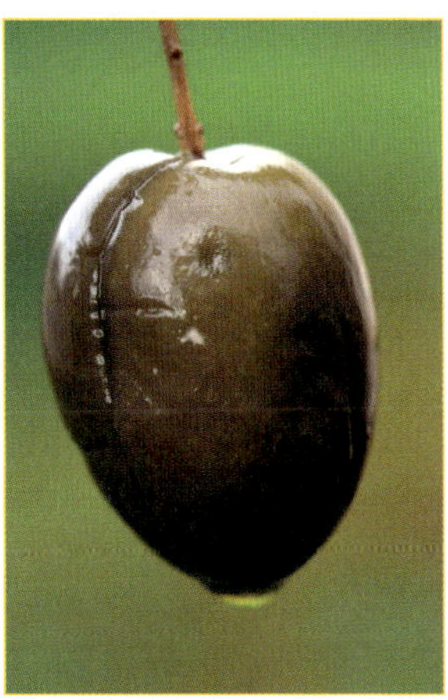

„In der Genesis, in der die erste Erwähnung der Olive zu finden ist, steht geschrieben, wie Noah eine Taube, ebenfalls ein Symbol des Friedens, auf der Suche nach festem Land fliegen ließ. Sie kehrte – nach dem ersten frustrierenden Versuch – im zweiten Anlauf mit einem Ölblatt im Schnabel zurück. Damit war Gottes Zorn besänftigt und die Wasser der Sintflut schwanden. Seitdem gilt der Ölzweig als ein Friedenszeichen Gottes."
Siegfried Bäumler[126]

In Kürze: Historisches zum Olivenöl

In Syrien, Kreta und Palästina nutzten Menschen den Ölbaum bereits 3000 v. Chr., wie historische Quellen belegen. Funde zeigen außerdem, dass es Ölbäume schon im Jungpaläolithikum (35 000–8000 v. Chr.) im heutigen Frankreich und im Neolithikum (8000–2700 v. Chr.) im heutigen Spanien und Griechenland gab.[127]

Die Ägypter salbten ihre Pharaonen mit Olivenöl. Die alten Griechen massierten die Muskeln ihrer Athleten damit.[128] Im Islam ist der Ölbaum ein Symbol für ein langes Leben und für Fruchtbarkeit.[129]

Hildegard von Bingen (1098–1179) empfahl, Entzündungen und Abszesse mit Leinentüchern zu behandeln, die zuvor in Bienenwachs getaucht und mit Olivenöl beträufelt wurden. Zur Wundreinigung soll sie Ölwein, der zu gleichen Teilen aus Olivenöl und Wein bestand, verwendet haben.[130]

Info

Erstaunliches über den Olivenbaum

Während viele Pflanzen bei intensiver Sonneneinstrahlung austrocknen, lechzt der Olivenbaum geradezu nach Sonne. Daher bezeichnet man Olivenöl auch als „stoffgewordenes" Sonnenlicht.[131]

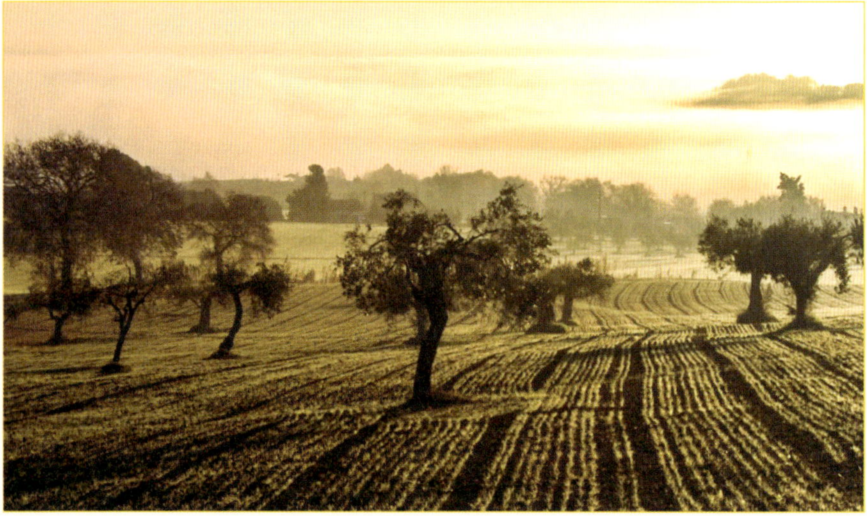

Olivenbäume trotzen extremen Temperaturen. Selbst nach Bränden oder Frostperioden können sie - gibt man ihnen ausreichend Zeit - wieder austreiben. Aus ihren Wurzelstöcken sprießen dann neue Triebe.[132] So überrascht es nicht, dass diese Überlebenskünstler sehr alt werden und teilweise über 1000 Jahre erreichen.

Und was ist drin im Olivenöl?

Olivenöl enthält 70 Prozent einfach ungesättigte Fettsäuren, wobei Ölsäure am häufigsten zu finden ist.[133] Es enthält Phytosterole, die zu den sekundären Pflanzeninhaltsstoffen gehören, sowie die fettlöslichen Vitamine A, E und K, die antimikrobielle und antioxidative Effekte haben und auf das Immunsystem stimulierend wirken.[134]

Ein Inhaltsstoff des extra nativen Olivenöls (naturbelassenen Öls von besonderer Qualität), das Oleocanthal, zeigte eine Hemmung der Cyclooxygenase - eines Enzyms, das am Entzündungsgeschehen beteiligt ist. Dieses wird auch durch Schmerzmittel wie Ibuprofen gehemmt, wodurch Schmerzen und Entzündungen zurückgehen.[135]

Eigenschaften und Wirkungen von Olivenöl

Nachweislich senkt Olivenöl den Spiegel der „schlechten" Blutfette (LDL-Cholesterin). Naturheilkundlich nutzt man es bei Erkrankungen der Leber und der Gallenblase, da es magenfreundlich und gut verdaulich ist. Äußerlich wird es bei Ischialgie, Muskelverspannungen, rheumatischen Beschwerden und Sehnenscheidenentzündung angewendet.[136]

Olivenöl für die Mundgesundheit

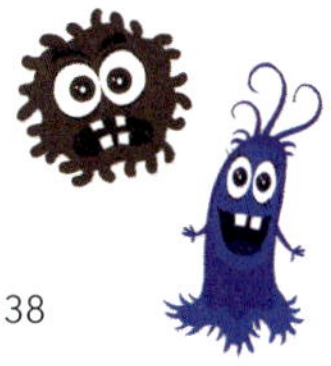

Ölziehen mit Olivenöl hilft nachweislich dabei, Mundgeruch vorzubeugen.[137] Es reduziert die Anzahl von *Streptococcus mutans* und Laktobazillen im Speichel. Es sorgt dafür, dass weniger Zahnbelag gebildet wird und anhaftet.[138]

Das **Zahnfleisch mit Olivenöl** zu **massieren** führt zu ähnlichen Ergebnissen: Bei einer Studie putzten sich die Teilnehmer zuerst die Zähne und rieben dann ihr Zahnfleisch mit 2 Millilitern Olivenöl ein. Sie führten die Massage 10 Minuten lang mit kreisenden Bewegungen aus. Die Untersuchung lief über einen Zeitraum von 3 Wochen. Die Probanden berichteten von keinerlei Nebenwirkungen.[139] Positiv war zu verzeichnen, dass die Anzahl von *Streptococcus mutans* und Laktobazillen im Speichel abnahmen, der Zahnbelag reduziert wurde und Zahnfleischentzündungen sich besserten.

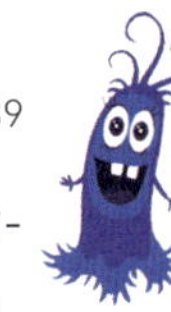

Eine Zahncreme, die Olivenöl enthielt, zeigte eine deutliche Reduzierung von Bakterien und Zahnbelag. Das war auch ohne den Schaumbildner Sodium Lauryl Sulfat (SLS)* möglich.[140]

Rapsöl – Achtung: Genmanipuliert und gesundheitsgefährdend!

„Billig" kann sehr teuer werden: Manchmal kostet es sogar das Leben.

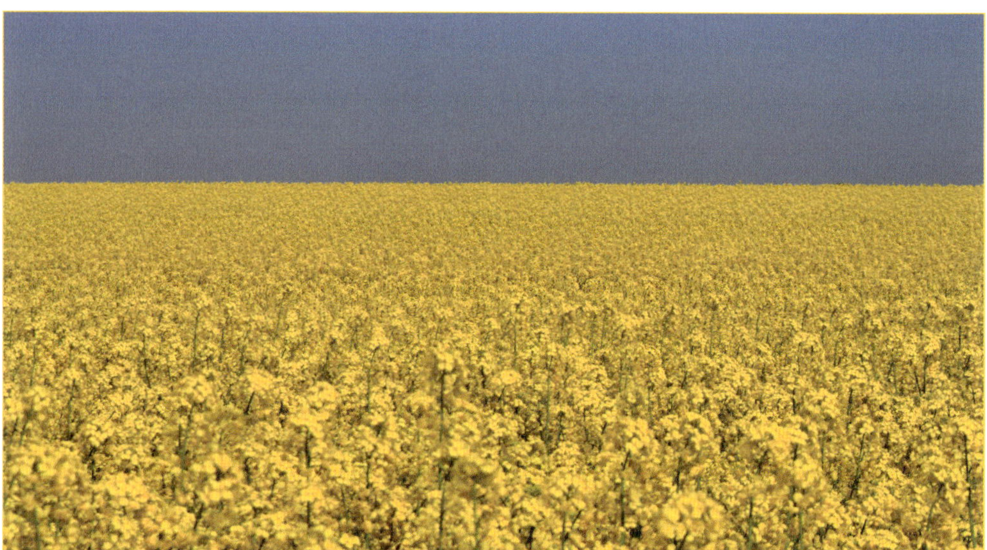

* Weitere Infos zu diesem Thema finden Sie im Buch *Richtige Zahnpflege,* Seite 131.

In Kürze: Historisches zum Rapsöl

Rapsöl soll bereits vor Jahrtausenden im Orient als Nahrungsmittel genossen worden sein.[141] Dabei ist jedoch nicht genau bekannt, um welche Sorte Raps es sich handelte, wie das Öl hergestellt, mit welchen Zutaten es gegessen, wie es gekocht oder sonst verarbeitet wurde.[142]

Eigenschaften und Wirkungen von Rapsöl

Natives Rapsöl besteht zu 40 Prozent aus Erucasäure.[143] Untersuchungen an Versuchstieren, die größere Mengen von erucasäurereichem Rapsöl erhalten hatten, zeigten Veränderungen an den inneren Organen: Es kam zu Fettinfiltrationen in Herz, Leber und Nebennieren sowie zu schweren Schädigungen des Herzens und des Gewebes der Nebennieren. Auch die Kraftwerke der Zelle, die Mitochondrien, die besonders häufig im Herzen vorkommen, haben eine besondere Affinität zur Erucasäure und räumen ihr den Platz ein, der eigentlich der Linolsäure zukommt. Die eingelagerte Erucasäure bewirkt, dass Enzyme inaktiv werden. Das Ergebnis ist eine Vergiftung der Organe.[144] Doch selbst ohne diese Säure hat Rapsöl eine ähnliche schädliche Wirkung auf das Herz.[145]

Aus dem Beschriebenen wird verständlich, dass Rapsöl bis Anfang der 1970er-Jahre als ein ungenießbares technisches Öl galt und nicht zum Verzehr freigegeben war.

Info

Bei einer Vergiftung mit Rapsöl sterben mehr als tausend Menschen!

Im Jahre 1981, als es noch illegal war, Rapsöl in Spanien zu verkaufen, kam es in der Nähe von Madrid zu einer Vergiftung von etwa 25 000 Menschen, von denen über 1200 starben.[146] Auf der Suche nach der Ursache ergab sich, dass Straßenverkäufer Olivenöl mit Rapsöl gestreckt hatten.[147] Dabei hatte es sich um Rapsöl gehandelt, welches wenig Erucasäure enthielt.[148]

Die ersten Symptome, die auftraten, waren Lungenentzündungen, Kopfschmerzen, Ausschläge und Veränderungen des Blutbilds (*Eosinophilie*).[149]

Zu Beginn dieser Katastrophe starben die Menschen an Atemwegserkrankungen und Atemversagen. Später an Blutgerinnseln, die sich lösten und an anderen Stellen zu einer Embolie, einem Gefäßverschluss, führten.[150] Überlebende der Vergiftung zeigten gehäuft eine vergrößerte Leber.[151] Es kam zu Bluthochdruck,[152] was schließlich in zahlreichen Rechtsherzinsuffizienzen mit Todesfolge endete.[153]

Diese Katastrophe ist in der medizinischen Fachpresse unter dem Namen *Toxic-Oil-Syndrome*, „toxisches Öl Syndrom", bekannt.

Mit der Zeit entstand in Folge von Hybridzüchtungen der „Doppel-Null"- oder „00"-Raps. Das aus diesem Raps gewonnene Öl ist frei von Erucasäure und wird sogar für den menschlichen Verzehr als gesundheitsfördernd beworben. Es enthält einen hohen Anteil an den gesunden Omega-3-Fettsäuren[154] und kann erhitzt werden. Sogar offizielle Stellen wie *National Cholesterol Education Program*, *American Heart Association* und *National Heart, Lung and Blood Institute* empfehlen Rapsöl.[155]

Dieser neue Wunderraps durchlief Tierversuche. So testete man ihn an der Universität Kiel an Hähnchen: Das Geflügel, das ausschließlich mit der Hybridzüchtung gefüttert wurde, verhungerte innerhalb von 12 Wochen. Selbst bei einer Mischung mit anderem Futter, das 50 bis 90 Prozent des neuen Rapses enthielt, ging es den armen Tieren nicht viel besser.[156]

Etwa in der gleichen Zeit, als die Tierversuche in Kiel durchgeführt wurden, stellten Jäger überrascht fest, dass Hasen und Rehe in freier Wildbahn vermehrt verendeten. Die Todesursache blieb zunächst unklar. Nachforschungen ergaben, dass die Tiere den Hybridraps gefressen hatten. Das Wild lernte daraus und mied diese (lebens-)gefährliche Futterquelle.[157]

Dass auch das heutige Rapsöl schädlich ist, wenn es erhitzt wird, ergab eine Studie an chinesischen Frauen. Diese nutzten Rapsöl zum Kochen. Die Folge war, dass sich zahlreiche krebserregende Stoffe bildeten und die Frauen eine besonders hohe Rate an Lungenkrebs aufwiesen.[158]

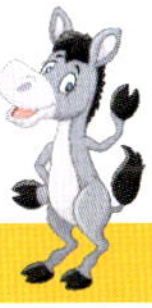

Eine persönliche Geschichte

Jemand, der mir sehr nahesteht, pries immer wieder Rapsöl an und verwendete es auch selbst, da es ja angeblich so gesund sein soll. Mein Bauchgefühl sagte mir allerdings etwas anderes, ich konnte es jedoch nicht belegen. Als ich dann in einem Buch die Hinweise von Dr. Volkmann las, rief ich die Person an und bat sie, sich den *YouTube*-Beitrag des Autors anzusehen. Daraufhin wurde das Öl aus der Küche entsorgt ... und bald darauf nahmen auch die Herzrhythmusstörungen deutlich ab.

Einige Monate später ging es der Person wieder schlechter. Intuitiv wusste ich, dass wohl wieder Rapsöl im Spiel war. Daher hakte ich mehrfach nach und bekam immer wieder zur Antwort: „Nein, ich benutze kein Rapsöl mehr!" Also fragte ich: „Hast du vielleicht Margarine mit Rapsöl gekauft?" Nach kurzem Schweigen kam dann ein: „Ja." Die Ursache war also gefunden. Nach dem Verzicht auf diese Margarine verschwanden die Symptome rasch wieder.

Info

Verzichten Sie generell auf Rapsöl-Produkte!

Bitte bedenken Sie, dass es heute quasi kein Rapsöl mehr auf dem Markt gibt, das nicht genetisch verändert ist. Dies betrifft auch „hochwertiges" Bio-Rapsöl. Forscher warnen mit Recht vor den nicht voraussehbaren Effekten von genetisch veränderten Nahrungsmitteln.[159] Egal, wie günstig es auch sein mag: Der Preis, den Sie in Bezug auf Ihre Gesundheit möglicherweise bezahlen müssen, kann sehr hoch sein.

Rapsöl ist ein internationaler Multimilliarden-Markt. Man findet es in Snacks wie Popcorn, Kartoffelchips und Crackern.[160] Besonders kritisch und erschreckend ist, dass dieses Öl in den meisten Gläschen mit Babynahrung enthalten ist.[161] Bitte verzichten Sie auf dieses Öl! Es gibt genug gesunde Alternativen.

Reiskeim- und Sojabohnenöl - Die weniger wirksamen Öle

Ölziehen mit Reiskeim- oder Sojaöl regt zwar die Speichelproduktion an, was vielfältige positive Auswirkungen hat, es zeigte jedoch *keine* antimikrobielle Wirkung bei Erregern wie *Streptococcus mutans* und *Candida albicans*.[162]

Sesamöl – Die ayurvedische Medizin schwört darauf!

„Sesamöl gilt als die Königin der Saatöle aufgrund seiner positiven Effekte." [163]

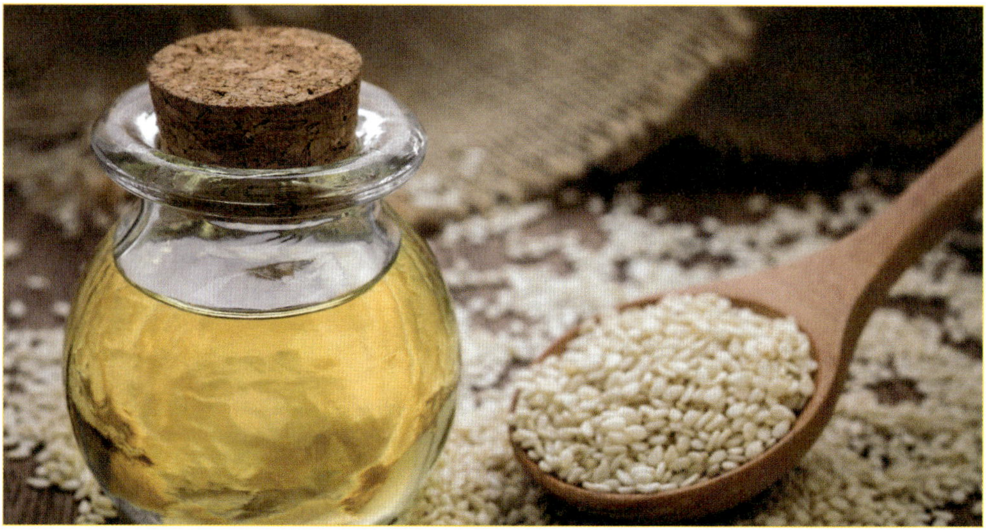

In Kürze: Historisches zum Sesamöl

Sesamöl stammt von der Sesampflanze (*Sesamum indicum*), die zu den ältesten kultivierten Ölpflanzen gehört.[164] Im Ayurveda ist Sesamöl *das* Öl, das zum Ölziehen empfohlen wird.[165]

Eigenschaften und Wirkungen von Sesamöl

Je nach Herstellungsprozess unterscheidet man zwischen Öl aus ungerösteter Saat, das hellgelb ist, und solchem aus gerösteter Saat, das eine dunkelbraune Farbe aufweist.[166]

In der Pharmazie dient Sesamöl heutzutage als Lösungsmittel und Trägerstoff für Arzneistoffe – gerade in öligen Steroidlösungen und -suspensionen zum Injizieren. Auch in Salben und Pflastern wird es verwendet.[167] Seifen und Schmieröle können noch aus der zweiten und dritten Pressung der Sesamsamen hergestellt werden.[168]

In vielen Teilen Asiens ist es ein viel und gern genutztes Mittel in der alternativen Medizin. Es besticht durch seine vielseitigen therapeutisch nützlichen Eigenschaften, denn es wirkt

- antibiotisch,[169]
- antioxidativ,[170]
- entgiftend,[171]
- entzündungshemmend,
- schützend vor Lipid-Peroxidation in der Leber,[172]
- positiv auf die Nierenfunktion,[173]
- heilend auf Darm und Herz (in Tierversuchen),[174]
- hilfreich bei Bronchitis und Lungenentzündungen (in Tierversuchen),[175]
- schützend auf die Knochen[176] und
- regulierend bei hohem Blutdruck und einem hohen LDL-Cholesterinspiegel.[177]

Und was ist drin im Sesamöl?

Sesamöl enthält Betacarotine (Vitamin A), Vitamin C und Vitamin E.[178] Vitamin E ist eine Sammelbezeichnung für Tocopherole. Im Sesamöl finden sich zudem α-, β-, γ-, δ-Tocopherol.[179]

Linolensäure ist ebenfalls ein wichtiger Inhaltsstoff des Sesamöls. Es kann in menschlichen Zellen in Arachidonsäure umgewandelt werden,[180] die Bestandteil von Zellmembranen ist.[181]

Sesamin, Sesamolin und Sesaminol, die ebenfalls im Sesamöls vorkommen, haben entgiftende Eigenschaften, wirken antioxidativ und zeigen Wirkungen gegen Bakterien.[182] Sesamin hemmt die Aufnahme und die Produktion von Cholesterin in der Leber.[183]

Interessante Untersuchungsergebnisse zum Sesamöl

Der Genuss von Sesamöl erhöht nachweislich die Produktion verschiedener Substanzen, die gegen freie Radikale wirken, wie GSH (reduziertes Glutathion), Betacarotinoide (Vitamin A), Vitamin C und Vitamin E. Es bietet einen Schutz vor hohem Blutdruck.[184] Eine Studie, die die Wirkung unterschiedlicher Öle testete, konnte bei Patienten mit Bluthochdruck, die 45 Tage lang mit Sesamöl kochten, eine Blutdrucksenkung nachweisen.[185]

Nebenwirkungen von Sesamöl

Allergien gegen Sesam sind zwar äußerst selten, nehmen jedoch zu. Wer auf Haselnüsse, Soja oder Erdnüsse allergisch reagiert, könnte eine Kreuzreaktion mit Sesam haben und sollte keine Sesamprodukte verwenden.[186] Bei einer Allergie auf Sesamöl kann es zu Ausschlägen an den Kontaktstellen kommen.[187] Wenn Sie Sesamöl nicht vertragen, dann verwenden Sie bitte andere Öle wie z. B. Kokosöl.

Sesamöl für die Mundgesundheit

Sesamöl hat antioxidative Eigenschaften und kann die Belastung durch freie Radikale, die sich beispielsweise infolge von Verletzungen im Mundraum bilden, reduzieren.[188]

Sesamöl verringert den Zahnbelag und verbessert Zahnfleischentzündung, wenn es lokal im Mund angewendet wird. Menschen, die das Zahnfleisch mit 2 Millilitern Sesamöl 10 Minuten lang massierten, zeigten eine deutliche Besserung der Mundgesundheit. Die Untersuchung lief über 3 Wochen. Die Teilnehmer berichteten von keinerlei Nebenwirkungen.[189]

Wenn Sie Sesamöl 10 bis 15 Minuten im Mund bewegen, ändert dieses Öl seine Viskosität und seine Farbe wird milchig weiß.[190] Sesamöl verseift im Zusammenspiel mit dem Speichel. Das ist wahrscheinlich der Grund für die effektive Reduktion von Plaque und das schnelle Abheilen von Zahnfleischentzündungen.[191] Bereits nach 10 Tagen Ölziehen mit Sesamöl zeigte sich eine deutliche Reduktion von Zahnbelag[192] sowie von Zahnfleischentzündung.[193]

Bei Kindern im Alter von 6 bis 12 Jahren verringerte Ölziehen mit Sesamöl signifikant den Hauptkarieserreger *Streptococcus mutans*.[194] Andere Wissenschaftler bestätigen diese Wirkung wie auch ebensolche Effekte gegen andere kariesauslösende Erreger wie Laktobazillen[195] (beispielweise *Lactobacillus acidophilus*).[196] Sesamöl war in seiner Wirkung vergleichbar mit Chlorhexidin.[197]

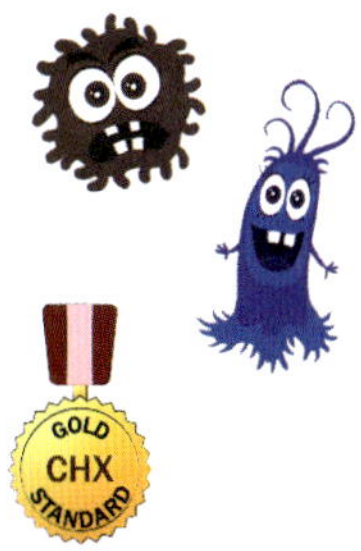

In einer anderen Studie reduzierte sich nach 40 Tagen Ölziehen mit Sesamöl die Gesamtzahl der Bakterien um 20 Prozent. Zudem kam es zu einer Verminderung der Kariesbelastung. Sesamöl hat eine moderate antibakterielle Wirkung gegen *Streptococcus mutans* und gegen *Lacto-*

bacillus acidophilus. Das Forscherteam wies darauf hin, dass die Gifte und Bakterien möglicherweise über die Zunge in das Öl gesaugt werden und dann durch das Ausspucken aus den Organismus befördert werden.[198]

Bei einer weiteren Publikation praktizierten 20 Erwachsene vor dem Zähneputzen 10 bis 15 Minuten lang Ölziehen mit Sesamöl – 2 Wochen lang. In der Folge verringerten sich die Zahnfleischentzündung, der Zahnbelag und der Zungenbelag. Die Forscher wiesen darauf hin, dass die antimikrobiellen und die antioxidativen Effekte von Sesamöl dafür verantwortlich seien, dass die Anzahl der Bakterien sank und sich die für den schlechten Atem verantwortlichen Schwefelverbindungen reduzierten.[199] So verbesserte sich die **Atemfrische**, denn Sesamöl verringert sowohl Schwefelkomponenten als auch anaerobische Bakterien in der Mundhöhle.[200]

Auch andere Wissenschaftler bestätigten die Wirkung gegen Mundgeruch. Dabei waren die Ergebnisse vergleichbar mit Chlorhexidin.[201]

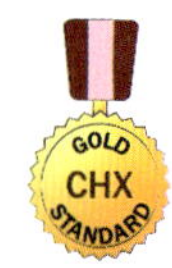

In einer weiteren Studie stellten Wissenschaftler eine Reduktion des Zahnbelags, der Zahnfleischentzündungen und eine Verminderung der Gesamtzahl an aeroben Mikroorganismen fest. Die Ergebnisse waren ebenfalls vergleichbar mit denen bei der Verwendung von Chlorhexidin.[202]

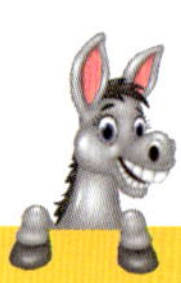

Fazit

Einige Forscher fordern mit Recht, Sesamöl als vorbeugende Maßnahme für die Mundpflege zu bewerben.[203] Im Gegensatz zu Chlorhexidin verursacht es keine Verfärbungen und keinen schlechten Nachgeschmack. Zudem ist es wesentlich preiswerter und findet sich in vielen Haushalten.[204]

Sonnenblumenöl - Einfach, preiswert, wirkungsvoll

„Sonnenblumenöl-Mundspülung gehört zu den einfachsten, preiswertesten und gleichzeitig wirksamsten Heilverfahren der Medizin. (...) In unserer Zeit, wo Diagnostik und Therapie immer teurer, fast unbezahlbar geworden sind, dürfen wir nicht achtlos an solchen Angeboten der Natur vorübergehen."
Dr. Veronica Carstens (1923–2012)[205]
(Ärztin und Ehefrau des ehemaligen Bundespräsidenten Karl Carstens)

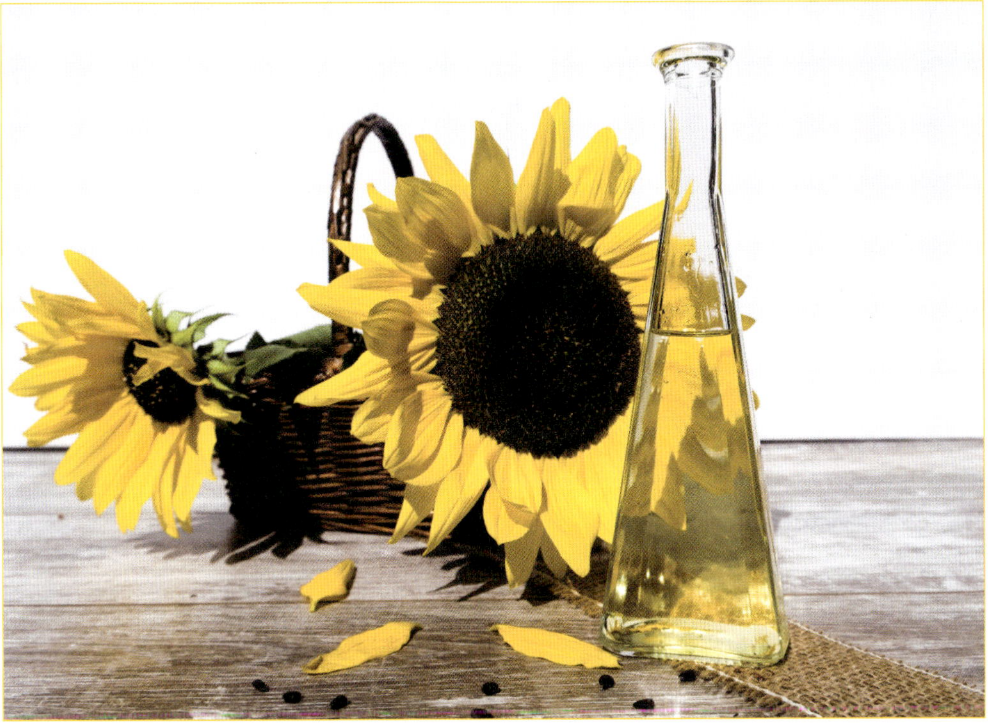

In Kürze: Historisches zur Sonnenblume

Die Indianer in Nord- und Südamerika verehrten die Sonnenblume als Symbol des Lichtes. Erst vor 400 Jahren brachten christliche Missionare die Pflanze nach Europa.[206]

In der Volksmedizin ist die Sonnenblume ein Symbol für die Sonne im Leben. Sie dient als Stimmungsaufheller.[207] Sonnenblumenöl weist einen natürlichen Lichtschutzfaktor von 2 auf. Zudem hilft es bei der Neubildung von Gewebe.[208] Daher setzt man es bei Haut- und Stoffwechselerkrankungen sowie bei Funktionsstörungen von Leber und Galle ein.[209]

Was ist im Sonnenblumenöl enthalten?

Sonnenblumenöl besitzt einen hohen Anteil an Linolsäure. Zudem enthält es Vitamin E.[210] Linolsäure zeigte im Tierversuch, dass sie die Bildung von Karzinomen hemmt.[211] Vitamin E hat antioxidative Fähigkeiten und stoppt die Bildung von freien Radikalen.[212] Forscher stellten folgenden Zusammenhang fest: Je niedriger der Vitamin-E-Spiegel ist, desto stärker die Erkrankung des Zahnhalteapparats. Andererseits schützt ein höherer Spiegel dieses Vitamins davor, dass man Gewebe des Zahnhalteapparates verliert. Anders ausgedrückt: Vitamin E schützt davor, dass tiefe Zahnfleischtaschen entstehen.[213] Andere Wissenschaftler stellten fest, dass Vitamin-E-Einnahmen einen signifikant positiven Einfluss haben, wenn es darum geht, den Knochenverlust zu reduzieren.[214] Auf die Gesamtgesundheit bezogen, reduzierte die Einnahme von Vitamin E das Sterberisiko infolge von Herz-Kreislauf-Erkrankungen um 24 Prozent.[215]

Sonnenblumenöl für die Mundgesundheit

Ölziehen mit Sonnenblumenöl reduziert Zahnfleischentzündungen, die durch Zahnbelag entstehen.[216] Das haben mehrere Untersuchungen über unterschiedlich lange Zeiträume, z. B. 30 Tage,[217] bestätigt. Sonnenblumenöl wirkt zudem gegen den Pilz *Candida albicans*.[218]

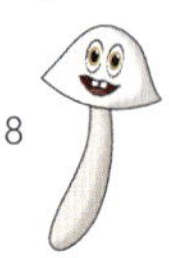

Info

Und zum Abschluss: Die Siegerehrung im Wettstreit der heilungswirksamen Speiseöle für die Ölkur

Vorab noch einmal ganz generell: **Ölziehen ist 1. erprobt, 2. einfach, 3. effektiv und 4. erschwinglich.** Mit dieser Praxis säubern Sie zusätzlich zur mechanischen Reinigung der Zähne die gesamte Mundhöhle.

Im Wettkampf der Öle, die ich Ihnen vorgestellt habe, und ihrer Heilwirkung im Mund liegt Kokosöl eindeutig auf Platz 1, gefolgt von Sesam- und Olivenöl.

Es mag sein, dass andere Öle besser abschneiden, doch haben diese nicht am Wettkampf teilgenommen. Wie im wahren Leben kann nur gewinnen, wer auch getestet und geprüft wird. Einem Selbsttest mit anderen hochwertigen Lebensmittelölen steht nichts im Wege …

Die vorgestellten Speiseöle und ihre heilende Wirkung gegen verschiedene Erreger im Mund

Wirksamkeit gegen	Olivenöl	Sesamöl	Sonnenblumenöl	Kokosöl
Candida albicans 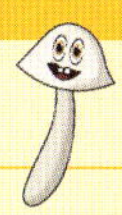			X	X
Helicobacter pylori				X
Laktobazillen 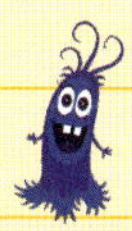	X	X		X
Lactobacillus acidophilus		X		X
Streptococcus mutans 	X	X		X
Zahnbelag	X	X	X	X
Mundgeruch	X	X	X	X

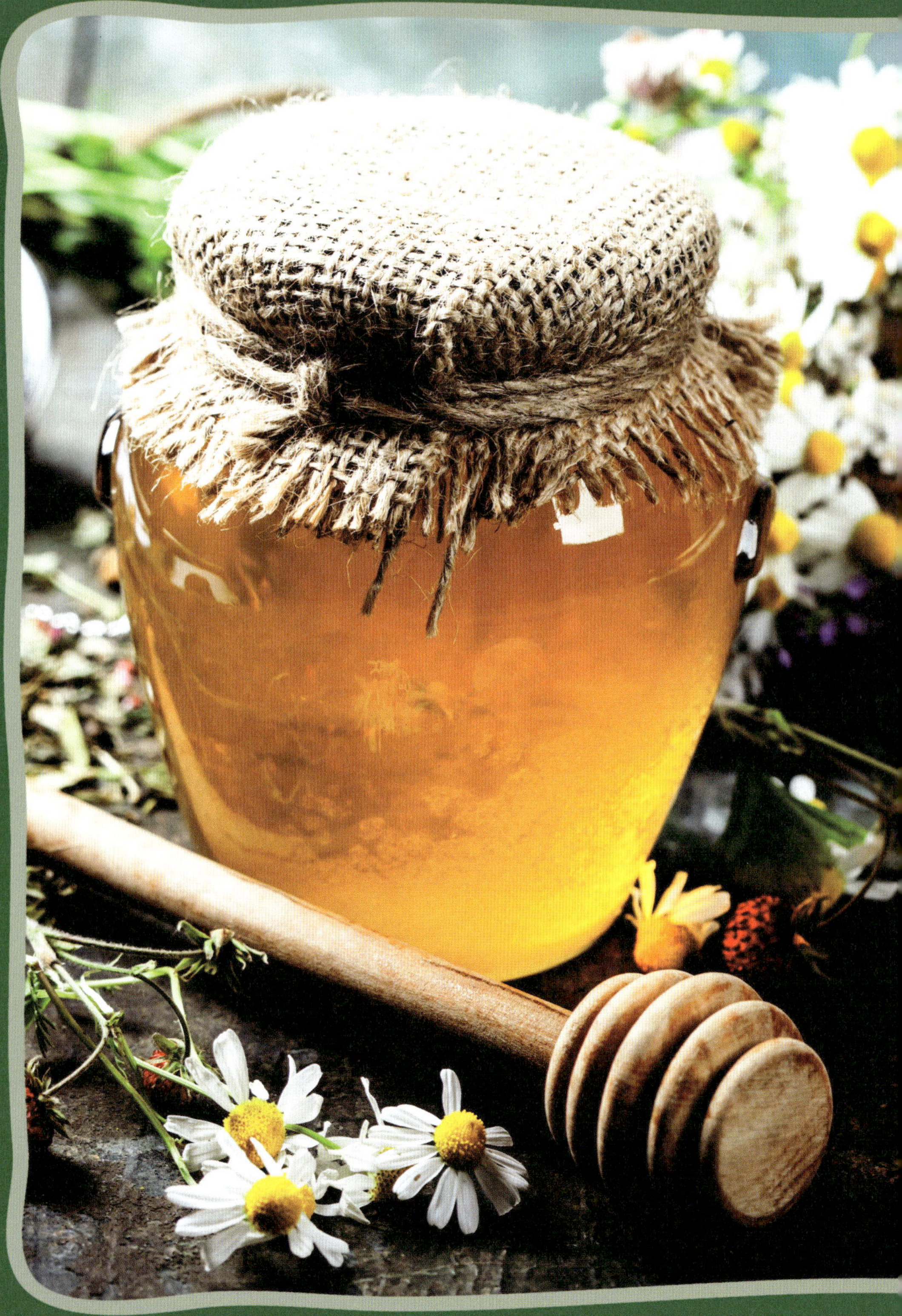

Honig & Propolis – Heilkraft aus dem Bienenstock

Honig schmeckt nicht nur lecker, ihm werden auch außergewöhnliche Fähigkeiten bei der Wundheilung zugeschrieben. Da Resistenzen gegenüber verschiedensten Erregern beständig zunehmen, interessieren sich Forscher derzeit immer mehr für die heilenden Wirkungen von Honig. Und so ist mittlerweile wissenschaftlich belegt, dass seine wertvollen Inhaltsstoffe auch vor Karies und Erkrankungen des Zahnhalteapparates schützen.

Honig & Propolis – Heilkraft aus dem Bienenstock

In Kürze: Historisches zum Honig

1921 entdeckte man in einer Höhle bei Valencia (Spanien) eine Zeichnung, die eine Frau beim Honigsammeln zeigt. Die Forscher datieren das Alter der Darstellung auf etwa 15 000 Jahre.

Seit Urzeiten dient Honig zur Behandlung von Verbrennungen, Infektionen und Wunden.[1] Und bereits seit mindestens 6000 Jahren züchten Menschen Bienen.[2] Zudem haben viele alte Kulturen die Verwendung von Honig dokumentiert, darunter die Babylonier, Ägypter, Inder, Griechen und Römer. Der griechische Arzt Hippokrates (ca. 460–375 v. Chr.) schätzte ihn als Heilmittel für eine Vielzahl von Krankheiten.[3]

Eigenschaften und Wirkungen von Honig

Honig wird von Honigbienen zur eigenen Nahrungsvorsorge aus dem Nektar von Blütenpflanzen oder dem zuckerhaltigen, von Insekten ausgeschiedenen sogenannten Honigtau – z. B. von Blatt- und Schildläusen, die Pflanzen „anstechen", um sich von deren zuckerreichem Saft zu ernähren, und den Überschuss ausscheiden – erzeugt, vom Menschen „geerntet" und als Lebensmittel genutzt.[4]

Neuerdings setzt man Honig vermehrt ein bei chronischen Infektionen, *Nekrosen* (abgestorbenem Gewebe), Diabetischem Fußsyndrom (siehe Infokasten Seite 87 ff.) und Wunden, die sich nach operativen Eingriffen nicht schließen wollen.[5] Es gibt auch Berichte, dass Wunden, die jahrelang offen geblieben waren, heilten, nachdem man sie regelmäßig mit Honig bestrich. Dabei wirkt der Honig geruchsmindernd auf die oft stark unangenehm riechenden Bereiche.[6] Weitere Anwendungsgebiete sind: Geschwüre im Verdauungstrakt, bakterieller Magen-Darm-Katarrh[7] und Augeninfektionen.[8] Honig enthält zudem Inhaltsstoffe, die bei Metastasen hilfreich sein und die Wirksamkeit von manchen Tumormedikamenten verstärken können.[9]

Folgende therapeutischen Eigenschaften des Honigs sind heute bekannt:

- Seine **antioxidative** Wirkung fördert die Genesung.[10]
- Sein **hoher Zuckeranteil** zieht Wasser aus dem Wundbett, unterstützt den Abfluss von Lymphflüssigkeit und die Durchblutung.[11]
- Während einer entzündlichen Phase **beseitigt** Honig das **abgestorbene Gewebe**.[12]
- Honig **verbessert** den Beginn der **Regeneration**.[13]
- Das im Honig enthaltene **Wasserstoffperoxid** regt Zellen an, die für die Wundheilung wichtig sind.
- Zudem wirkt Honig gegen zahlreiche Krankheitserreger, was Forscher vielfach belegten.[14]

Allgemeines zur antimikrobiellen Wirkung von Honig

Die genauen Ursachen der antimikrobiellen Wirkung von Honig sind noch nicht vollständig geklärt. Einige Faktoren weiß man: So wirkt Honig als stark gesättigte Zuckerlösung gegen Mikroorganismen. Solche „hypertonen Zuckerkonzentrationen" führen dazu, dass sich Zellen auflösen (*Plasmolyse*). Das hemmt natürlich auch das Wachstum von Mikroben und tötet sie ab.[15] Was weitere hilfreiche Effekte des Honigs in Sachen „Bakterien, Viren und Pilze" anbelangt, lesen Sie bitte die folgenden Abschnitte.

Honig ist gegen Bakterien wirksam

Honig hemmt das Bakterienwachstum[16] und kann manche Erreger besser eliminieren als Antibiotika.[17] Für die antibakteriellen Wirkungen von Honig sind folgende Inhaltsstoffe verantwortlich: der hohe Zuckergehalt, Wasserstoffperoxid – das durch das Enzym Glukoseoxidase aus dem Speichel der Bienen im Honig entsteht – sowie der Stoff Methylgloxal (MGO) im Manuka-Honig.[18]

Info

Manuka-Honig – Starke Heilkraft bei bakteriellen Infektionen!

Seit Langem sind die herausragenden antibakteriellen Eigenschaften des neuseeländischen Manuka-Honigs bekannt. Er stammt von Bienen aus dem Nektar der Manuka (*Leptospermum scoparium*), der „Neuseelandmyrte" oder „Südseemyrte". Dieses Myrtengewächs ist in Australien und in den bergigen Regionen Neuseelands heimisch.

Trotz jahrelanger Forschung, konnte man jedoch lange Zeit keinen Inhaltsstoff des Manuka-Honigs benennen, der für seine klare Überlegenheit gegenüber anderen Honigsorten verantwortlich ist. Daher benannte man die unbekannte Größe als **„einzigartigen Manuka-Faktor"** auf Englisch: ***Unique Manuka Factor* (UMF)**. Noch heute finden Sie auf vielen Honiggläsern den UMF angegeben. Seit man jedoch den Wirkstoff Methylgloxal im Manuka-Honig identifiziert hat, wird der **MGO-(Methylgloxal-)Faktor** auf den Gläsern aufgeführt. Je höher beide Werte sind, desto stärker ist die antibakterielle Wirkung des Honigs.

In der folgenden Tabelle finden Sie vergleichbare Werte nebeneinander, ebenso wie mögliche Anwendungsgebiete der unterschiedlichen Konzentrationen.[19] Das „+"-Zeichen hinter den Werten gibt an, dass die Wirksamkeit sogar über der angegebenen Konzentration liegt.[20]

Manuka-Honig bei verschiedenen Erkrankungen und Beschwerden anwenden[21]

UMF	MGO-Faktor	Anwendungsbereiche von Manuka-Honig
Äußerlich anwenden in geringen Dosen bei		
	30+	leichten Verbrennungen
5+	80+	Verbrennungen

UMF	MGO-Faktor	Anwendungsbereiche von Manuka-Honig
Äußerlich und innerlich anwenden		
6 +	100+	**Äußerlich lokal anwenden** bei Abszess, Akne, Allergien, Aphthen, Augenentzündungen (Bindehautentzündung, Gerstenkorn, Hornhautentzündung), Diabetischem Fußsyndrom, Druckstellen, Ekzemen, Fußpilz, *Herpes labialis*, Insektenstichen, Gelenkerkrankungen, *Neurodermitis*, offenen Beinen, Pickeln, Pilzinfektionen, Schuppenflechte (*Psoriasis*), Schnitten, Verbrennungen, Wunden **Innerlich einnehmen** bei Asthma, Heuschnupfen, zur Stärkung des Immunsystems, gegen Karies 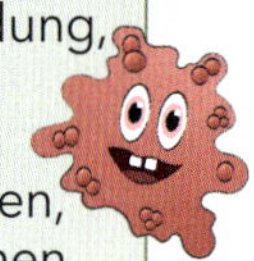
10+	250+	**Äußerlich lokal anwenden** bei stärker entzündeten, infizierten Bereichen, z. B. *Aphthen, Parodontitis* **Innerlich einnehmen** bei Allergien, Asthma; Entzündungen, z. B. Bronchitis, Grippe/grippalem Infekt, Halsschmerzen, Mandelentzündung, Nasennebenhöhlenentzündung (*Rhinosinusitis*), Schnupfen (*Rhinitis*), Speiseröhrenentzündung durch aufsteigende Magensäure (*Refluxösophagitis*)
Innerlich anwenden in höheren Dosen bei		
13+	400+	Bauchspeicheldrüsenentzündung (*Pankreatitis*), Blasenentzündung, *Candida albicans*, Darmbeschwerden (*Colitis ulcerosa*, Durchfall, Reizdarm, Verstopfung), Magenbeschwerden (Magengeschwüren, Magenschleimhautentzündung, Sodbrennen, Speiseröhrenentzündungen), Prostataleiden 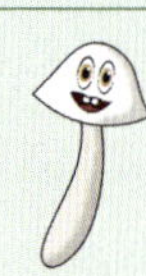
16+	550+	zur Einstellung des Hormonhaushaltes, z. B. in und nach den Wechseljahren
20+	800+	

Dosierung von Manuka-Honig zur innerlichen Anwendung: Sie lassen **täglich 2 bis 3 Teelöffel** im Mund zergehen. Achten Sie bitte darauf, viel stilles, fluoridfreies Wasser zu trinken.

Manche Ärzte setzen Manuka-Honig auch **zur Behandlung von Tumorpatienten bei Mund- oder Kehlkopfkrebs** ein. Die Betroffenen klagen häufig über Schleimhautentzündungen. Eine Ursache ist der mangelnde Speichelfluss und damit eine gestörte Befeuchtung, zu geringe Abwehr u. v. m.

Hier ist die entzündungshemmende Wirkung des Honigs von großem Nutzen, um möglichen Entzündungen vorzubeugen oder diese abzumildern und rascher heilen zu lassen.[22]

Auch bei **Diabetischem Fußsyndrom und Parodontitis** entfaltet der Manuka-Honig seine heilenden Kräfte. Detlef Mix schreibt in seinem Buch *Manuka-Honig* über das Diabetische Fußsyndrom Folgendes: „*Oft handelt es sich dabei um einen Zustand, der bereits sehr lange besteht und dessen Problematik ziemlich vielschichtig ist. Die gesamte Infrastruktur in der betroffenen Gegend ist heruntergekommen, die Versorgung ist äußerst mangelhaft, sämtliche Leitungen sind schadhaft oder unterbrochen und es werden auch keine neuen Stränge verlegt. Die Müllabfuhr streikt oder kann zumindest das zu entsorgende Gebiet nicht anfahren. Schmarotzendes Ungeziefer macht sich breit und vermehrt sich ungehindert.*"[23]

Füße und Mundraum sind sogenannte Endstromgebiete des Körpers. Hierzu ein Vergleich aus dem Alltag: Große Städte bieten eine Infrastruktur mit verschiedenen Möglichkeiten wie Straßen für Autos, Gleise für die Bahn, Flughäfen für fliegende Transportmittel, Flüsse und Häfen für Schiffe an. Ist einer davon blockiert, kann man sein Ziel auch auf anderen Wegen erreichen. Zu abgelegenen Orten allerdings, beispielsweise zu einer Berghütte, gibt es meist nur einen einzigen Pfad. Ist dieser verschüttet, sind die Bewohner dann von der Versorgung und Entsorgung abgeschnitten, und das kann ernst zu nehmende Folgen haben. Zu solch abgelegenen Orten im menschlichen Körper gehören sowohl die Füße als auch das Zahnbett, in dem die Zähne verankert sind.

In der Klinik Havelhöhe in Berlin arbeiten Ärzte bei der Behandlung von schlecht heilenden oder chronischen Wunden am Fuß mit Manuka-Honig. Unter dem Stichwort „Diabetisches Fußsyndrom" findet man dort folgenden Hinweis (Stand: Oktober 2018): Bei vielen Patienten verhinderten Manuka-Behandlungen eine Amputation im Unterschenkel- oder sogar im Oberschenkelbereich.[24]

Manuka-Honig hilft sowohl bei einem Diabetischen Fußsyndrom als auch bei Parodontitis, indem er die Heilung auf unterschiedliche Weise unterstützt:

Er **reinigt die Wunde**, was eine Voraussetzung dafür ist, dass der Bereich wieder an die Verbindungswege angeschlossen wird.

Seine **wertvollen Inhaltsstoffe ernähren das Gewebe**, bis die Gefäße wieder in der Lage sind, die Versorgung zu übernehmen.

Honig hilft bei Pilzinfektionen

Honig wirkt sowohl gegen *Candida albicans* wie auch gegen zahlreiche andere Pilze: *Aspergillus niger, Aspergillus flavus, Penicillium chrysogenum, Microsporum gypseum, Saccharomyces, Malassezia.*[25]

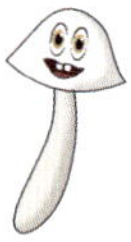

Honig bekämpft Viren

Honig agiert sowohl gegen *Herpes simplex* wie auch gegen den *Varicella zoster*-Virus und gegen *Rubella.*[26] Forscher führen diese Wirkung auf seine Inhaltsstoffe wie Kupfer, Ascorbinsäure, Flavonoide, Wasserstoffperoxid[27] und Stickstoffmonoxid[28] zurück.

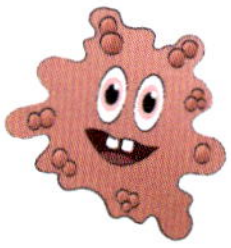

Honig hemmt Entzündungen

Man unterscheidet zwei Arten von Entzündungen: die akute und die chronische. Charakteristisch für die **akute Entzündung** sind fünf Merkmale: Rötung, Schmerz, Schwellung, Blutung und schließlich Funktionsverlust.[29] Länger anhaltende und damit **chronische Entzündungen** sind ursächlich für zahlreiche Erkrankungen. Dazu zählen im Mund die Karies, Parodontitis und auch Tumoren und auf der Körperebene Leber-[30] und Nierenerkrankungen[31] und schließlich auch Krebs.[32]

Wissenschaftliche Fakten

Die antientzündlichen Effekte von Honig sind gut dokumentiert.[33] Es sind Phenolsäuren und Flavonoide, die hier gegen Entzündungen wirken. Sie unterdrücken die Aktivität von entzündungsfördernden Enzymen.[34] Flavonoide aus dem Honig beeinflussen auch die Matrix-Metallopeptidasen (MMP-9) – Enzyme, die in Zusammenhang mit parodontalen Erkrankungen immer wieder genannt werden.[35]

Fazit

Honig gilt als „neues" Mittel, um Krankheiten zu kurieren.[36] Er kann sowohl innerlich als auch äußerlich angewendet werden und hat entzündungshemmende, wundheilende und das Immunsystem unterstützende Wirkungen. – Honig lindert und heilt vielerlei Beschwerden und Erkrankungen.

Info

Wundheilung: Silber und Honig im Vergleich

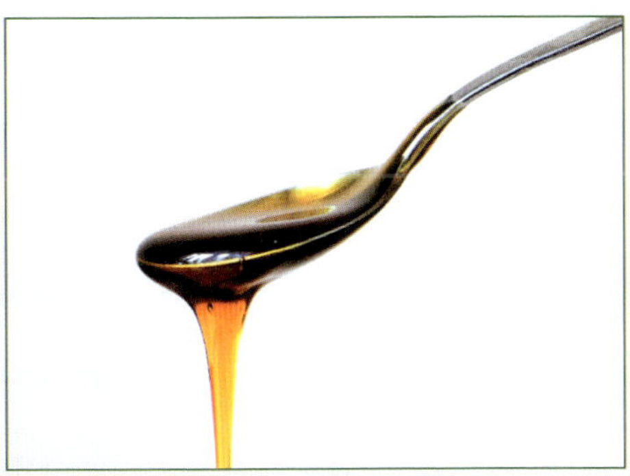

Silber ist ein Mittel, dessen Heilkraft man seiner antimikrobiellen Wirkkraft wegen ebenfalls seit Langem schätzt. In einer Studie mit 100 Patienten, die **oberflächliche Verbrennungen** hatten, verglichen Forscher die Heilungserfolge von **Silber- und**

Honigauflagen. Nach 15 Tagen waren 87 Prozent der Wunden in der „Honig-Gruppe" verheilt, aber nur 10 Prozent in der Kontrollgruppe mit Patienten, die Silberauflagen erhalten hatten.[37]

Da Wunden im Mundbereich rasch heilen, sollten hier die Heilungserfolge von Honig noch rascher erkennbar sein.

Honig als antimikrobielles Breitbandprobiotikum für den Mund

Honig gilt nicht länger als schädlich für die Zähne! Das Urteil, dass Honig ähnlich kariesauslösend wirke wie Rohrzucker, hat sich im Laufe der Zeit verändert. Alte Untersuchungen gingen davon aus, dass beide in ähnlichem Maße Karies auslösten.[38] Es gab aber auch Studien, die zu dem Ergebnis kamen, Honig wirke sogar in höherem Maße kariesauslösend.[39] Aktuelle Untersuchungen stellen diese Ergebnisse auf den Kopf und zeigen, dass Honig weniger kariogen ist als Rohrzucker.[40] Im Gegenteil: Honig (in dem auch in geringen Mengen *Propolis* enthalten ist; zu „Propolis" siehe Seite 97 ff.) kann man sogar zur Vermeidung von Zahnkaries einsetzen.[41] Eine Ursache könnte sein, dass er gegen Karieserreger wirkt.

Honigmedizin: Potenzierte Heilwirkung und das in Süß

In vielen Kulturen bezeichnet man Honig auch als „Medizinpferd", denn er ist hilfreich, um heilend wirkende Substanzen in den Körper zu bringen. Eine einfache Methode ist hier die Folgende: Hacken Sie frische oder getrocknete Kräuter (siehe Kapitel „Gesundheit direkt von Mutter Natur: Heilpflanzen von A bis Z", Seite 121 ff.) ganz fein oder zerkleinern Sie sie in einem Mörser. Geben sie die gehackten Kräuter in ein Schälchen, bedecken Sie sie mit Honig, lassen Sie das Ganze einige Minuten ziehen und lutschen Sie diese köstliche Medizin genüsslich.[42]

Aromahonig*

Lösen Sie 100 Gramm Honig in einem Wasserbad auf und rühren Sie insgesamt 10 bis 12 Tropfen ätherisches Öl hinein. Empfehlenswert ist eine Mischung von je 3 bis 4 Tropfen Manuka-, Lavendel- und/oder Pfefferminzöl.

Honig ist ein natürlicher Emulgator, d. h., mit ihm lösen sich auch die ätherischen Öle in Wasser.

Von diesem Aromahonig können Sie ½ Teelöffel in 100 Milliliter warmem Wasser verrühren und damit Ihren Mund spülen, oder Sie lassen ½ bis 1 Teelöffel davon langsam im Mund zergehen. Das ist lecker und dabei zahn(fleisch)gesund!

Eisgekühlter Heilhonig: Ein Segen für Patienten mit entzündeter Mundschleimhaut

Stomatitis oder *Mucositis* ist eine gefürchtete und sehr schmerzhafte Entzündung der Mundschleimhaut, die beispielsweise infolge einer Chemotherapie auftreten kann. Hier wirkt gefrorener Honig pur oder mit Kräutern – beispielsweise je nach Bedarf mit zerstoßenen Kamillen- (Seite 136 ff.), Salbei- (Seite 174 ff.) oder Zistrosenblättern (Seite 193 ff.) – oder mit ätherischen Ölen. Diesen gefrorenen „Heilhonig" zu lutschen empfinden viele Betroffene als sehr angenehm. Außerdem unterstützt er die Wundheilung und wirkt abschwellend.[43]

Honig-Anwendungen bei Patienten mit festsitzenden Spangen – Eine Studie

Ein Forscherteam beschäftigte sich mit der Wirkung von Honig auf Zahnfleischentzündung und Karies bei Patienten, die eine kieferorthopädische Behandlung durchliefen. Eine Gruppe erhielt Honig, die Vergleichsgruppe Zucker:

---

* Dieses Rezept stammt von der *Primavera*®-Mitarbeiterin Tina Rota.

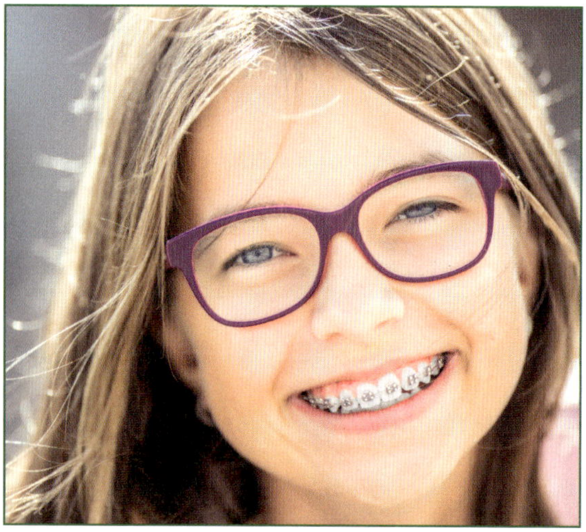

Honig ist von Haus aus – mit einem pH-Wert von 4,2 – sauer. Im Vergleich zu Rohrzucker zeigte sich, dass er 5 Minuten nach der Anwendung zu einem höheren pH-Wert in der Plaque führte als Rohrzucker. Die Differenz war jedoch nicht signifikant. Ein deutlicher Unterschied stellte sich nach 10 und 20 Minuten ein: Nun war der Plaque-pH-Wert in der „Honig-Gruppe" signifikant höher (und damit alkalischer/basischer). In der „Rohrzucker-Gruppe" fiel er hingegen unter den für den Schmelz kritischen Wert von 5,5. Zudem dauerte es 30 Minuten, bis der Ausgangswert (vor der Zuckergabe) wieder erreicht wurde.

Im Gegensatz zur „Rohrzucker-Gruppe" verringerte sich die bakterielle Belastung in der „Honig-Gruppe" deutlich. Die Resultate waren in etwa so wie nach der Gabe von Antibiotika. Getestet wurden für Zähne und Zahnhalteapparat gefährliche Keime wie *Streptococcus mutans*, Laktobazillen und *Porphyromonas gingivalis*.

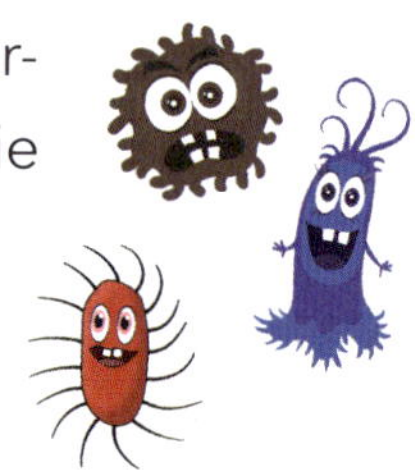

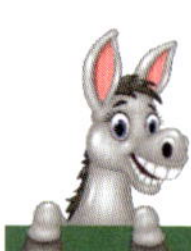

Fazit

Die Forscher schlussfolgerten aus den Ergebnissen dieser Studie, dass Honig eine Alternative ist, um vor Karies und Zahnfleischentzündung während kieferorthopädischen Behandlungen zu schützen.[44]

Weitere Untersuchungsergebnisse zum Thema „Heilende Wirkungen von Honig für Zähne und Zahnfleisch"

Bei einer Studie wurden 8 unterschiedliche Honig- und 3 Propolis-Produkte getestet. Als Mundspülung und Zahnpasta reduzieren sie (mit anderen Inhaltsstoffen gemischt) effektiv Zahnstein und Zahnfleischentzündungen.[45] Süßigkeiten mit Honig besserten Mundgeruch.[46] Honig wirkte gegen *Streptococcus mitis, Streptococcus sobrinus* und *Lactobacillus casei* und die Säureproduktion dieser Erreger wurde gesenkt.[47]

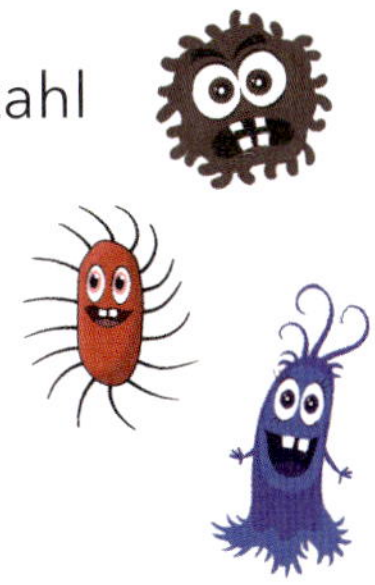

Nach dem Kauen von Honig reduzierte sich die Anzahl schädlicher Erreger wie *Streptococcus mutans*, *Porphyromonas gingivalis* und *Lactobacillus acidophilus*. Dieses Ergebnis wird durch andere Untersuchungen bestätigt.[48] Das lokale Auftragen und das Kauen von Honig helfen, Zahnfleischentzündungen und Karies zu reduzieren.[49]

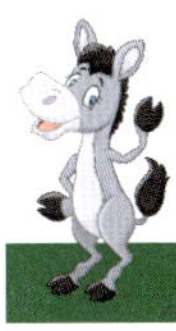

Persönliche Erfahrungen vom Mundgesundheits-Coach

Tatsächlich zeigten einige meiner Patienten einen deutlichen Rückgang von **Zahnfleischentzündungen**, als sie **1- bis 3-mal täglich ½ bis 1 Teelöffel (Manuka-)Honig** im Mund zergehen ließen und dabei auch ganz bewusst zwischen den Zähnen hindurchzogen.

Nebenwirkungen bei Behandlungen mit Honig

Schmerzempfindungen bei der Anwendung von Honig zur Wundbehandlung sind bekannt. Je höher die antimikrobielle Wirkung des Honigs (bei Manuka: je höher der MGO-Wert oder/und der UMF) ist, desto eher treten Schmerzen auf. Das rührt zum einen daher, dass die abgetöteten Erreger Schmerzen verursachen, zum anderen enthalten manche Erreger Gifte, die bei deren Auflösung freigesetzt werden.

Bei einer lokalen Anwendung auf der Haut reicht ein Manuka-Honig mit einem MGO-Wert von 100 aus. Höhere Werte führen eher zu Nebenwirkungen und sind wesentlich teurer. Manuka-Honig mit einem MGO-Wert von 800 ist interessant, um damit beispielsweise den Hormonspiegel zu beeinflussen.

Es ist möglich, dass Honig Sporen von *Clostridium botulinum* enthält. Dieses Bakterium bildet das Botulinum-Toxin, das für Kinder sehr gefährlich sein kann. Daher sollte Honig nicht bei Kleinkindern verwendet werden. Aus diesem Grund fordern manche Ärzte mit Gammastrahlen sterilisierten Honig für den medizinischen Einsatz,[50] bei dem mögliche Sporen abgetötet oder inaktiviert wurden. Entsprechender Honig aus der Apotheke hat ein CE-Siegel.[51]

Info

Einige Hinweise für Ihren Honigkauf

Viele Produkte aus dem Supermarkt decken *nicht* das gesamte Spektrum der beschriebenen Wirkungen ab. Oftmals handelt es sich hierbei um massiv mit Zucker gestreckte Produkte. Was beispielsweise Manuka-Honig anbelangt, so gelten folgende Fakten: Innerhalb von 12 Monaten werden weltweit etwa 10 000 Tonnen Manuka-Honig verkauft. Die Jahresproduktion in Neuseeland beträgt jedoch „nur" 1700 Tonnen. Es zeigt sich also eine deutliche Diskrepanz[52], die zum Nachdenken Anlass geben sollte.

Wenn Sie die wunderbaren lindernden und heilenden Eigenschaften des regionalen Honigs nutzen wollen, erwerben Sie bitte hochwertige Produkte direkt bei der Imkerei, im Bioladen oder im Reformhaus Ihres Vertrauens.

Beim Kauf von Manuka-Honig achten Sie bitte auf Folgendes: Echter Manuka-Honig hat neben der Angabe des MGO-Faktors oder des UMF oftmals auch ein CE-Siegel (gerade der mit Gammastrahlen sterilisierte).

Produkte mit einer hohen Heilkraft haben ihren Preis, sind es jedoch meist auch wert. Bitte bedenken Sie, dass Sie mit gefälschter Ware möglicherweise mehr Schaden als Nutzen anrichten. Dann lassen Sie lieber die Finger weg! Achten Sie beim Kauf also stets auf das Siegel: Es sollte sich um Imkerhonig, Bio-Honig oder Manuka-Honig (bei Letzterem mit angegebenem UMF oder MGO-Faktor) handeln.

Propolis – Volle Kraft voraus im Kampf gegen Bakterien, Viren, Pilze und oxidativen Stress

Der Name *Propolis* stammt aus dem Griechischen: *pro* bedeutet „vor" und *polis* steht für „Stadt". Die wörtliche Übersetzung ist somit: vor der Stadt. Die alten Griechen (und nicht nur diese) schützten ihre Städte mit Verteidigungsanlagen, die diesen vorgelagert waren. Und Propolis stellt einen solchen Schutzwall für den Bienenstock dar: Es hält unerwünschte Eindringlinge fern.[53]

In Kürze: Historisches zu Propolis

Bereits Plinius der Ältere (23 oder 24–79 n. Chr.) beschreibt in seinem Standardwerk „Naturgeschichte" den vielfältigen therapeutischen Einsatz von Propolis im Altertum.[54]

Eigenschaften und Wirkungen von Propolis

Das auch „ Bienenharz", „Bienenleim" oder „ Kittharz" genannte Propolis ist eine von Bienen hergestellte harzartige Masse. Der Grundstoff wird von den Honigbienen als harzige Substanz an Knospen und Wunden verschiedener Bäume gesammelt und besteht zu etwa 55 Prozent aus Naturharz und Pollenbalsam – einer aus dem Überzug der Pollenhüllen gewonnenen fettigen und öligen Substanz, die reich an Pflanzenfarbstoffen ist. Die Bienen reichern es mit Wachs, Pollenanteilen, ätherischen Ölen aus den Blütenknospen sowie Speichelsekret an. Das Endprodukt setzen sie im Bienenstock gegen Bakterien, Viren, Pilze und Verwesungsgifte (durch das Gift der Bienen getöteter Feinde wie Eidechsen, Mäuse oder Schlangen) ein.[55]

Das Kittharz der Bienen gehört zu den wirksamsten natürlichen Antibiotika.[56] Diese nicht toxische, natürliche Substanz hat zahlreiche pharmakologische Effekte, so wirkt sie:

- antioxidativ[57]
- antibakteriell[58]
- antiparasitär[59]
- antiviral[60]
- entzündungshemmend[61]
- leberschützend[62]
- pilztötend[63]

Dabei enthält Propolis zahlreiche **Vitamine und Spurenelemente** wie:

- B-Vitamine
- Vitamin C
- Vitamin E
- Vitamin H (Biotin)
- Vitamin P (Hier ist ein hoher Gehalt an Bioflavonoiden zu verzeichnen, der u. a. für die antibiotische Wirkung verantwortlich ist.)
- Chrom

- Eisen
- Kupfer
- Mangan
- Silizium
- Vanadium
- Zink[64]

Propolis für die Mundgesundheit – Überzeugende Heilwirkungen

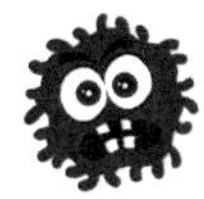

Die Wirkung von Propolis gegen den Hauptkarieserreger *Streptococcus mutans* ist bestätigt. Daher weisen Forscher darauf hin, dass er als alternative Therapiemöglichkeit in der Kariesvorbeugung genutzt werden kann.[65] Auch eine Reduktion des Belags und der Polysaccharid-Formierung (Kohlenhydrate, die aus Zuckermolekülen bestehen und die verschiedenen Erregern als Futterquelle dienen)[66] ist belegt[67]. Forscher vermuten, dass die Polyphenole des Honigs dafür verantwortlich sind.[68] Propolis-Tinktur kann ebenfalls zur Kariesbehandlung verwendet werden.[69]

Propolis in der Kariestherapie

Wenn ein Loch im Zahn bereits recht tief ist, kann es bei der Entfernung des erkrankten Zahnbereiches zu einer Eröffnung der Nervkammer (*Pulpa*-Kammer) kommen. Um den Nerv am Leben zu erhalten, gibt es die Möglichkeit, diese Kammer mit einer Art Wundverband abzudecken. Das Standardmittel hierfür ist Kalziumhydroxid, das einen recht hohen pH-Wert hat, was dazu führen soll, dass sich der Nerv zurückzieht, sozusagen einmauert, und sich die eröffnete Kammer wieder verschließt.

Propolis zeigte sich hier ähnlich effektiv wie Kalziumhydroxid.[70] Aus Tierstudien weiß man, dass das Kittharz der Bienen die Infektion des Zahnnervs reduziert. Es regt das Dentin an, den eröffneten Bereich zu reparieren, sodass sich das Loch wieder schließen kann und der Nerv geschützt ist.[71]

In Bezug auf den Karieserreger waren sowohl 10-prozentige Propolis-Lösung als auch 0,12-prozentige Chlorhexidin-Spülung effektiv.[72] Propolis wirkte selbst in einer wesentlich geringeren Konzentration (von nur 2 Prozent!) noch gegen *Streptococcus mutans* und *Lactobacillus acidophilus*.[73]

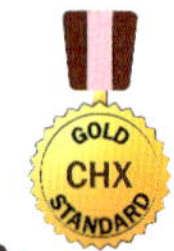

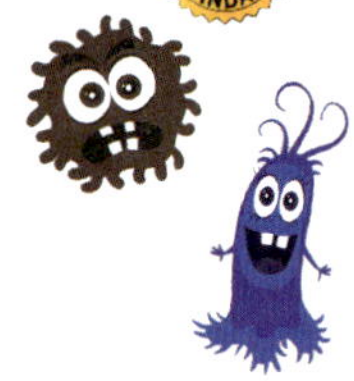

Propolis zur Behandlung des Zahnhalteapparats

Wurden Zahnfleischtaschen mit einer 10-prozentigen Propolis-Lösung ausgespült, so verringerte sich die Zahnfleischentzündung um sage und schreibe 95 Prozent.[74] Außerdem konnte gezeigt werden, dass die Spülung unterhalb des Zahnfleisches nach der Säuberung der Tasche wesentlich effektiver war als die Standardtherapie, die Reinigung unterhalb des Zahnfleisches, allein.[75]

Im Vergleich von einer 11-prozentigen Propolis-Lösung mit 0,12-prozentiger Chlorhexidin-Spülung, dem Goldstandard in der Zahnmedizin, bei Patienten mit parodontalen Erkrankungen, konnten beide Spülungen in gleichem Maße überzeugen. Sie reduzierten beide deutlich die Aktivität der krank machenden Mikroorganismen.[76] Propolis trägt also erfolgreich zur Behandlung des Zahnhalteapparates bei.[77]

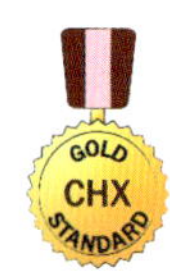

Propolis zur Wundbehandlung nach Operationen im Mundbereich

Die schmerzstillende Wirkung von Propolis unterstützt die Wundheilung nach Operationen im Mundraum.[78]

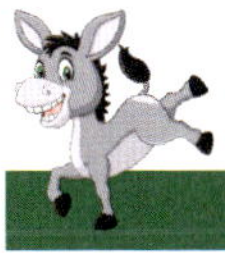

Probieren geht über Studieren!

Zur **Behandlung von *Herpes*** befeuchten Sie ein Wattestäbchen mit handwarmem Wasser und geben **2 bis 3 Tropfen Propolis-Tinktur** darauf. Damit können Sie die betroffenen Bereiche 3- bis 5-mal täglich betupfen.[79]

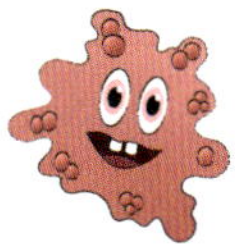

Propolis und seine Wirksamkeit in der Pilz- und Tumorbehandlung

Bei der Pilzbehandlung überzeugt Propolis ebenfalls. Die Behandlung oraler *Candida albicans* mit Propolis-Extrakt war vergleichbar mit der Standardtherapie *(Nystatin)*.[80] Übrigens enthalten Produkte mit Nystatin Zucker, so ist in *Nystaderm Mundgel* Rohrzucker zu finden und die Filmtabletten *Nystaderm* und *Nystatin acis*® enthalten Milchzucker.[81]

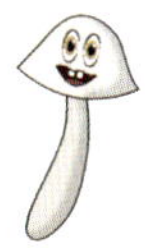

Darüber hinaus wirkt Propolis gegen bestimmte Tumorzellen, ist entzündungshemmend und „moduliert" das Immunsystem.[82]

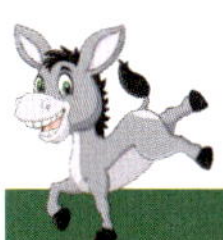

Probieren geht über Studieren!

Um **entzündliche Veränderungen im Mundraum** zu **behandeln**, ist **1 Glas lauwarmes Wasser oder 1 Tasse Kamillentee mit 5 bis 10 Tropfen Propolis-Tinktur** hilfreich. Mit der Flüssigkeit können Sie den Mund einige Sekunden spülen, dann spucken Sie sie aus und wiederholen das Ganze ein paar Mal. Das machen Sie am besten mehrmals am Tag.[83]

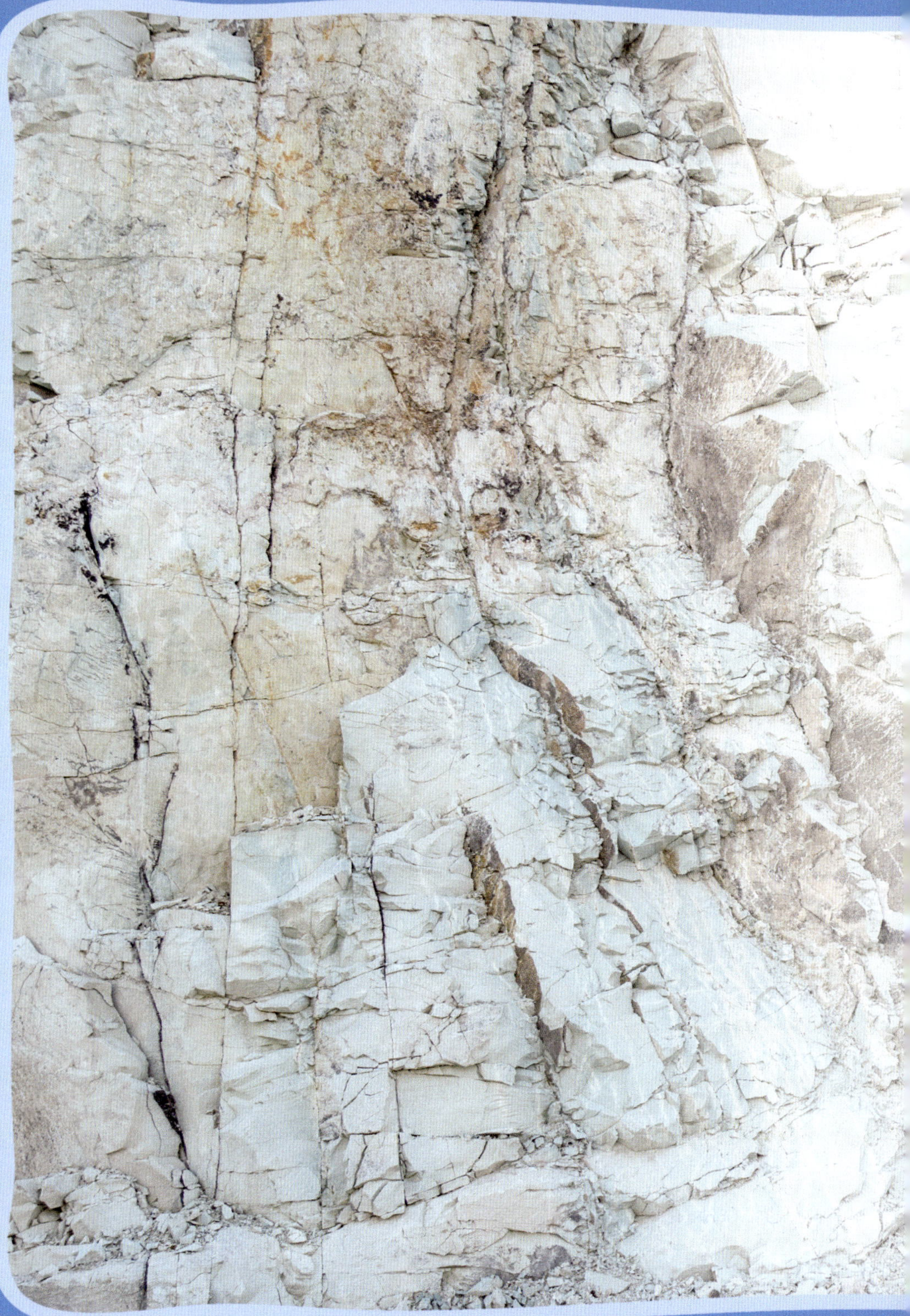

Das Vulkangestein Zeolith – Ein Entgiftungsmittel der Extraklasse

Ein Jungbrunnen wäscht rein und gibt Lebenskraft. Genau das macht Zeolith-Mineralerdepulver, denn einerseits leitet das fein gemahlene Gestein giftige Stoffe aus dem Körper aus, andererseits gibt es lebenswichtige Mineralstoffe und Spurenelemente an ihn ab. Das fördert die Gesundheit – natürlich auch im Mund – und damit die Lebensqualität insgesamt.

Das Vulkangestein Zeolith – Ein Entgiftungsmittel der Extraklasse

Allgemeines zu Zeolith

„Das praktische und zeitgemäße Universalpräparat ist als ‚biologisches Rostschutzmittel' nicht nur dort gefragt, wo die Schulmedizin an ihre Grenzen stößt – es wirkt wie ein Jungbrunnen und führt zu ganzheitlicher Gesundheit, zur Erhöhung der körperlichen Leistungsfähigkeit und zu neuer Vitalität."
Ilse Triebing (Chirurgin und Allgemeinmedizinerin)[1]

Zeolith-Gestein entstand durch die Verbindung von vulkanischer Lavaerde und -asche, die vor Millionen von Jahren ins Meer fiel, mit dem dadurch zum Sieden gebrachten Meerwasser.[2] Im Jahre 1756 gab der schwedische Mineraloge Freiherr Axel Frederic von Cronstedt ihm seinen Namen, der sich aus den griechischen Worten *zeo* für „ich siede" und *lithos* für „Stein" zusammensetzt. „Siedender Stein" verweist auf das „Sieden" des Minerals bei Erhitzen, da Zeolith dann gebundenes Wasser freisetzt – ohne dass sein Aluminiumsilikat-Gerüst dabei zerfällt.[3]

Die Heilwirkungen des zu feinem Pulver vermahlenen Zeolith-Gesteins, das als Mineralerde oder in Kapseln erhältlich ist, sind tatsächlich vielfältig, denn es kann Giftstoffe (entzündungsfördernde Stoffe, freie Radikale, Stoffwechselabfallprodukte, im Körper gespeicherte Umweltgifte) wie ein Schwamm aufsaugen und anschließend aus dem Körper ausscheiden, und es stellt dem Organismus seine Mineralstoffe und Spurenelemente zur Verfügung. Dabei erhöht es den Antioxidantienspiegel, ist gut für Darm und Blut, hemmt Entzündungen, entsäuert u. v. m. – und das bei quasi keinen Nebenwirkungen! Innerlich und äußerlich angewandt, ist diese Mineralerde bei unterschiedlichsten Erkrankungen hilfreich (siehe Seite 107 ff.).

Historisches zu Silizium-Gesteinen

Zeolith ist ein Silizium-Gestein und dieses gehört zu den ältesten Heil- und **Kosmetik**mitteln der Welt. Bereits vor 5000 Jahren wurde es von den *Ägyptern* verwendet[4] und seit mindestens 3000 Jahren als **Heilmittel** eingesetzt. Auch die ägyptische Königin *Kleopatra* (69–30 v. Chr.) soll Silizium-Steine zur Kosmetik und für die Hygiene genutzt haben: Dabei diente ihr Bentonit als Gesichtsmaske, basischer Ton als Shampoo und roter Ton als Lippenstift.[5]

Hippokrates (460–370 v. Chr.) behandelte die Pest und Vergiftungen mit Ton. Die Ärzte der Antike formten siliziumdioxidreiche Tonerde zu Tabletten, die ein Siegel erhielten, das zeigte, aus welcher Region die Heilerde stammte. Diese Tabletten bezeichnet man als „Siegelerde", die – sehr beachtlich – einen höheren Wert als Gold hatten.[6]

Jesus von Nazareth soll mithilfe von Ton sogar Blinde wieder sehend gemacht haben[7] und auch *Plinius der Ältere* (23/24–79 n. Chr.) berichtet in seinem Buch „Naturalis historia" über die heilende Wirkung des Tons. Zur Mumifizierung balsamierte man Tote mit Ton ein. Spannend in diesem Zusammenhang ist ein Bericht aus dem Jahr 2003: In der Schweiz stellte man fest, dass Leichen in tonhaltiger Erde nicht verwesten und selbst nach 60 bis 80 Jahren noch vollständig erhalten waren.[8] *Galenus* (129–199 n. Chr.) therapierte schlecht heilende Wunden und Verbrennungen mit Mineralerde.[9]

Ibn Sina/Avicenna (980–1037 n. Chr.), der die Geschichte und Entwicklung der Medizin maßgeblich mitgeprägt hat, beschreibt in seinem Werk „Canon Medicae Band II" die Verwendung von grau-weißem Ton bei Blasenleiden, Bluthusten (Tuberkulose), Durchfällen, Geschwüren, Hauterkrankungen, Verbrennungen und Wunden. Selbst starke Blutungen während der Geburt stoppten Ärzte mit seiner Hilfe. In manchen Rezepten mischte man Ton mit Essig. Heute weiß man, dass Kieselsäure die beste Wirkung im schwach sauren Milieu entfaltet.[10]

Der bekannte Pastor und Naturheiler *Sebastian Kneipp* (1821–1897) verordnete bei der Behandlung von Ekzemen, Furunkeln, Geschwüren und Krebs neben seiner Wassertherapie Tonpackungen.[11]

Auch in Indien setzt man seit Jahrtausenden Ton als Heilmittel ein. Es dient der Hautpflege, der Behandlung von Hauterkrankungen, Wunden und Verdauungsstörungen.[12]

Eigenschaften und Wirkungen von Zeolith

Zeolith – Ein Verbund an lebenswichtigen Mineralstoffen und Spurenelementen

Heute ist die innere Struktur von Zeolith bekannt: Es ist ein Tetraeder, ein Körper mit vier dreieckigen Seitenflächen, der sich aus vier Sauerstoff-Atomen zusammensetzt. Im Zentrum befindet sich ein Silizium-Atom. Sauerstoff ist das häufigste und Silizium das zweithäufigste Element auf unserem Planeten und der Mensch braucht beides zum Überleben.[13]

Neben den genannten Elementen finden sich im Zeolith noch 30 weitere Mineralstoffe und Spurenelemente wie z. B. Kalium, Kalzium, Magnesium und Natrium. Diese fein vermahlene Mineralerde stellt also eine ganze Reihe von lebenswichtigen Mineralstoffen zur Verfügung.[14] Dabei entnimmt der Körper aus dem Zeolith die Stoffe, die er braucht, und scheidet Überschüssiges über den Stuhl einfach wieder aus.[15]

Zeolith-Pulver – Wie ein Schwamm, der Gifte aufsaugt und ausleitet

Über die Bereitstellung lebenswichtiger Mineralstoffe hinaus bindet die einzigartige Schwammstruktur von Zeolith Gifte und überschüssige Säuren. Es gibt sehr feine Zeolith-Pulver (Bezugsquelle siehe Seite 237), bei denen 1 Gramm des Gesteins eine Oberfläche von 700 bis 1000 Quadratmetern hat. Diese Oberflächenvergrößerung beruht auf einem speziellen

Mahlverfahren der Firma *Panaceo®* (Bezugsquelle siehe Seite 237). Eine noch feinere Mahlung würde keinen weiteren Vorteil mehr bringen. Mit dieser Mineralerde will man ja eine Ausleitung von Giftstoffen aus dem Körper bewirken[16] und weniger ein Eindringen der enthaltenen Stoffe in den Körper.*

Es ist erwiesen, dass Zeolith Schwermetalle wie Arsen, Kadmium, Chrom und Nickel[17] in seiner Gitterstruktur bindet. Diese loszuwerden ist besonders wichtig, da Menschen mit Vergiftungen häufig aus ebendiesem Grund lebenswichtige Stoffe gar nicht mehr aufnehmen können. Ursächlich ist zum einen oft ein löchriger, entzündeter Darm, zum anderen blockieren Giftstoffe wie Schwermetalle die Zugänge, über die der Körper sonst wichtige Nährstoffe aufnimmt. Darüber hinaus verstopfen Gifte die Abwasserleitungen des Körpers – die Lymphgefäße.[18] Um die Last an Schadstoffen zu verringern, werden diese kurzerhand eingelagert. Eine geeignete „Mülldeponie" dafür im menschlichen Körper ist das Fettgewebe, aber natürlich eignen sich auch die Entgiftungsorgane wie Leber, Niere, Lunge und Haut.[19]

Heutzutage sind wir quasi überall Giftstoffen und anderen gesundheitsschädlichen Einflüssen ausgesetzt. Hierzu zählen

- freie Radikale,
- Schwermetalle,
- schädliche Stoffwechselprodukte,
- Stress,
- Übersäuerung und
- Umweltgifte.[20]

* Man kann heute Stoffe äußerst fein – im Nano- oder Pikometerbereich – pulverisieren. Für so fein vermahlene Stoffe stellt die Zellmembran wohl kaum eine Barriere dar. Ist die Mineralerde jedoch so „grob", dass sie nicht von der Darmschleimhaut aufgenommen werden kann, wird sie zwar Mineralstoffe abgeben und Gifte aufnehmen, jedoch nicht in den Körper hineingelangen – und daher werden Pulver sowie daran gebundene Giftstoffe einfach zusammen ausgeschieden.

Zeolith-Mineralerde schützt vor freien Radikalen

Zeolith kann die Neubildung von freien Radikalen im Magen-Darm-Trakt in kurzer Zeit um die Hälfte senken[21], denn das Vulkangestein schleust diese hochreaktiven Stoffe gut gesichert aus dem Körper heraus. [22]

Gerade Menschen in Extremsituationen - dazu gehören Leistungssportler, andererseits Schwerstkranke, wie z. B. Tumorpatienten, die zudem noch unter den Auswirkungen einer Chemo- und/oder Strahlentherapie leiden - profitieren von der Wirkung des fein gemahlenen Vulkangesteins.

Doch jeder, der die Mineralerde ausprobiert, bemerkt wahrscheinlich recht bald, dass sich sein Allgemeinbefinden deutlich zum Positiven verändert: Die Leistungsfähigkeit nimmt zu, das Hautbild verbessert sich, die Haare glänzen, sind weicher und lassen sich einfacher durchkämmen.

Die Verwendung von Zeolith bei Tumorpatienten

Krebspatienten, die im Kopf- und Halsbereich bestrahlt wurden, leiden neben Mundtrockenheit sehr häufig an Entzündungen der Mundschleimhaut und des Zahnfleischs. Hier kann das Spülen mit Zeolith (in Wasser oder Tees und Hydrolaten eingerührt, wie sie im Kapitel „Gesundheit direkt von Mutter Natur: Heilpflanzen von A bis Z", Seite 121 ff., beschrieben sind) lokal helfen. Die Einnahme von Zeolith (gegebenenfalls in Verbindung mit Leinöl, Kurkuma und Pfeffer) fördert eine bessere Verdauung und schützt die Leber.[23]

Zeolith-Pulver für Spitzensportler

„Das Mineral ist 100 Prozent natürlich, hilft mir gesund zu bleiben und auch viel schneller zu regenerieren. Dadurch kann ich mehr und intensiver trainieren und meine Leistung laufend steigern."

Jonathan Wyatt (*1972), siebenfacher Berglauf-Weltmeister
aus Neuseeland[24]

Eine Studie mit Spitzensportlern, die Zeolith einnahmen, ergab eine Leistungssteigerung von 11 Prozent. Die Forscher erklärten das mit einer erhöhten Fettverbrennung, wodurch die Energiereserven der Muskeln (das Glykogen) geschont wurden. Sowohl oxidativer Stress wie auch Übersäuerung ließen deutlich nach.[25] Ein überlasteter Sportler stirbt nicht an Herzversagen, sondern an einem Säureschock.[26] Auch die Herzfrequenzvariabilität nimmt durch die regelmäßige Zeolith-Einnahme zu, d. h., das Herz kann sich unterschiedlichen Situationen und Anforderungen einfacher anpassen. Der Herzmuskel ist besser geschützt und die Herzfrequenz bleibt länger auf einem niedrigen Niveau.[27]

Dabei wirkt Zeolith biophysikalisch. Anders ausgedrückt: Es ist kein Dopingmittel und daher im Wettkampfsport erlaubt.[28]

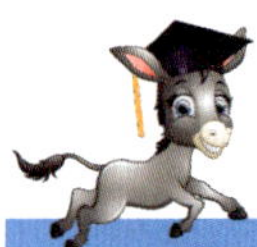

Wissenschaftliche Fakten

Eine international publizierte Studie bezeichnet Zeolith als einen mikroporösen Silizium-Tetraeder-Schwamm, ein Reinigungsmittel, das im Darm Gifte aufsaugt. Dabei wirkt Zeolith als Ionen-Austauscher, Katalysator, Durchfallmittel[29] und hat starke antioxidative Fähigkeiten.[30]

Außerdem stimuliert Zeolith-Mineralerde das Immunsystem, moduliert anti- und proentzündliche Mechanismen und wird daher als unterstützendes Mittel in der Krebstherapie empfohlen.[31]

Zeolith-Mineralerde und der löchrige Darm

Beim sogenannten löchrigen Darm, dem *Leaky Gut*-Syndrom, gelangen größere Nahrungsbestandteile in den Körper, als es eigentlich der Fall sein sollte. Mögliche Folgen sind allergische Reaktionen, Infektionen und das Eindringen von Giften in den Körper und in den Blutkreislauf.[32]

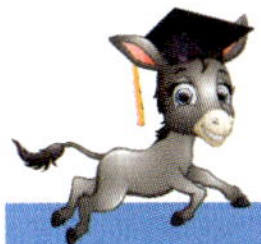

Wissenschaftliche Fakten

Ein erhöhter *Zonulin*-Wert in der Stuhluntersuchung weist auf einen löchrigen Darm hin. Dabei ist die Funktion der *Tight Junctions* (Schlussleiste benachbarter Zellen) gestört.[33] Ein weiterer Marker für einen durchlässigen Darm aus der Stuhluntersuchung ist das *Alpha-1-Antitrypsin.*[34] Durch Behandlung mit Zeolith konnten Forscher beide *Leaky Gut*-Marker (Alpha-1-Antitrypsin und Zonulin) deutlich senken.[35] Eine solche Stuhluntersuchung kann jeder ganz einfach selbst anfordern und ins Labor schicken (siehe Seite 238). Nach einigen Tagen liegt das Ergebnis dann vor. Zur Einschätzung der Werte und zur Behandlung wenden Sie sich bitte an einen darauf spezialisierten Arzt oder Heilpraktiker.

Bei der Untersuchung kontrollierten die Forscher auch, ob durch die Anwendung von Zeolith mehr Aluminium im Blut zu finden war, da das Vulkangestein ein Aluminium-Grundgerüst hat.[36] Nach einer 1-monatigen Einnahme von täglich 6 Kapseln Zeolith (jeweils 3 morgens und 3 abends) zeigte sich keine Veränderungen der Nieren- und der Leberparameter. Die Forscher schlussfolgerten, dass die Aluminium-Aufnahme aus Zeolith keine pathophysiologische Relevanz hat.[37]

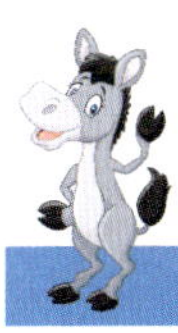

Eine persönliche Geschichte

Einer meiner Musterpatienten, der die Zahnpflege wirklich nahezu perfekt praktiziert, hatte plötzlich starkes Zahnfleischbluten. Belag oder Zahnstein war nur minimal vorhanden. Die Ursache lag für mich nicht in der Mundhöhle. Also empfahl ich dem Patienten als Heilpraktikerin, eine Stuhluntersuchung durchzuführen. Ein Wert war deutlich erhöht: das Zonulin lag weit über dem 10-fachen Normwert. Bereits wenige Wochen nach einer Ernährungsumstellung und der Einnahme individuell getesteter Nahrungsergänzungsmittel mit Zeolith war der Zonulin-Wert nur noch leicht erhöht. Die ständigen Schmerzen im Bauchraum hatten aufgehört und die Blutungen im Mundraum hatten sich deutlich gebessert.

Gemahlener Zeolith schützt vor Radioaktivität

Nach dem Reaktorunglück in Tschernobyl hat man den stark verstrahlten Bereich mittels 22 000 Tonnen Vulkangestein strahlungssicher gemacht.[38] Der Cäsium-137-Gehalt des Wassers sank anschließend um 95 Prozent.[39] Von Cäsium 137 ist bekannt, dass es Hodenkrebs auslöst. Das radioaktive Strontium 90 kann Knochenkrebs verursachen. Das fein gemahlene Zeolith-Pulver kann die genannten radioaktiven Stoffe im menschlichen Körper binden. So werden diese ganz einfach über den Stuhl ausgeschieden.[40]

Die Kinder im betroffenen Gebiet rund um Tschernobyl waren damals stark mit Blei, Kadmium, Kupfer und Nickel verseucht. Eine Behandlung mit täglich 3 bis 5 Gramm Zeolith führte schon nach 4 Wochen zu einer vollständigen Normalisierung dieser Werte.[41]

In den USA haben Behörden tonnenweise Zeolith eingelagert, um bei radioaktiven oder nuklearen Zwischenfällen schnell agieren zu können.[42]

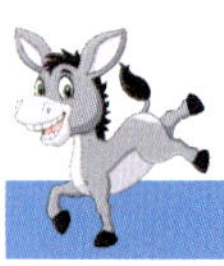

Probieren geht über Studieren!

Sollten Sie in irgendeiner Weise einer Belastung durch Strahlen ausgesetzt sein – sei es durch Röntgen in der Zahnarztpraxis, durch CT-Aufnahmen, Flugreisen oder einfach eine längere Fahrt im Cabrio bei offenem Verdeck –, dann nutzen Sie die heilsame Wirkung von Zeolith. Dazu können Sie am Tag zuvor bis einige Tage danach 1- bis zu 3-mal täglich 1 Messlöffel (etwa 10 Gramm) einnehmen. Wichtig ist, dass Sie in dieser Zeit viel trinken (mindestens 2 bis 3 Liter täglich). Eine Verstopfung, die auf zu wenig Flüssigkeitszufuhr und/oder Magnesiummangel* hinweist, sollte in dieser Zeit vermieden werden. Anschließend können Sie mit einer Dosis von 3 bis 10 Gramm (also bis 1 Messlöffel) täglich fortfahren (siehe „Zeolith richtig anwenden", Seite 115 ff.).

Zeolith für die Mundgesundheit

Die im Folgenden aufgeführten Wirkungen des Vulkangesteins Zeolith sind gerade für die Mundgesundheit von besonderer Bedeutung. Zeolith-Mineralerde

- **bindet Schwermetalle** wie Quecksilber aus Amalgamfüllungen, Kupfer aus Goldlegierungen, Nickel aus *Retainern** und Titan aus Implantaten[43];
- schenkt dem Körper **lebenswichtige Mineralstoffe;**[44]
- **stärkt das Immunsystem**, denn die Einnahme von Zeolith regt das Wachstum der Fresszellen (Makrophagen) an;[45]
- **schützt vor Dekalzifizierung**, d. h. den Verlust an Kalzium aus Zähnen, Knochen und Knorpel. Für diesen Vorgang ist oftmals ein Mangel an Silizium die Ursache. Zeolith liefert einerseits Silikat und andererseits Kalzium und Magnesium. Zusammen mit dem Gesteinsmehl Dolomit (wie im Präparat *Basic-Detox* von der Firma *Panaceo®*) erhöht sich der natürliche Kalzium- und Magnesiumanteil[46];
- **fördert die Knorpel- und Knochenheilung**[47] sowie
- **die Wundheilung**, Blutungen werden schneller gestoppt. Kalzium ist wichtig für die Blutgerinnung und Zeolith gibt an unseren Organismus Kalzium ab.[48] Flüssigkeiten in entzündetem

* Diese Zahnstabilisatoren halten beispielsweise die Frontzähne nach einer kieferorthopädischen Behandlung in der gewünschten Stellung fest oder stabilisieren lockere Zähne.

Gewebe werden von dem Gesteinspulver aufgesaugt, was Schwellungen und Schmerzen lindert.[49] Zudem unterstützt seine antioxidative und entzündungshemmende Wirkung die Heilung;

- **wirkt positiv auf eine *Polyneuropathie*** (Erkrankungen des peripheren Nervensystems, die mehrere Nerven betreffen), bei der es sich meist um eine Folgeerscheinung von *Diabetes mellitus* handelt, eine Heilung der Nerven[50] könnte allerdings auch für Krankheiten im Mundraum nützlich sein. Dies betrifft sowohl das häufige Knirschen und Pressen mit den Zähnen, wie auch die seltene, aber teilweise extrem schmerzhafte *Trigeminusneuralgie*.

Info

Mit Zeolith den Mund spülen – Giftstoffe im Mund loswerden

Geben Sie 1 Messlöffel Zeolith in 1 Glas Wasser und verrühren Sie es gut. Spülen Sie damit den Mund aus und spucken Sie das Zeolith-Wasser anschließend aus. Zeolith bindet Schadstoffe. Um die Reste, die sich auf dem Boden des Glases abgesetzt haben, ebenfalls zu nutzen, geben Sie erneut Wasser ins Glas und verrühren diese damit. Das können Sie solange wiederholen, bis keine Schlieren mehr im Gefäß sind.

Wenn Sie die Wirkung verstärken wollen, können Sie Zeolith auch in einen Tee oder ein Hydrolat, wie sie im Kapitel „Gesundheit direkt von Mutter Natur: Heilpflanzen von A bis Z" (Seite 121 ff.) beschrieben sind, verrühren.

Wenn Sie nach der Spülung mit Zeolith ein sandiges Gefühl im Mund haben, spülen Sie einfach mit reinem, stillem Wasser nach.

Was Sie mit Gläsern machen, die durch den Gebrauch von Zeolith matt werden, können Sie im Infokasten Seite 119 nachlesen.

Zeolith richtig anwenden

Dosierung, wichtige Hinweise und positive Effekte von Zeolith

Wenn Sie etwas für Ihre Gesundheit tun wollen, nehmen Sie **täglich 3 bis 10 Gramm (also 1 Messlöffel) natürliches Zeolith** zu sich.[51] Sie können es zum Essen oder etwa ½ Stunde nach dem Essen einnehmen. **Vor dem Essen eingenommen**, steigert Zeolith die Aufnahme von Enzymen, Mineralstoffen, Spurenelementen und Vitaminen sowie anderen nützlichen Stoffen.[52]

Trinken Sie, wenn Sie Zeolith anwenden, stündlich 1 Glas stilles Wasser,[53] über den Tag verteilt sollten es **2 bis 3 Liter Wasser sein.**[54] Leiden Sie bei mehr als 3 Litern Wasser am Tag mit der Einnahme von Zeolith dennoch unter **Verstopfung**, dann reduzieren Sie die Dosis und steigern diese anschließend wieder langsam. Geben Sie beispielsweise 1 Messerspitze Pulver auf 1 Glas Wasser und trinken Sie dieses. Wenn Sie die Dosis gut vertragen, steigern Sie sie allmählich.

Info

Zeolith-Pulver oder -Kapseln – Was funktioniert besser?

1 Kapsel *Panaceo*®-Zeolith enthält 369 Milligramm Zeolith. Wenn Sie also 3-mal täglich 3 Kapseln einnehmen, kommen Sie auf etwa 3,3 Gramm Zeolith. Wollen Sie mit Kapseln eine Dosis von etwa 10 Gramm erreichen, müssen Sie die dreifache Menge, also 27 Kapseln täglich, einnehmen.

Den Inhalt von Kapseln können Sie zwar theoretisch in ein Glas Wasser geben, doch ist die Wahrscheinlichkeit groß, dass einiges an Zeolith in der Kapsel zurückbleibt. Daher rate ich von dieser Praxis ab.

Meine Empfehlung ist deshalb: Verwenden Sie Zeolith-Pulver, das ist auch preislich günstiger. Geben Sie, wie bereits angegeben, täglich 1 Messlöffel Pulver - das entspricht in etwa 10 Gramm - der Firma *Panaceo®* in ein Glas oder eine Flasche Wasser, rühren Sie gut um und trinken Sie es dann.

Wollen Sie **maximal** von der positiven Wirkung des Zeoliths **profitieren,** verwenden Sie es **in Kombination mit Vitamin A, C und E, Algen** (Chlorella, Spirulina).[55] Und sorgen Sie für **ausreichend Bewegung**. Das ist generell wichtig und unterstützt auch die Aufnahme und Verarbeitung von Silizium.[56]

Sie sollten Zeolith **nicht** zusammen **mit phosphathaltigen Nahrungsmitteln** einnehmen. Phosphat ist etwa in Cola sowie Fleisch- und Wurstwaren enthalten. Zeolith bindet sich an Phosphat und sorgt dafür, dass es ausgeschieden wird. Somit kann das Zeolith seinen anderen wichtigen heilenden Fähigkeiten weniger nachkommen.[57] **Verzichten Sie** außerdem **auf** die Genussmittel **Alkohol, Nikotin und Koffein.** Sie werden ebenfalls vom Vulkangestein gebunden.

Untersuchungen mit radioaktivem Zeolith haben gezeigt, dass das Vulkangestein nach spätestens 24 Stunden wieder vollständig ausgeschieden wird.[58]

Zeolith hat zahlreiche gesundheitsfördernde und heilende Wirkungen, etwa dass es

- Gifte wie Schwermetalle bindet und aus dem Körper ausleitet;
- die geistige und körperliche Leistungsfähigkeit und die Motivation steigert sowie die Stimmung verbessert;
- vor Elektrosmog schützt;[59]
- das Immunsystem stärkt;
- den Mineralstoffhaushalt ausgleicht und
- den Körper bei einem Übermaß an Stress unterstützt.[60]

Die Wohltaten von Zeolith – In verschiedenen Lebensphasen

Gerade **in der Schwangerschaft** haben Frauen oft einen Mangel an Mineralstoffen und mit dem Vulkangestein können sie den erhöhten Bedarf ganz einfach decken. Es hilft außerdem, Gifte zu binden und auszuleiten. Russische Forscher weisen darauf hin, dass die Einnahme von Zeolith das Risiko für Spontanaborte reduziert. Als Grund gaben sie an, dass das Gestein positiv auf die glatte Muskulatur wirkt, aus der auch der Uterus besteht.[61]

Aus dem Tierreich ist bekannt, dass viele Tiere in der Brunstzeit verstärkt Mineralgestein zu sich nehmen. Von weiblichen Bären weiß man, dass diese während der Schwangerschaft bis zu 30 Kilogramm natürlich vorkommendes Zeolith fressen.[62]

Ihren **Kinder**n können Sie Zeolith bedenkenlos **ab dem 1. Lebensjahr** geben, etwa um ihren Gesundheitszustand generell zu verbessern, gegen Erkrankungen der Atemwege, des Verdauungstrakts, chronische Beschwerden und Diabetes.[63]

Für **jüngere Kinder** gibt es Zeolith-Zäpfchen (*RelaxSan He®*), die gerade Schreikinder beruhigen, und das bereits kurz nach der Gabe.[64] Forscher gehen davon aus, dass 80 Prozent der Menschen einen Siliziummangel haben. Besonders stark betroffen sind hier **ältere Menschen**. Viele im Alter verstärkt auftretende Erkrankungen werden durch Zeolith gelindert. Dazu zählen:

- *Arteriosklerose*, Bluthochruck, Herzinfarkt
- depressive Verstimmung
- *Diabetes mellitus*
- Gelenk- und Knochenerkrankungen
- erhöhte Infektanfälligkeit
- Schlafstörungen, chronische Müdigkeit
- Verdauungsstörungen[65]

Wichtig! Wenn Sie Zeolith mit „klassischen Medikamenten" zusammen einnehmen, reduzieren sich mögliche Nebenwirkungen der allopathischen Mittel. Eine definitive Entscheidung kann und sollte hier allerdings Ihr Arzt treffen.[66] Die Anbieter sind aufgrund von Sicherheitshinweisen dazu angehalten, zu erwähnen, dass es wichtig ist, zwischen der Einnahme von Medikamenten und der von *Panaceo*®-Zeolith 2 Stunden Zeit verstreichen zu lassen.

Folgende Nahrungsergänzungsmittel können Sie zusammen mit Zeolith einnehmen:

- Aminosäuren (z. B. Glyzin und Arginin);
- Mineralstoffe;
- pflanzliche Nahrungsergänzungen wie Algen (*Chlorella, Laminaria, Spirulina*), Ananas-Fruchtpulver (Bromelin), Heidelbeeren, Lupin-Protein (*Lupinus albus*), Papain (Papaya-Fruchtpulver) … sowie
- die Vitamine A, C, E oder A, B_6, C.[67]

Was ist bei der Verwendung von Zeolith-Produkten zu beachten?

Zeolith sollte in vor Licht geschützten dunklen Plastik- oder Glasbehältern trocken aufbewahrt werden.[68]

Sie erhalten die Zeolith-Mineralerde, wie bereits geschrieben, als Pulver, in Kapseln und außerdem als Zäpfchen. Das Pulver können Sie sowohl äußerlich als auch innerlich anwenden. Nun gibt es aber weltweit unterschiedliche Arten von Zeolith. Für den medizinischen Einsatz ist natürliches Zeolith am besten geeignet.[69] Die beschriebenen Wirkungen beziehen sich ausschließlich auf dieses Zeolith. Synthetische Produkte werden wahrscheinlich niemals zu vergleichbaren Ergebnissen führen.[70] Um sicherzugehen, dass Sie wirkungsvollen Zeolith erwerben, achten Sie beim Kauf Ihres Produktes auf Folgendes:

- Hat der Anbieter ein Datenblatt, dem Sie die Zusammensetzung seines Produktes entnehmen können? Das Verhältnis von Aluminium und Siliziumdioxid (SiO_2) sollte mindestens 1 zu 4 betragen.[71] Generell gilt: Je mehr Siliziumdioxid und je weniger Aluminium, desto besser! Das ist deshalb so, weil Aluminium stärker gebunden ist, je höher die Silizium-Konzentration ausfällt. Was wiederum bedeutet, dass das Aluminium beispielsweise auch im sauren Milieu des Magens stabil bleibt. Anders ausgedrückt: Obgleich medizinisches Zeolith Aluminium enthält, erhöht es die Aluminium-Belastung für unseren Körper nicht.* Das ist wissenschaftlich - durch zahlreiche Studien - bestätigt.[72]
- Hat der Anbieter eine Zulassung für das Zeolith als Medizinprodukt?

Info

Wenn Gläser durch die Verwendung von Zeolith-Pulver matt werden ...

Wenn Sie sich das lose Pulver kaufen und regelmäßig in Wasser oder Tee einrühren, werden die Gefäße wahrscheinlich matt. Meine Erfahrung hat gezeigt, dass die Spülmaschine dieses Problem nicht löst. Hilfreich ist hier: Zitronenessig, Essig oder Zitronensäure, den bzw. die Sie ins Gefäß geben und über Nacht einwirken lassen ...

* Diese nimmt durch zahlreiche Faktoren (wie Umweltbelastung und Aluminiumverpackungen) leider stetig zu.

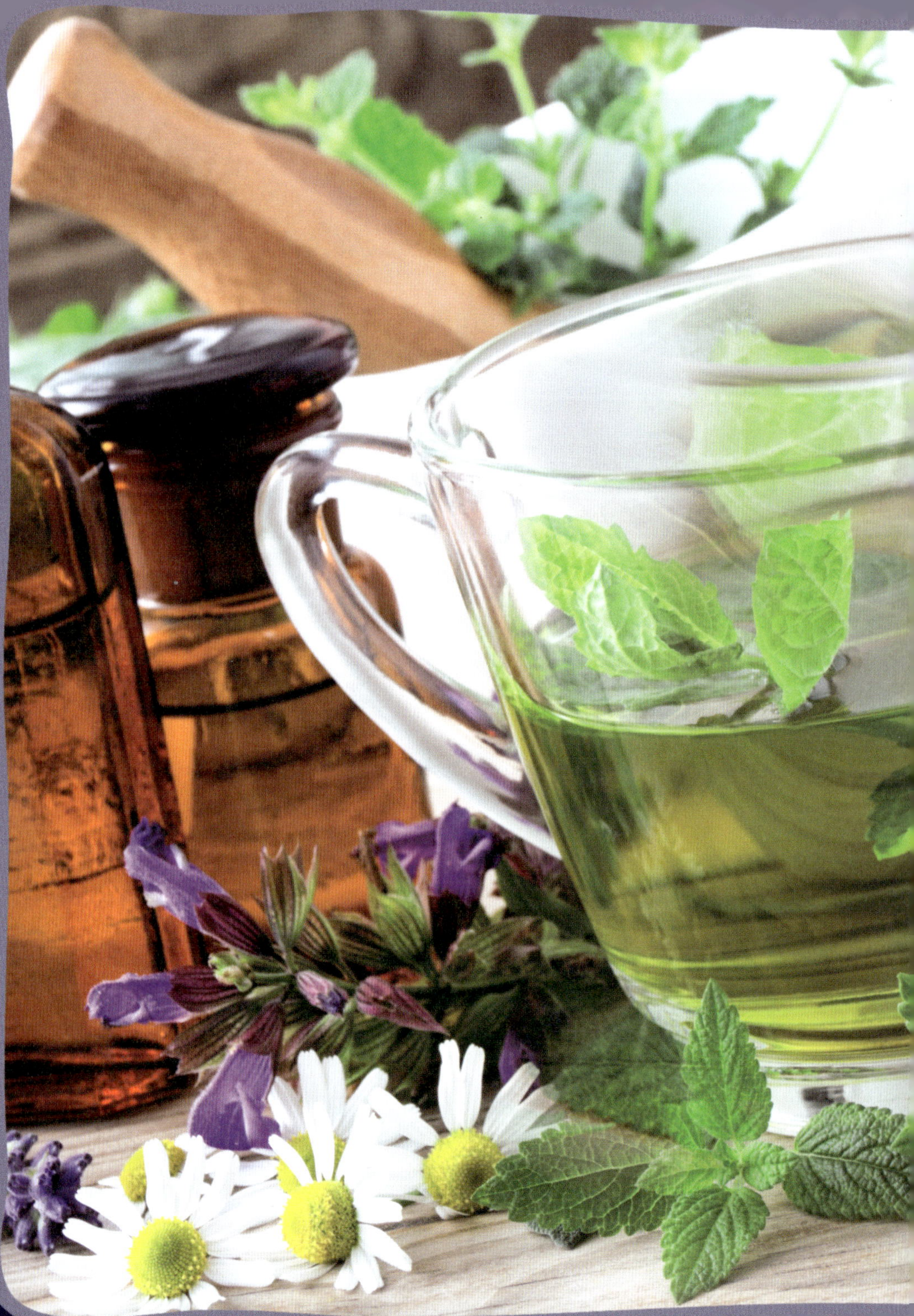

Gesundheit direkt von Mutter Natur: Heilpflanzen von A bis Z

Durch die Entwicklung der Antibiotika sind viele Heilmittel und -methoden aus der Volksmedizin in Vergessenheit geraten. Die Folgen: Mehr und mehr Ärzte – und natürlich auch Patienten – kämpfen gegen multiresistente Keime. Auf der Suche nach anderen Heilungsmöglichkeiten besinnt man sich allerdings heute wieder mehr auf altüberliefertes Heilwissen. Und so wurden in jüngster Zeit auch zahlreiche wissenschaftliche Studien zu vielen seit Jahrtausenden bekannten Heilpflanzen durchgeführt. Deren Wirksamkeit im Dienste der Mundgesundheit ist ebenfalls Thema einiger Forschungsarbeiten – mit überzeugenden Ergebnissen.

Gesundheit direkt von Mutter Natur: Heilpflanzen von A bis Z

(jeweils: Eigenschaften, Wirkungen, Nebenwirkungen, Inhaltsstoffe, Infos, Behandlungstipps für die [Mund-]Gesundheit, Heilrezepte)

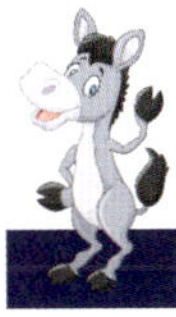

Wie ich mit dem Thema „Heilpflanzen“ in Berührung kam – Eine persönliche Geschichte

„Das Ganze ist mehr als die Summe seiner Teile.“
Aristoteles (384–322 v. Chr.)

Meinen ersten Kontakt mit Heilpflanzen habe ich meiner Mama zu verdanken. Sie liebt es, im Garten zu sein und sich mit den dort wild wachsenden „Heilern“ zu beschäftigen.

Allerdings hatte sie früher kaum Zeit dafür, richtig tief in dieses Thema einzudringen, denn sie arbeitete als Lehrerin, zog drei Kinder groß und unterstützte meinen Papa bei der Leitung seiner Firma. So wusste sie zwar über die Heilkraft mancher Pflanzen Bescheid, doch sie zog es – leider –

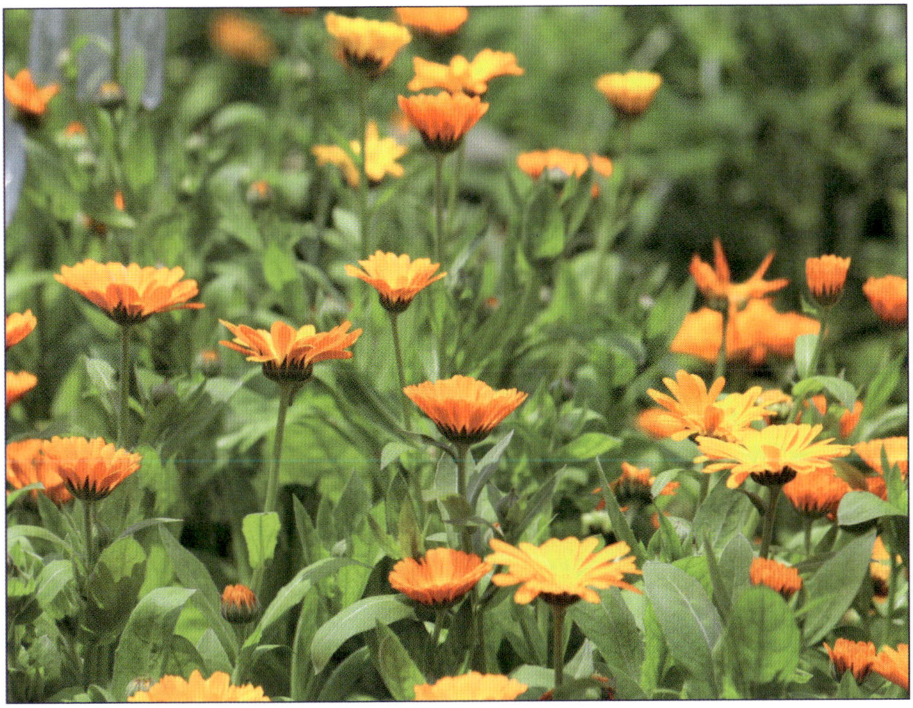

oft vor, mich nicht selbst mit naturheilkundlichen Hausmitteln zu behandeln, sondern mit mir zum Arzt zu gehen, der mir meist Antibiotika verordnete. Die Folge davon war, dass ich Resistenzen entwickelte und viele schulmedizinischen Breitbandantibiotika bei mir nicht mehr anschlugen.

Es war meine Biologielehrerin in der Oberstufe, die mir als Thema für eine Facharbeit „Hexensalben und ihre Wirkung" vorschlug, und ich war sofort Feuer und Flamme. Und bei der Beschäftigung mit dem Thema faszinierte es mich, seit welch langer Zeit Menschen Heilpflanzen verwendet und ihre Wirkungsweisen zu ergründen versucht hatten. Und so wuchs der Wunsch nach einer medizinischen Ausbildung in mir. Da ich bereits im Kindergarten gern „bastelte" und die Zahnmedizin Handwerk und Heilkunde miteinander verbindet, studierte ich schlussendlich Zahnmedizin.

Dabei stieß ich allerdings immer wieder an meine Grenzen, denn Etliches von dem, was so wunderbar durch Studien untermauert schien, entpuppte sich nach einiger Zeit als krank machend. Einer meiner sehr geschätzten Lehrer, Professor Dr. med. dent. Alexander Gutowski, predigte immer wieder: *„Wende bei deinem Patienten nur das an, was du bei dir selbst und deinen Lieben auch benutzen würdest. Missbrauche deine Patienten nicht als Versuchskaninchen. Erst wenn ein Produkt sich über lange Zeit bewährt hat, kannst du darüber nachdenken, es einzusetzen."*

So war ich wieder bei meinen Wurzeln angelangt und suchte nach Heilpflanzen, die sich seit Jahrhunderten oder sogar Jahrtausenden überall auf der Welt bewährt haben. Gleichzeitig stellte ich mir die Frage, welche aktuellen wissenschaftlichen Fakten zu diesen Pflanzen vorliegen. Sehr interessant finde ich in diesem Zusammenhang: Laut WHO (Weltgesundheitsorganisation) wendet ein Großteil der Weltbevölkerung – immerhin etwa 80 Prozent – pflanzliche Heilmittel an.[1]

Eine Auswahl an Heilpflanzen, die besonders effektiv für die (Mund-)Gesundheit sind, finden Sie in alphabetischer Reihenfolge in diesem Kapitel.

Aloe vera (Echte Aloe)

„Vier Pflanzen sind unerlässlich für das menschliche Leben: der Weizen, die Rebe, die Olive und die Aloe. Die erste nährt ihn, die zweite erfreut sein Herz, die dritte bringt ihm Harmonie und die vierte macht ihn gesund."
Christoph Kolumbus, der Entdecker Amerikas (1451–1506),
in einer Beschreibung der indigenen Bevölkerung[2]

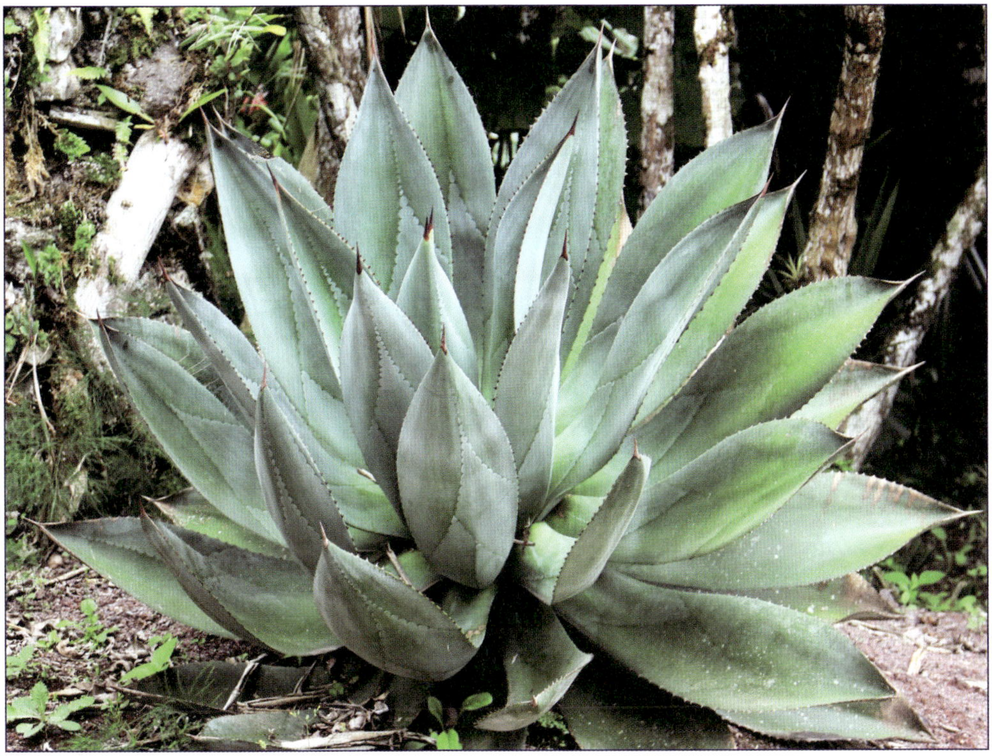

Eigenschaften und Wirkungen von Aloe vera

Die Echte Aloe ist eine Pflanzenart, die inzwischen auch im Mittelmeerraum beheimatet ist, ursprünglich aber aus Ost- und Südafrika stammt.[3] Ihr Gel enthält mehr als 75 für unsere Gesundheit aktive Substanzen wie Enzyme, Zucker (D-Glukose und D-Mannose), Vitamine, Mineralstoffe, Salizylsäure, Aminosäure und Saponine. Zudem weist es eine Latex-

Komponente auf, die Wachstum und Vermehrung von Bakterien hemmt,[4] und hat entzündungshemmende, antibakterielle, antioxidative, den Blutzucker senkende und das Immunsystem stärkende Effekte.[5]

Aloe-Produkte können Sie in dreierlei Form erwerben – als **Aloe-Gel, Aloe-Latex** bzw. **-Saft**. Schält man die Blätter und löst das Blattinnere durch Wasser heraus, erhält man Aloe-Gel, in dem Anthrachinone nur in Spuren nachweisbar sind. Anders ist das bei Aloe-Latex, den man umgangssprachlich auch als „Aloe-Saft" bezeichnet. Dieser wird aus den äußeren Blattteilen gewonnen und enthält die stark abführenden Anthrachinonglykoside Aloin A und B.[6]

Mögliche Nebenwirkungen bei der Verwendung von Aloe

Bei der Behandlung mit *Aloe vera* sind Allergien bekannt, die sich in Juckreiz und Hautbrennen äußern. Wer auf diese Pflanze allergisch reagiert, sollte sie selbstverständlich nicht verwenden.[7] Gerade während der Menstruation, in der Schwangerschaft und in der Stillzeit sowie bei Hämorrhoiden und Nierenentzündungen sollten Sie auf die Einnahme von Aloe-Saft verzichten, da er die Durchblutung der Unterleibsorgane erhöht.[8]

In Deutschland gibt es für Anthrachinone seit 1999 strikte Beschränkungen.[9] Wie hoch der Gehalt allerdings in der frischen Pflanze ist, das variiert deutlich je nach Pflanzenart, Standort und sogar von Blatt zu Blatt. Daher ist der Gebrauch frischer Blätter nicht ganz unbedenklich. Kaufen Sie ein Gel, so kann der Hersteller meist Auskunft über die Belastung mit diesem Inhaltsstoff geben. Achten Sie auch auf mögliche weitere Zusatzstoffe im Aloe-Gel – wie Rapsöl (siehe Seite 70 ff.) –, die problematisch sein können. Greifen Sie auf Produkte von Herstellern zurück, die auf solche Substanzen verzichten.

Aloe für Zähne, Zahnfleisch und Zahnhalteapparat

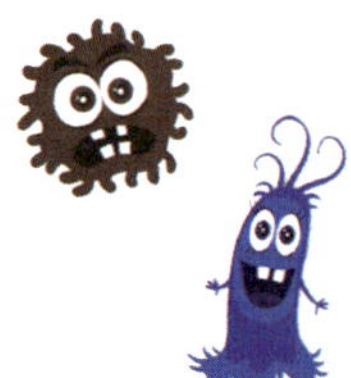

Als Zahngel aufgetragen, hemmt Aloe das Wachstum von *Streptococcus mutans, Lactobacillus acidophilus, Prevo-*

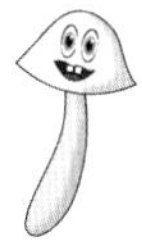

tella intermedia, Candida albicans, Enterococcus faecalis und *Peptostreptococcus anaerobius.*

Mit Echter Aloe richtig behandeln – Praxistipps …

… für die Mundgesundheit

Mit frischem Aloe-Gel können Sie entzündetes Zahnfleisch bestreichen.[10] Als Abkochung (*Dekokt*) verwenden Sie Aloe bei Kopf- und bei Zahnschmerzen.[11]

Aloe-Rose-Mundspülung mit Honig

Verrühren Sie 40 Milliliter Aloe-Saft mit 20 Millilitern Rosenwasser – beides aus der Apotheke – und ½ Teelöffel Honig. Spülen Sie Ihren Mund mit dieser Mischung.[12]

Info

Tee- und Esslöffel – Wichtige Information für selbst hergestellte Heilmittel

1 Norm-Teelöffel hat ein Fassungsvermögen von 5 Millilitern. 1 Norm-Esslöffel fasst 15 Milliliter. Ein Esslöffel entspricht hiermit 3 Teelöffeln. Beachten Sie bitte, dass das heutzutage nicht mehr auf alle Löffel zutrifft. Heutige Teelöffel beispielsweise haben ein Fassungsvermögen von 3 bis 5 Millilitern. Diese Größenunterschiede machen natürlich auch beim Abmessen nichtflüssiger Substanzen wie Pulver, Kräuter etc. einen Unterschied.

Vielleicht schaffen Sie sich entsprechende Norm-Löffel an, die Sie für Abmessungen verwenden können. Die Mengenangaben in diesem Buch beziehen sich stets auf Norm-Löffel.

Eukalyptus (Blauer Eukalyptus; Eucalyptus globolus)

„Der kräftig riechende Eukalyptus ist geradezu der Inbegriff der Erkältungsdüfte."[13]

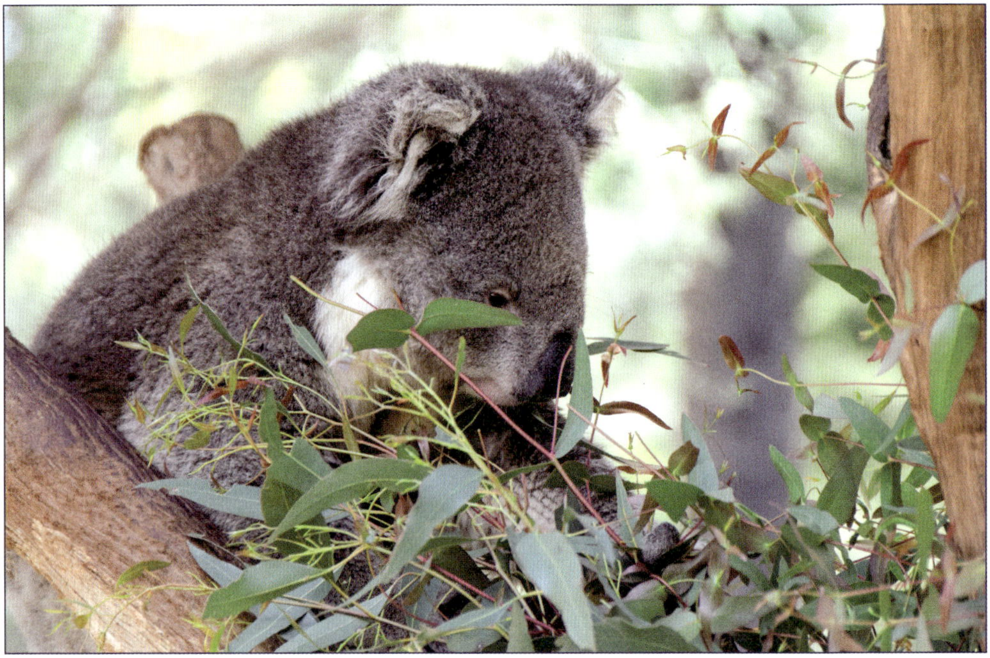

Eigenschaften und Wirkungen von Eukalyptus

Der Eukalyptus ist ein Baum von bis zu 70 Metern Höhe, der zur Familie der Myrtengewächse (*Myrtaceae*) gehört, ursprünglich aus Südaustralien stammt und heute auf der ganzen Welt beheimatet ist.[14] Seine Blätter werden als Droge eher selten genutzt, zumeist wird das reine ätherische Öl aus den Blättern der Pflanze verwendet. Der Hauptinhaltsstoff von **Eukalyptusöl**, das Eucalyptol (1,8-Cineol), kann die Aufnahme von Medikamenten und ätherischen Ölen über die Haut um sage und schreibe das 95-Fache steigern.[15] Zudem wirkt Eukalyptusöl entzündungshemmend, schmerzlindernd[16] und fiebersenkend[17]. Es kann Viren

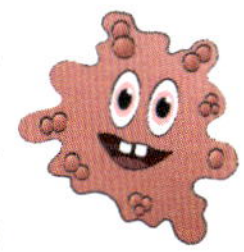

abtöten (*Diphtherie, Herpes*, Mandelentzündung, Masern, Windpocken) und hat fiebersenkende, schmerzlindernde und wundheilende (Hautinfektionen, Verbrennungen, Schnittwunden) Effekte. Als Raumduft reinigt Eukalyptus die Atmosphäre.[18]

Mögliche Nebenwirkungen bei der Verwendung von Eukalyptus

Eukalyptus kann, oral eingenommen, zu Erbrechen, Durchfall und Übelkeit führen. Außerdem sind Allergien und gewebsirritierende Wirkungen bekannt sowie eine erhöhte Durchblutung.

Achtung! Sie sollten Eukalyptusöl nicht ins Auge oder in die Nase bringen und auch nicht auf offene Wunden auftragen.[19] Wenn Sie Entzündungen im Magen-Darm-Trakt, Lebererkrankungen oder Probleme mit den Gallenwegen haben, verwenden Sie bitte kein Eukalyptusöl. Auch bei Säuglingen und Kleinkindern verbietet sich eine Behandlung mit diesem Öl im Gesichts- und Halsbereich: Es besteht akute Erstickungsgefahr.[20]

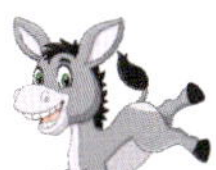

Probieren geht über Studieren!

Wenn Sie ätherisches Eukalyptusöl im Duftlämpchen verdampfen lassen, verringert sich die Anzahl der Streptokokken im Raum um etwa 70 Prozent.[21] Neben der Desinfektion befeuchten Sie auf diese Weise auch die Luft.

Eukalyptus für Zähne, Zahnfleisch und Zahnhalteapparat

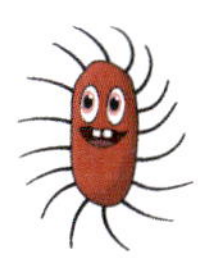

Eukalyptusöl[22] ist gegen eine Vielzahl potenziell schädlicher Erreger wirksam, die sich im Mundraum tummeln. Es wirkt gegen *Actinobacillus actinomycetemcomitans, Fusobacterium nucleatum, Haemophilus influenza, Porphyromonas gingivalis*[23] und gegen *Streptococcus mutans* und *Streptococcus sobrinus*.[24]

Mit Eukalyptus richtig behandeln – Praxistipps …

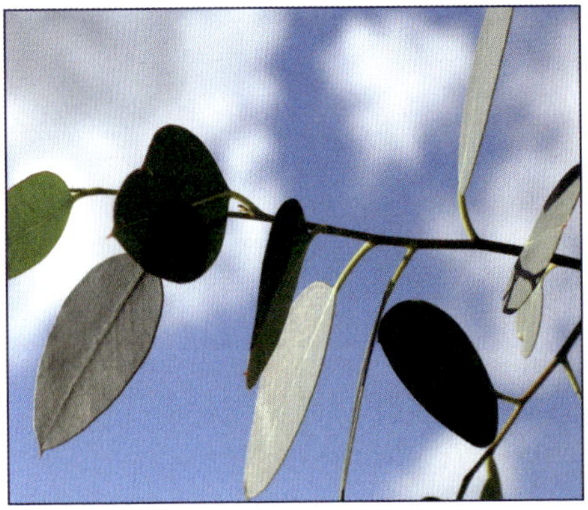

… für die Mundgesundheit

Eukalyptustee

Ein **Tee aus Eukalyptusblättern** ist bei der Behandlung von Pilzerkrankungen mit *Candida* (*Soor*) und *Aphten* hilfreich.[25] Dazu nehmen Sie ½ Teelöffel getrocknete, zerkleinerte Eukalyptusblätter (siehe Infokasten Seite 127) und übergießen diese mit 150 Millilitern kochendem Wasser. Nach 10 bis 15 Minuten seihen Sie das Ganze ab und spülen den Mund über den Tag hinweg immer wieder gründlich damit aus.[26]

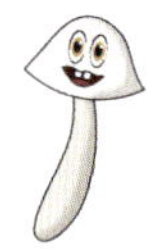

Eukalyptustinktur

Der alkoholische Eukalyptusextrakt wirkt gegen die Keime *Prevotella intermedia*, *Treponema denticola*,[27] *Porphyromonas gingivalis*, *Fusobacterium nucleatum* und *Aggregatibacter actinomycetemcomitans*, die mit der Auflösung des Zahnhalteapparates in Zusammenhang stehen.[28]

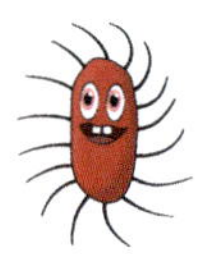

Eukalyptus-Öl gegen Viren

Im zahnmedizinischen Bereich setzt man Mundpflegeprodukte mit Eukalyptusöl zur Plaquekontrolle ein.[29] Wenn Sie selbst ein Mittel gegen Lippen-*Herpes* herstellen möchten, geben Sie ätherisches Eukalyptusöl im Verhältnis 1 zu 10 in ein Trägeröl (z. B. Kokos-, Jojoba- oder Olivenöl). Mit diesem Öl können Sie entstehende, noch geschlossene *Herpes*-Bläschen betupfen. Bitte bedenken Sie: Zur Vorbeugung sollten Sie sofort, wenn Sie spüren, dass sich *Herpes* bildet, mit der Behandlung beginnen. Sind die Bläschen aufgeplatzt, helfen nur noch Präparate zum Austrocknen.

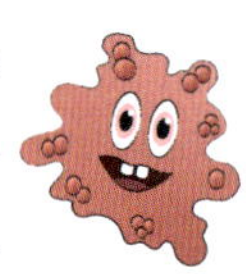

Heidelbeeren (Blaubeeren; Vaccinium myrtillus)

„In der Heidelbeerernte kann der Arzt in Urlaub gehen."
Volksmund

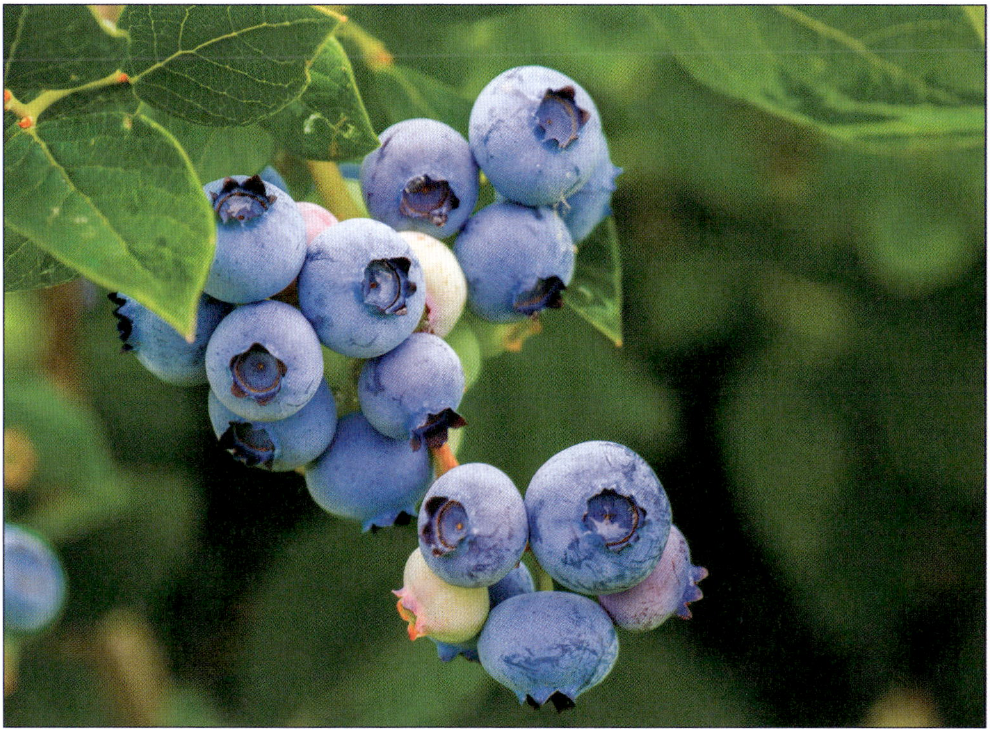

Eigenschaften und Wirkungen von Heidelbeeren

Heidelbeeren sind Zwergsträucher, die zur Familie der Heidekrautgewächse (*Ericaceae*) gehören und in Europa und Asien in Heiden, Mooren und Wäldern bis in die Gebirgsregionen hinein zu finden sind.[30] Die Beerenfrüchte enthalten große Mengen an Flavonoiden, wie Proantozyanidine (PACs).[31] PACs sind auch in vielen Apfel-, Beeren- und Teesorten enthalten und fördern unsere Gesundheit.

Die Inhaltsstoffe der Heidelbeeren schützen die oberste Zellschicht der Haut- und der Schleimhaut: Schmale Bänder aus Membranproteinen (*Tight Junctions*) sind vereinfacht ausgedrückt eine Art Reißverschluss, eine Schlussleiste des Gewebes. Sind diese defekt, können unerwünschte Stoffe in den Körper eindringen. Die Wirkstoffe der Blaubeeren „ölen" und „versorgen" diese „Verbindungsstellen" (siehe unter "Wissenschaftliche Fakten" Seite 111).[32]

Wilde Blaubeeren haben entzündungshemmende Effekte und neutralisieren Gifte, was sie zu einem vielversprechenden Therapeutikum macht.[33] Ihre lindernde oder sogar heilende Wirkung ist belegt bei *Diabetes*, neurodegenerativen Erkrankungen, Gefäß- und Herzerkrankungen und unterschiedlichen Arten von Krebserkrankungen.[34]

Die antimikrobielle Aktivität von **Blaubeerextrakt**, das Sie von verschiedenen Herstellern erhalten, ist in Hinsicht auf die Wirksamkeit gegen einige für den Menschen gefährliche Erreger untersucht und bestätigt, so etwa *Escherichia coli, Fusobacterium nucleatum, Helicobacter pylori, Listeria monocytogenes* und *Salmonella typhimurium.*[35]

Heidelbeeren für Zähne, Zahnfleisch und Zahnhalteapparat

Blaubeeren reduzieren den für den Zahnhalteapparat gefährlichen Keim *Aggregatibacter actinomycetemcomitans*. Dieser Erreger erzeugt Biofilme, die ihn beispielsweise sogar vor den Antibiotika, die von manchen Zahnärzten gegen Erkrankungen des Zahnhalteapparates eingesetzt werden, schützen.[36] Der aggressive Keim attackiert gezielt Leukozyten (weiße Blutkörperchen), die dann absterben und sich auflösen,[37] was ihn so gefährlich macht für den Zahnhalteapparat.[38] Obgleich die Inhaltsstoffe der Heidelbeere das Wachstum des gefährlichen Keims hemmen, können selbst hohe Konzentrationen sein Zellwachstum nicht komplett unterbinden.

Der Extrakt aus der Niedrigbusch-Blaubeere (*Vaccinium angustifolium*) hemmt auch die Biofilmbildung sowie den für den Zahnhalteapparat ebenfalls gefährlichen Keim *Fusobacterium nucleatum.*[39]

Wissenschaftliche Fakten

Das Bakterium *Aggregatibacter actinomycetemcomitans* hat eine Schlüsselfunktion in der lokalisierten aggressiven *Parodontitis*,[40] bei der der Halteapparat um den Zahn herum rasch zerstört werden kann. Was dem Bakterium wiederum den Weg über das entzündete Gewebe in den menschlichen Körper hinein frei macht – wo er an zahlreichen Erkrankungen, wie Blutvergiftung, Abszessen, infektiösen Gelenkerkrankungen, Knochenmarkentzündung *(Osteomyelitis)*, infektiöser Entzündung der Herzinnenhaut *(Endokarditis)* und Lungenentzündung, beteiligt ist.[41]

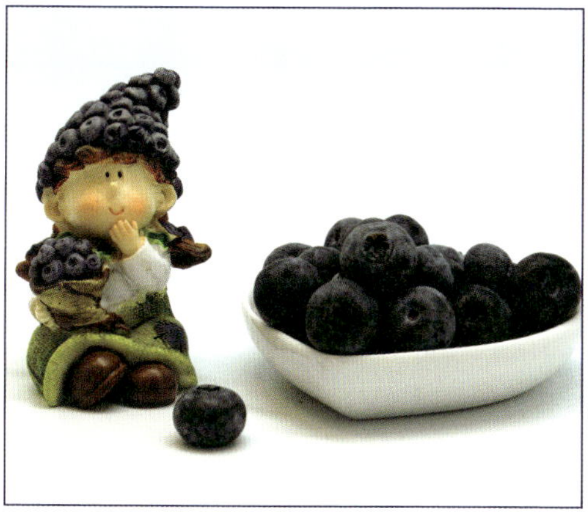

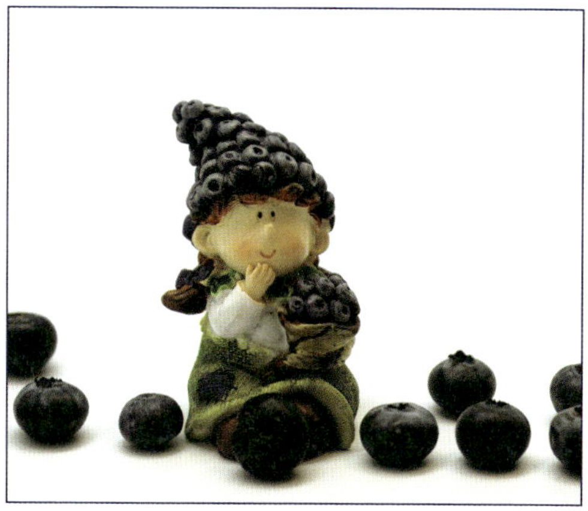

Mit Heidelbeeren richtig behandeln – Praxistipps ...

... für die Mundgesundheit

Blaubeeren zu sich zu nehmen, egal in welcher Form – ob als ganze Frucht, als Saft und/oder als Extrakt – unterstützt die Heilbehandlung parodontaler Erkrankungen.[42]

Ingwer (Zingiber officinale)

„Je älter der Ingwer, desto schärfer."
Chinesisches Sprichwort[43]

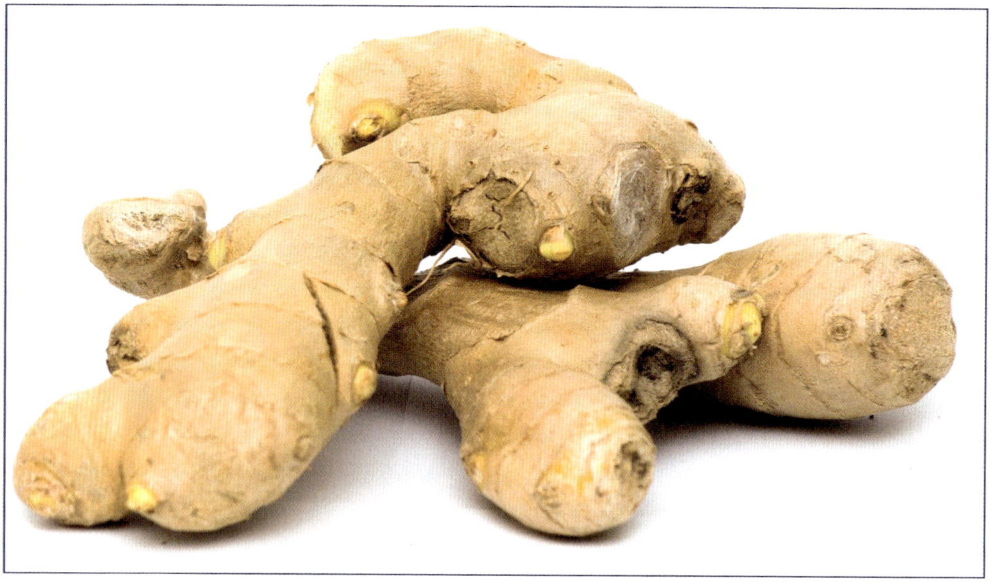

Eigenschaften und Wirkungen von Ingwer

Bei dieser Pflanze, die bis zu 1 Meter hoch wachsen kann, ist es (wie bei Kurkuma; siehe Seite 144 ff.) allein der unterirdische Hauptspross, das Rhizom, der als Küchengewürz oder Arzneidroge verwendet wird.[44] Er wirkt entzündungshemmend, fiebersenkend, schmerzlindernd[45] und hemmt das Verklumpen der Blutplättchen, also die Blutgerinnung, wodurch er der Bildung von Blutpfropfen und damit der Thrombose vorbeugt.[46]

Mögliche Nebenwirkungen bei der Verwendung von Ingwer

Da bisher keine Untersuchungsergebnisse bei Schwangeren vorliegen, ist die offizielle Empfehlung, Ingwer nicht gegen Schwangerschaftserbrechen einzusetzen. Auch ist die Hemmung der Thromboxan-Synthese unklar.[47]

Ingwer schützt außerdem die Leber vor Toxinen, das kann jedoch problematisch bei Gallensteinen sein.[48]

Ingwer für Zähne, Zahnfleisch und Zahnhalteapparat

Wenn Sie Ingwer kauen, erweitert er Ihre Gefäße und fördert damit die Durchblutung.[49] Seine ätherischen Öle, insbesondere Gingerole und Shogaole, fördern die Speichel- und Magensaftsekretion.[50] Gerade der Speichelfluss ist hilfreich, um die Mundhöhle durchzuspülen und Zahndefekte zu reparieren. Außerdem hemmen diese beiden Inhaltsstoffe Brechreiz. Noch heute verwendet man Ingwerwurzel bei Übelkeit und gegen Reisekrankheiten.[51] Ärzte setzen sie gegen Erbrechen nach Operationen ein. (Magensäure ist eine sehr starke Säure, daher kann Erbrechen zur Erosion der Zähne beitragen.)

Wissenschaftliche Untersuchungen zeigten darüber hinaus, dass die unglaublichen antimikrobiellen Fähigkeiten von Ingwer vor Zahnerkrankungen schützen.[52]

Mit Ingwerwurzel richtig behandeln - Praxistipps ...

Kaufen Sie eher runden als länglichen Bio-Ingwer - und bewahren sie diesen am besten, in ein feuchtes Tuch eingewickelt, im Kühlschrank auf.[53]

... für die Mundgesundheit

Für einen **Ingwertee** schneiden Sie etwa 1 Zentimeter frischen Ingwer mit Schale in sehr dünne Scheiben oder reiben Sie ihn und übergießen das Ganze mit ungefähr 250 Milliliter kochendem Wasser. Nachdem das Ganze 10 Minuten zugedeckt gezogen hat, können Sie es abseihen.[54] Am Deckel kondensiertes Wasser in den Tee tropfen lassen, denn es ist reich an ätherischen Ölen. Wenn Sie mögen, können Sie eine Scheibe **frischen Ingwer kauen**, was den Speichelfluss anregt und die Durchblutung im Mundraum fördert.

Kamille (Echte Kamille; Matricaria chamomilla L., M. recutita)

„Die Kraft des Weh im Leib zu stillen, verlieh der Schöpfer den Kamillen.
Sie blühn und warten unverzagt auf jemand, den das Bauchweh plagt.
Der Mensch jedoch in seiner Pein glaubt nicht an das,
was allgemein zu haben ist.
Er schreit nach Pillen.
Verschont mich, sagt er, mit Kamillen, um Gotteswillen."
Karl-Heinrich Waggerl (1897–1973)[55]

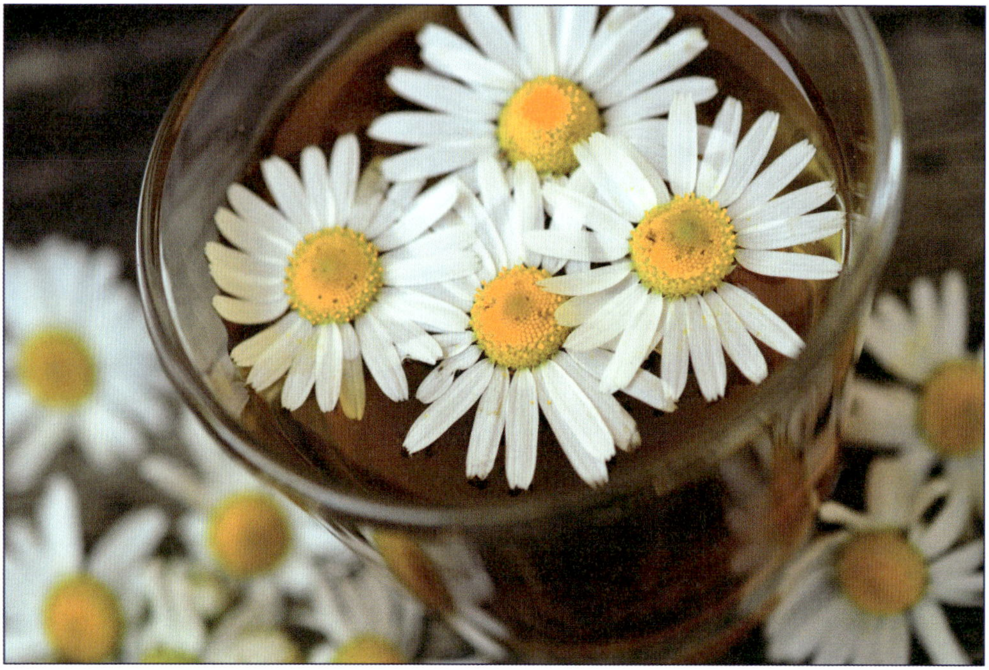

Eigenschaften und Wirkungen von Kamille

Die Echte Kamille gehört zur Familie der Korbblütler (*Asteraceae*), stammt aus Süd- und Osteuropa sowie Vorderasien und ist heute in ganz Europa heimisch.[56] Es sind die Blüten der Kamille, die zur Heilung und Linderung verwendet werden.

Echte Kamille hat erwiesenermaßen antientzündliche, antimikrobielle, beruhigende, krampflösende und schmerzlindernde Wirkungen, weshalb sie in manchen Zahncremes enthalten ist.[57] Sie unterstützt die Wundheilung und hat eine desodorierende Wirkung.[58]

In der Echten Kamille sind im Wesentlichen verschiedene Phenole und Flavonoide (Apigenin, Quercetin, Patuletin, Luteolin) enthalten.[59] Die antientzündlichen und antioxidativen Effekte von Apigenin und Quercetin sind ausführlich beschrieben.[60] Die antimikrobielle Wirkung der Kamille geht zurück auf Chamazulen, ß-Bisabolol und A und B Bisabololoxide.[61] Zudem gibt es Studien, die die neuroprotektiven,[62] antiallergischen,[63] antioxidativen,[64] entzündungshemmenden, antiseptischen und krampflösenden Wirkungen der Kamille[65] untersucht haben. Darüber hinaus wirkt sie „modulierend" auf das Immunsystem.[66]

Mögliche Nebenwirkungen bei der Verwendung von Kamille

Nicht anwenden sollten Sie Produkte, die Kamille enthalten, wenn Sie eine Allergie gegen Kamille haben. In der Literatur gibt es Beschreibungen von anaphylaktischen Reaktionen, die innerhalb von wenigen Minuten tödlich verlaufen können.[67] Zudem sind Kreuzreaktionen mit anderen Korbblütlern bekannt. Gehen Sie der Kamille also lieber aus dem Weg, wenn Sie auf Arnika, Beifuß und Schafgarbe allergisch reagieren.[68]

Kamille für Zähne, Zahnfleisch und Zahnhalteapparat

Die Kamille wird seit Jahrhunderten als Heilmittel verwendet. Sie wirkt effektiv als Mundwasser bei kleinen Infektionen im Mund und bei Zahnfleischentzündungen.[69] Sie verringert den Zahnbelag und verbessert die Zahnfleischgesundheit, ohne dabei die Zähne zu verfärben.[70]

Die Wirkung von Apigenin, einem Inhaltsstoff der Kamille, wurde auch an menschlichen Zellen des Bindegewebes des Zahnhalteapparates, der Wurzelhaut (des *parodontalen Ligamentes*) untersucht. Das Ergebnis war eine deutliche entzündungshemmende Wirkung.[71]

Für Ihre Mundgesundheit wirkt die Kamille zudem, indem sie potenziell schädliche Keime wie *Staphylococcus aureus* und *Candida* bekämpft.[72] Sie hemmt das Wachstum der Kariesserreger *Streptococcus mutans* und *Streptococcus sanguinis.*[73]

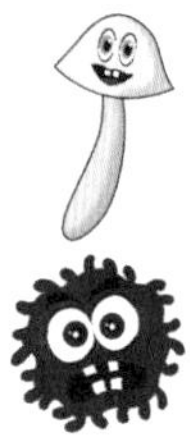

Mit Kamille richtig behandeln – Praxistipps …

… für die Mundgesundheit

Kamillentee

Übergießen Sie für 1 Tasse Tee 1 gehäuften Teelöffel Kamillenblüten (siehe Infokasten Seite 127) mit heißem Wasser und lassen Sie das Ganze zugedeckt etwa 10 Minuten ziehen. (Die Menge des Wassers hängt dabei von der gewünschten geschmacklichen Intensität des Tees ab: Weniger Wasser garantiert einen intensiveren Geschmack.) Anschließend abseihen und den Tee heiß genießen. Trinken Sie nicht mehr als 3 Tassen täglich.

Bei Entzündungen der Mundschleimhaut und Zahnschmerzen spülen Sie den Mund mehrmals täglich mit Kamillentee, bei ausgeprägten Entzündungen im Wechsel mit Eichenrindentee.[74] Oder verwenden Sie folgende Lösung: ½ Teelöffel des Kamillen-Flüssigextrakts (siehe Infokasten Seite 127) *Extractum Chamomillae fluidum* (aus der Apotheke) auf 1 Glas Wasser.

Wichtig! Bitte verwenden Sie nur hochwertige Kamillenblüten aus der Apotheke, aus dem Bioladen oder einem guten Kräuterladen. Kamillentee aus dem Supermarkt ist relativ wirkstoffarm. Und bereiten Sie den Tee mit heißem, aber nicht mit kochendem Wasser zu, denn sonst verflüchtigen sich die heilkräftigen Öle.

Achtung! Kinder sollten Kamillentee **nicht täglich** trinken. Auch für Erwachsene ist der regelmäßige Konsum über Jahre hinweg nicht empfehlenswert, da es zu Bindehautentzündungen und nervöser Unruhe kommen kann.[75]

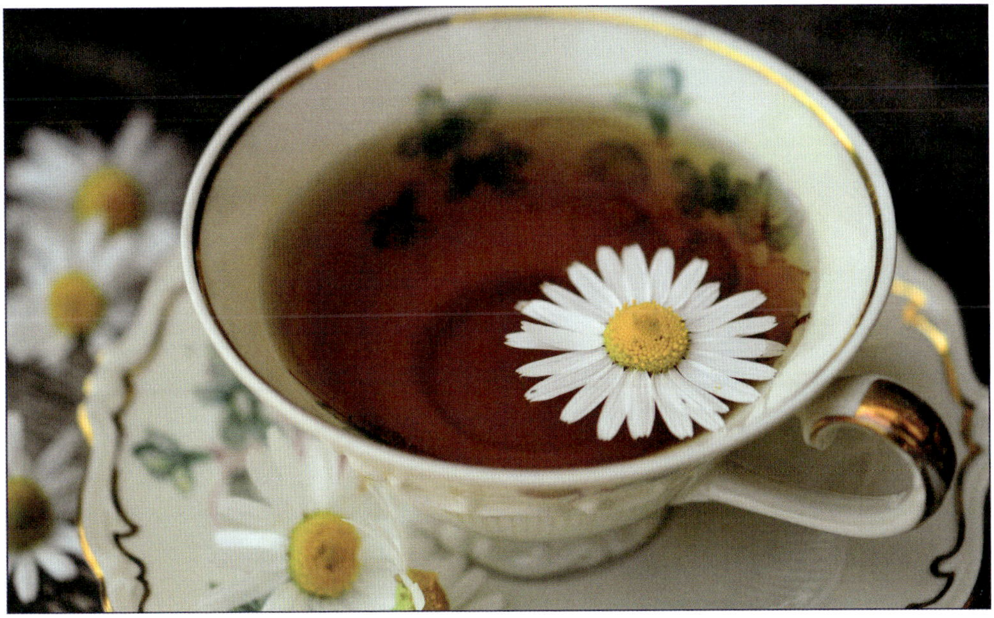

Kamillenextrakt

Den Mund mit Kamillenextrakt-Lösung zu spülen wirkt bei *Apthen*[76] und Entzündungen der Mundschleimhaut[77]. Er reduziert die Bildung von Zahnbelag und lindert oder heilt Zahnfleischentzündung, wenn die Spülungen (1-prozentige Kamillenextrakt-Spüllösung) 4 Wochen lang 2-mal täglich angewendet werden.[78]

In einer Studie, an der Kinder mit festsitzenden Spangen teilnahmen, verglichen Forscher 1-prozentigen Kamillenextrakt mit dem Goldstandard der Mundspülungen (0,12-prozentiger Chlorhexidin-Lösung) und einem Placebo. In der „Placebo-Gruppe" nahmen Entzündungen und Blutungen zu. In der Gruppe, die mit Kamillenextrakt spülte, verringerten sich die Anhaftung von Biofilm, die Zahnfleischentzündung und damit auch das Zahnfleischbluten. Dabei waren der Goldstandard und die Kamillenspülung ähnlich wirksam.[79]

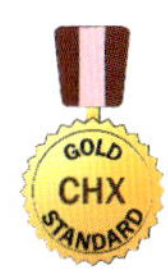

Die Verwendung von Kamillenextrakt gilt als sicher, sowohl in Mundspülungen[80] als auch in Zahncremes[81].

Ätherisches Kamillenöl

Aus den Blütenköpfen der Echten Kamille gewinnt man durch Wasserdampfdestillation ein tiefblaues Öl. Das ist der Grund, weshalb man dieses ätherische Öl auch Blaue Kamille nennt.[82] Ein Synonym für die Pflanze ist Deutsche Kamille.[83]

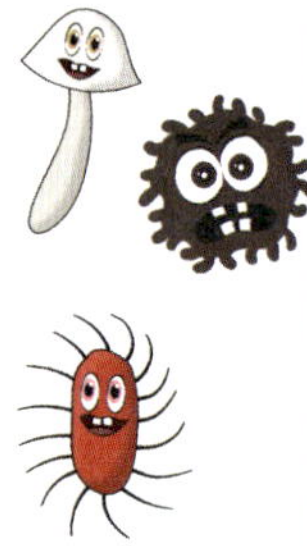

Das ätherische Öl der Echten Kamille ist gegen *Candida*-Pilze, *Staphylococcus aureus*[84] und *Porphyromonas gingivalis* wirksam.[85] Es hat schmerzlindernde, säurehemmende, krampflösende, wundheilende und beruhigende Effekte. Als Schmerzmittel ist es hilfreich bei Migräne, Kopf-, Nerven-, Ohren-, Zahnschmerzen, Schmerzen beim Zahnen, Arthritis, Verletzungen und Verstauchungen.[86]

Römische Kamille (Anthemins nobilis)

Während Aromatherapeuten bei der Echten Kamille die Wundheilungsförderung schätzen, bevorzugen sie die Römische Kamille bei Unruhezuständen.

Zahnungshilfe-Öl für Säuglinge nach Primavera®[87]

Stellen Sie ein Öl selbst her, das Ihren lieben Kleinen hilft, wenn Sie zahnen. Hierzu geben Sie in 20 Milliliter Bio-Mandelöl 1 Tropfen ätherisches Öl von der Römischen Kamille (*Chamaemelum nobile*) in Bio-Qualität und 2 Tropfen Bio-Lavendelöl. Schütteln Sie diese Mischung gut und massieren Sie damit vorsichtig bei Bedarf von außen die Wangen, den Bereich zwischen Nase und Lippen und/oder unter den Lippen. Anders ausgedrückt: Das Öl sanft in die Haut im Kieferbereich hineinreiben und dabei die Lippen selbst auslassen.

Die gerötete Wange auf der betreffenden Seite, die meist wärmer ist, können Sie mit Bio-Rosenblütenwasser (siehe Seite 169) kühlen.

Knoblauch (Allium sativum)

„Knoblauch ist die Apotheke des Landmannes."
Sprichwort aus dem Piemont

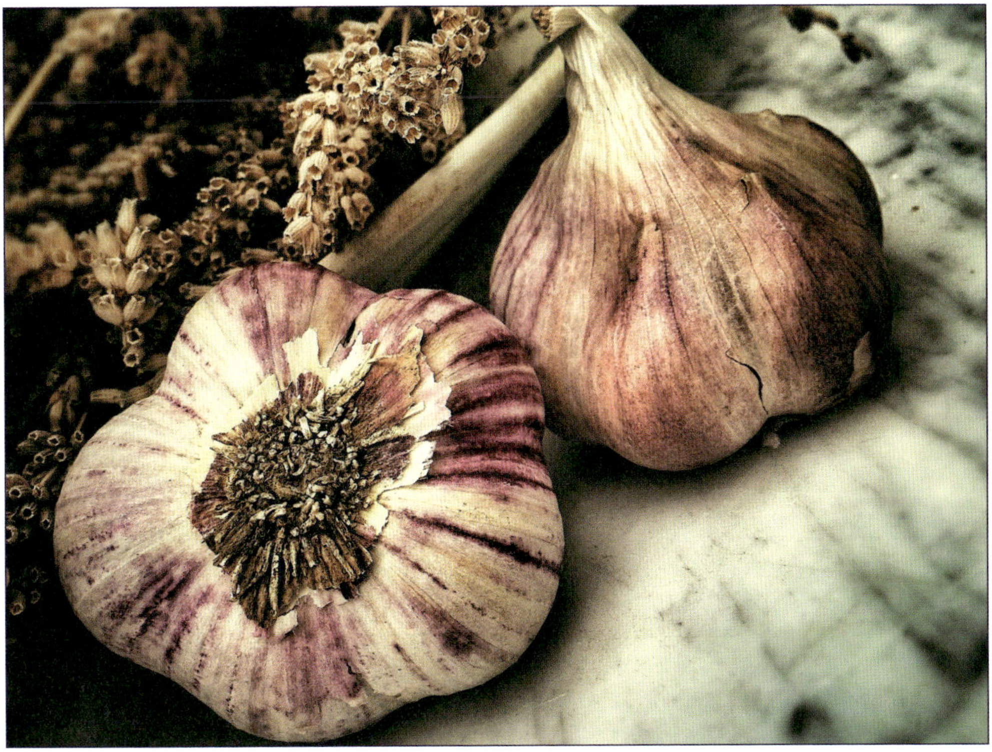

Eigenschaften und Wirkungen von Knoblauch

Die zur Gattung der zwiebelartigen Lauchgewächse gehörende Knoblauchpflanze kann bis zu 1 Meter hoch wachsen.[88] Zum Überdauern bildet sie eine Zwiebel mit einer Hauptzehe und bis zu 25 „Brutzehen" aus.[89] Und genau diese Knoblauchzehen sind eines der am meisten untersuchten Heilmittel der Volksmedizin. Ihre Wirksamkeit gegen Pilze, Viren und Bakterien ist belegt.[90] Wissenschaftler gehen davon aus, dass eine Resistenzentwicklung gegen die Wirkstoffe von Knoblauch 1000-mal schwieriger ist, als gegen bestimmte Antibiotika.[91]

Der antibakterielle Effekt von Knoblauch beruht hauptsächlich auf Allizin.[92] Noch in sehr starken Verdünnungen (von 1 zu 125 000) hemmt es das Wachstum von Bakterien wie Staphylokokken und Streptokokken.[93] Allizin ist instabil und zerfällt innerhalb von 16 Stunden bei einer Temperatur von 23 °C.[94] Wasser kann Allizin allerdings stabilisieren. (Siehe „Probieren geht über Studieren!" rechte Seite).

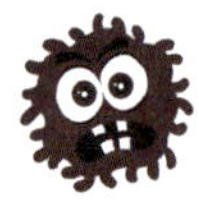

Darüber hinaus regt Knoblauch das Immunsystem an, hilft bei der Behandlung von *Arteriosklerose* und verbessert die Durchblutung gerade bei der peripheren arteriellen Verschlusskrankheit (pAVK).[95]

Mögliche Nebenwirkungen bei der Verwendung von Knoblauch

Knoblauch macht das Blut dünnflüssiger und verlängert so die Zeit, bis eine Blutung gestillt ist. Wer gerinnungshemmende Medikamente einnimmt, sollte also vorsichtig sein. Auch vor Operationen und einer anstehenden Geburt ist es empfehlenswert, auf dieses starke Heilmittel zu verzichten.[96]

Knoblauch für Zähne, Zahnfleisch und Zahnhalteapparat

Der frisch gepresste Knoblauchsaft ist sehr stark gegen *Streptococcus mutans* wirksam.[97]

Mit Knoblauch richtig behandeln – Praxistipps …

… für die Mundgesundheit

Knoblauchextrakt

Ein Extrakt aus Knoblauch und Mundspülungen mit Knoblauchextrakt konnten effektiv im Speichel sowohl die Gesamtbakterienzahl als auch die Streptokokken-Anzahl reduzieren.[98] Auf die beiden Problemkeime (*Porphyromonas gingivalis* und *Aggregatibacter actinomycetemcomitans*), die zu einer Zerstörung des Zahnhalteapparates beitragen, wirkt der Extrakt ebenfalls hemmend.

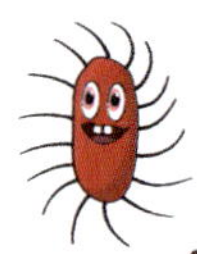

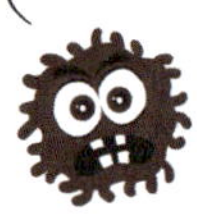

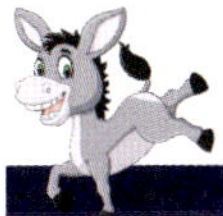

Probieren geht über Studieren!

Um möglichst effektives und reaktives Allizin zu erhalten, empfiehlt sich Folgendes: Lösen Sie 1 Teelöffel biologisches, **gefriergetrocknetes** Knoblauchpulver (siehe Infokasten Seite 127) in 1 großen Tasse warmem Wasser auf. Dadurch wird das Allizin freigesetzt. Diese Lösung können Sie als Mundspülung verwenden und/oder trinken.

Achtung! Diese Mischung zu trinken ist nicht jedermanns Sache. Auch ich muss sagen, dass es mir fast nicht möglich war, sie herunterzuschlucken, obwohl ich Knoblauch liebe! Ich habe es dann in eine Gemüsebrühe gegeben. So war es für mich wesentlich einfacher.

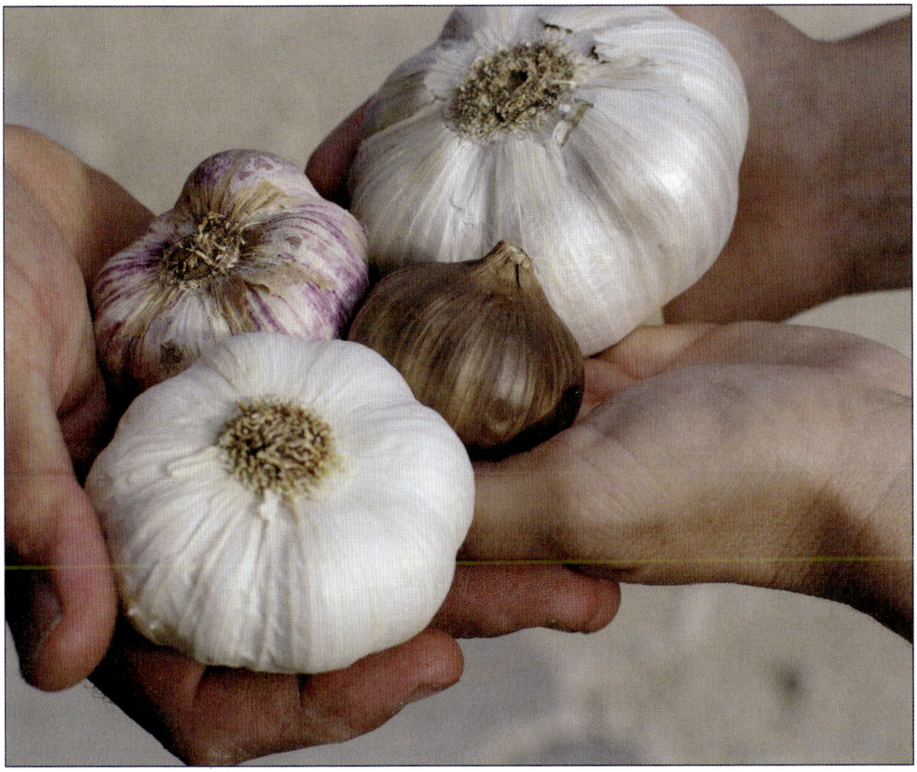

Kurkuma (Gelbwurz; Curcuma longa)

„Die Gelbwurz trägt ihren Namen zu Recht, denn die Wurzel dieses Ingwergewächses färbt intensiv gelb."
Ursel Bühring[99]

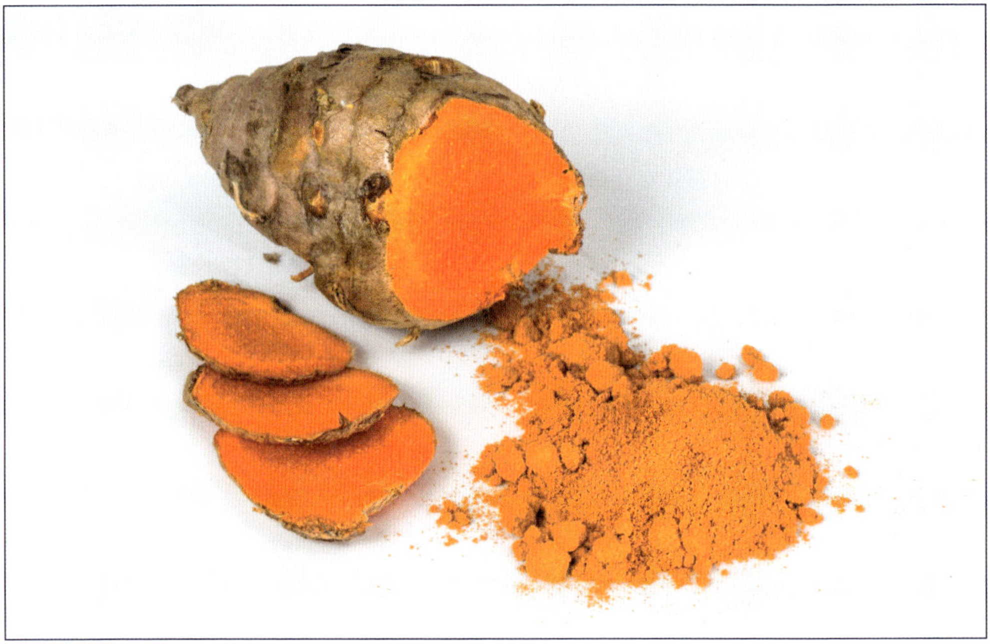

Eigenschaften und Wirkungen von Kurkuma

Gelbwurz ist ein Ingwergewächs (*Zingiberaceae*), deren überirdische Pflanzenteile fast 1 Meter hoch werden und wunderschön blühen.[100] Verwendet werden hier (wie beim Ingwer, siehe Seite 134 f.) die unterirdisch wachsenden Rhizome - entweder frisch oder getrocknet und zu Pulver vermahlen. Viele kennen das Pulver als Hauptbestandteil der Curry-Gewürzmischung, das dieser die intensiv gelbe Farbe gibt.[101] Doch schneidet man den frischen Rhizom auf, so ist er fast orangefarben. Kurkuma wirkt gegen Bakterien und Pilze,[102] gilt zudem als antimutagen (setzt also die Mutationsrate herab), was wahrscheinlich auf seine antioxidativen Fähigkeiten zurückzuführen ist. [103]

Mögliche Nebenwirkungen bei der Verwendung von Kurkuma

Menschen, die Gallensteine haben, sollten Kurkuma nur in Absprache mit ihrem Arzt verwenden. Sie regt entgiftende Enzyme in der Leber (z. B. Glutathion-S-Transferase) an.[104] Durch diesen aktivierten Entgiftungsprozess kann es verstärkt zur Bildung von Gallensteinen und somit zu Problemen in diesem Bereich kommen.

Kurkuma für Zähne, Zahnfleisch und Zahnhalteapparat

Die Wirksamkeit von Kurkuma gegen Krebszellen im Mund ist belegt.[105] Der Inhaltsstoff Curcumin wirkt sowohl kurz- als auch langfristig gegen den Hauptkarieserreger *Streptococcus mutans*,[106] indem er seine Fähigkeiten, an der Zahnoberfläche anzuhaften, vermindert.[107] Dabei ist der Effekt vergleichbar mit dem von 0,12-prozentigem Chlohrhexidin.[108] Außerdem reduziert Kurkuma den für den Zahnhalteapparat schädlichen Keim *Porphyromonas gingivalis*.[109]

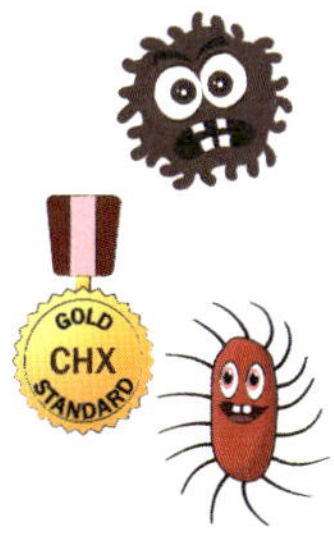

Klinisch setzt man kurkumahaltige Mundwasser, lokale Medikamente sowie Spülungen für die Zahnfleischtaschen ein.[110]

Mit Kurkuma richtig behandeln – Praxistipps …

Seit Jahrtausenden nutzt man Kurkuma als Gewürz, Heil- und Färbemittel.[111] Alles, was mit ihr in Berührung kommt, verfärbt sich dabei wundervoll sattgelb bis orange.

Achtung! Falls Sie Kleidungsstücke unabsichtlich mit Kurkuma verfärbt haben sollten, legen Sie sie angefeuchtet einfach in die Sonne. Verfärbte Hautareale können Sie mit Öl einreiben.[112]

… für die Mundgesundheit

Kurkumatee

Für Tee verwenden Sie am besten die frische Wurzel: Auf 250 Milliliter kochendes Wasser nehmen Sie 1 Teelöffel fein geraspelte Wurzel (siehe

Infokasten Seite 127) und lassen das Ganze etwa 5 Minuten lang ziehen. Anschließend abseihen und den Tee vor dem Essen trinken,[113] oder den Mund über den Tag verteilt immer wieder damit ausspülen.

Achtung! Bedenken Sie allerdings, dass es zu Zahnverfärbungen kommen kann. Diese lassen sich durch Ölziehen (siehe Seite 41 ff.) wieder auf sanfte Weise beseitigen.

Wilms® PinusMineral Regenerierendes Mundwasser – Eine Empfehlung wert!

In diesem Mundwasser sind neben Kurkuma folgende weiteren heilungswirksamen Inhaltsstoffe enthalten:

- schwarzer und rosa Pfeffer, die die Bioverfügbarkeit von Curcumin erhöhen;
- Xylitol (Xylit; Birkenzucker; siehe Infokasten Seite 27), das nachweislich den Hauptkarieserreger *Streptococcus mutans* hemmt, und
- Kiefernkernholzextrakt, der einige Streptokokken-Arten (*Streptococcus constellatus, S. gordonii, S. intermedius, S. mutans, S. sanguinis, S. sobrinus*) reduziert, die mit Karies im Zusammenhang stehen, und *Prevotella oralis* und die Anzahl der für den Zahnhalteapparat gefährlichen Erreger *Porphyromonas gingivalis* und *Capnocytophaga gingivalis* verringert.[114]

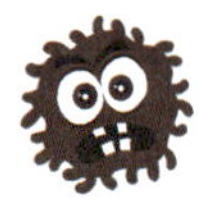

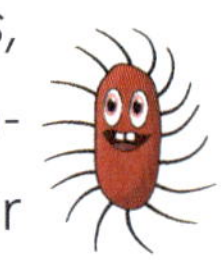

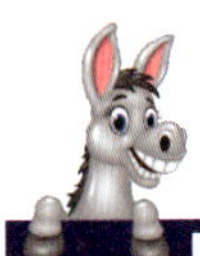

Fazit

Gerade für Patienten, die unter anhaltenden Problemen mit Zahnfleischentzündungen und Erkrankungen des Zahnhalteapparates leiden, ist *Wilms® PinusMineral Regenerierendes Mundwasser* (Bezugsquelle siehe Seite 237) einen Versuch wert.

Lavendel (Echter Lavendel; Lavandula angustifolia)

„Vor allem in Seuchenzeiten wurde Lavendel geräuchert, um die Luft zu desinfizieren und böse (Krankheits-)Geister zu vertreiben."
Ursel Bühring[115]

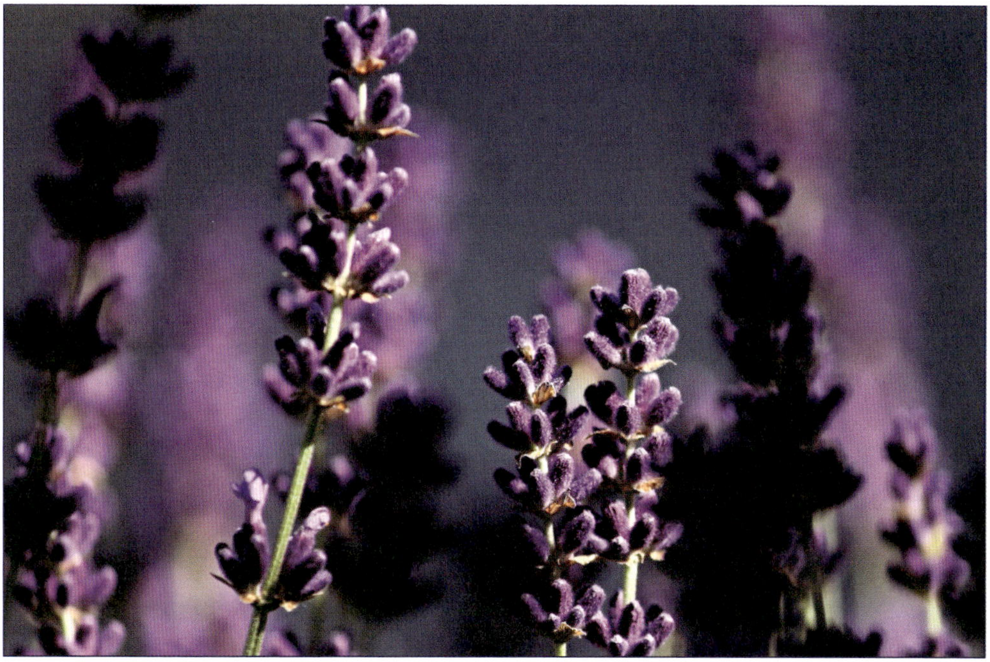

Eigenschaften und Wirkungen von Lavendel

Dieser aromatische Strauch war und ist in den sonnigen, kalkhaltigen Gebirgshängen des Mittelmeerraums beheimatet.[116] Aus seinen Blütenständen mit Stängeln wird Lavendelöl hergestellt.[117]

Die Wirkung von Lavendel ist antioxidativ, antidepressiv, beruhigend, harntreibend, krampflösend, entblähend, schmerzlindernd, gegen Brechreiz, gegen Mikroorganismen (Bakterien, Pilze, Viren) und er hat magenschützende Eigenschaften.[118] In der traditionellen Medizin dient Lavendel zur Schmerzbehandlung.[119]

Lavendel für Zähne, Zahnfleisch und Zahnhalteapparat

Die Inhaltsstoffe des Lavendels haben eine starke heilende Wirkung bei Hautproblemen. Das Lavendelöl ist eines der wenigen ätherischen Öle, das Sie sogar pur auf die Haut auftragen können. Es lindert Schmerzen und Muskelkrämpfe. Sein Duft wirkt darüber hinaus entspannend auf Haut und Psyche,[120] was viele Patienten gerade vor, während und nach einer Zahnbehandlung als sehr angenehm empfinden.[121]

Mit Lavendel richtig behandeln – Praxistipps …

… für die Mundgesundheit

Lavendel-Gel

Dieses Gel können Sie zum Zähneputzen und zur Regeneration des Zahnfleischs verwenden. Vermengen Sie 100 Milliliter *Aloe vera*-Gel mit 5 Tropfen Lavendelöl. Das Gel tut auch sehr gut nach dem Sonnenbad.[122]

Das **ätherische Öl** vom Lavendel (siehe rechte Seite) wirkt gegen Mikroorganismen und eignet sich zur Wundbehandlung.[123] Direkt aufgetragen, lindert es Schmerzen und unterstützt die Wundheilung.[124] Auch auf *Herpes*-Bläschen können Sie es direkt auftragen.[125]

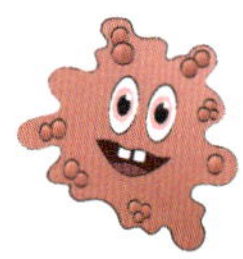

In Kokos- oder Olivenöl gemischt (maximal 1 Tropfen Lavendelöl pro Tee-/Esslöffel Speiseöl (siehe Infokasten Seite 127) und damit für 1-mal Ölziehen verwenden), unterstützt es die Wundheilung und desinfiziert Wunden während des **Ölziehen**s.

Ein Rezept für ein **Zahnungshilfe-Öl** für Säuglinge mit Lavendel finden Sie auf Seite 140.

… für allgemeine Anwendungen

Lavendeltee

Geben Sie 1 Teelöffel Lavendelblüten (siehe Infokasten Seite 127) in eine Tasse und gießen Sie 150 Milliliter heißes Wasser darüber. Nach ungefähr 5 Minuten können Sie den Tee abseihen.

Mit Baldrianwurzel zusammen ist dieser Tee perfekt als Unterstützung beim Einschlafen.[126]

Lavendelwasser

Das Lavendel-Hydrolat wirkt hautberuhigend und lindert Juckreiz. Als Körperspray oder Kompresse hilft es bei leichtem Sonnenbrand.[127]

Ätherisches Lavendelöl

In England setzt man Lavendelöl ein, um die Raumluft zu desinfizieren, insbesondere in Krankenhäusern. Darüber hinaus mindert es Angst und wirkt schlaffördernd.[128] Bewährt hat es sich zudem - verdünnt und unverdünnt - bei Sonnenbrand, anderen Verbrennungen und auch bei Insektenstichen.[129]

Lavendelöl ist nahezu frei von Nebenwirkungen. Es ist eines der wenigen Öle, die man unverdünnt auf die Haut, sogar auf Babyhaut, auftragen kann. Bei Säuglingen sollte die Konzentration jedoch sehr niedrig sein (bei weniger als 0,5 Prozent liegen).[130] Allergische Reaktionen sind äußerst selten.

Achtung! Wenn Sie Lavendelöl kaufen, achten Sie bitte darauf, dass auf dem Etikett *Lavendula angustifolia* steht: Das ist der Echte Lavendel.[131]

Info

„Herpes ade!"-Mischung nach Maria Kettenring[132]

Mischen Sie Teebaum- und Lavendelöl im Verhältnis 1 zu 1 (z. B. von jedem Öl 10 Tropfen) für jeden Erkrankungsfall neu. In einem braunen Glasfläschchen können Sie das Öl einige Tage aufbewahren.
Betupfen Sie die *Herpes*-Bläschen damit.

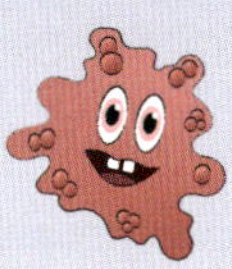

Lemongras (Zitronengras; Cymbopogon citratus)

„Das Gras wächst nicht schneller, wenn man daran zieht."
Afrikanisches Sprichwort

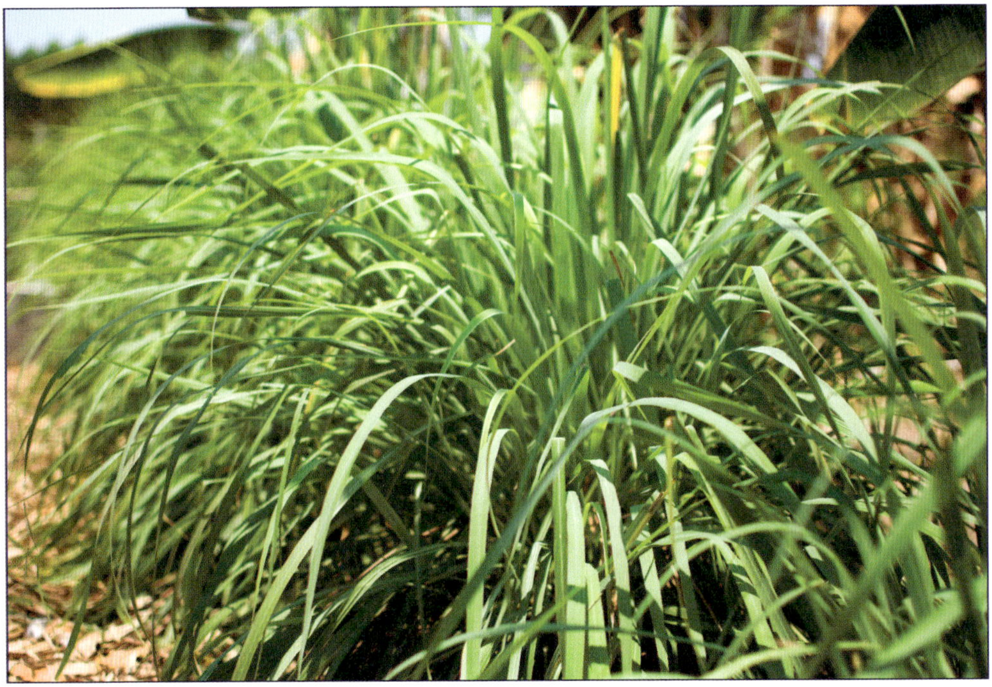

Eigenschaften und Wirkungen von Lemongras

Die frischen, saftigen Halme und die Blätterbasis dieses ursprünglich fernöstlichen Süßgrasgewächses (*Poaceae*)[133] sind auch bei uns im Supermarkt erhältlich und werden in der Küche als Gewürz verwendet. Zu Heilungszwecken zieht man hauptsächlich das **ätherische Lemongrasöl** heran, das gegen Mikroorganismen (Bakterien, Pilze, Viren), fiebersenkend, schmerzlindernd, zusammenziehend, beruhigend und antidepressiv wirkt. Darüber hinaus stärkt es Nerven und schwache Muskulatur.[134]

Lemongrasöl für Zähne, Zahnfleisch und Zahnhalteapparat

Das ätherische Öl vom Zitronengras ist wirksam gegen Amöben, Mycobakterien und Pilze.[135] Es hemmt außerdem das Wachstum von Mikroorganismen wie *Actinomyces naeslundii* und *Porphyromonas gingivalis,*[136] die besonders gefährlich für den Zahnhalteapparat sind.

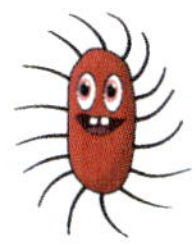

Mundwasser mit Lemongrasöl hat sich als effektive Unterstützung bei der Parodontitis-Therapie erwiesen:[137] In einer Studie gurgelten Patienten mit einer moderaten *Gingivitis* mit unterschiedlichen Konzentrationen von ätherischem Lemongrasöl. Die anschließende Überprüfung des Glutathion-Levels (Antioxidans) der Probanden zeigte, dass eine 2-prozentige Lösung den Heilungsprozess bei der Entzündung des Zahnfleischs und des Zahnhalteapparats besser unterstützt als andere Konzentrationen.[138]

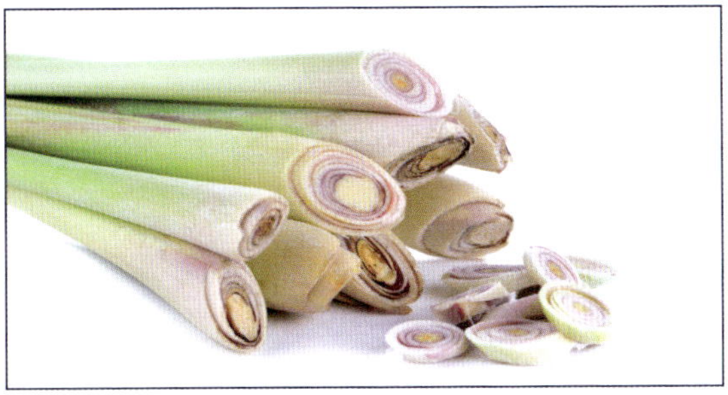

Auch in anderen Untersuchungen konnte eine antioxidative Wirkung durch Spülungen mit Lemongrasöl (0,1- bis 0,5-prozentigen Lösungen), insbesondere nach einer Zahnreinigung, festgestellt werden.[139]

Mit Lemongras richtig behandeln – Praxistipps …

… für die Mundgesundheit

Lemongras-Mundspülung

Spülen Sie Ihren Mund mit einer 2-prozentiger Lemongras-Lösung. Vielleicht kann Ihr Apotheker Ihnen eine solche Lösung herstellen. Sie geben dafür etwa 2 bis 3 Tropfen Lemongrasöl in ungefähr 1 Teelöffel Wasser oder Speiseöl (siehe Infokasten Seite 152). Diese Spülung ist hilfreich, um entzündetes (und blutendes) Zahnfleisch zu behandeln.

Info

Mundwässer mit ätherischen Ölen selbst herstellen

Ätherische Öle sind in Wasser und somit auch im Tee *nicht* löslich. Um eine Mundspülung mit ihnen herzustellen, braucht es einen Emulgator wie beispielsweise Honig und (notfalls auch) Salzlösungen.

Ein alkoholfreier und veganer Emulgator ist *Solubol NV®*, der aus Bienenwachs, Fettsäuren, Glyzerin von Sonnenblumenöl, Lecithin von Soja, Propolis, Rosmarinextrakt, Triglyceride, Vitamin E und Wasser besteht. (Bezugsquellen siehe Seite 236)

Mischen Sie das ätherische Öl im Verhältnis 1 zu 4 mit *Solubol NV®*.[140] Besonders einfach ist das, wenn Sie beispielsweise ein braunes 5-Milliliter-Glasfläschchen kaufen. Mit einer 5-Milliliter-Spritze oder -Pipette oder einem 10-Milliliter-Messzylinder – **Das alles ist online erhältlich!** – können Sie nun 1 Milliliter ätherisches Öl abmessen und in das Glasfläschchen einfüllen und das Ganze (die verbleibenden 4 Milliliter) mit *Solubol NV®* auffüllen. Wichtig ist, dass Sie das Glasfläschchen vor dem Verwenden stets gut schütteln.

Sie können anschließend 3 bis 20 Tropfen dieser Öl-Emulgator-Lösung in 5 Milliliter (etwa 1 Teelöffel; siehe Infokasten Seite 127) Wasser oder Tee geben, um damit zu gurgeln oder Ihren Mund zu spülen.

Melisse (Zitronenmelisse; Melissa officinalis)

„Die Melisse hat die Kraft von 15 Kräutern."
Hildegard von Bingen (1098–1179)[141]

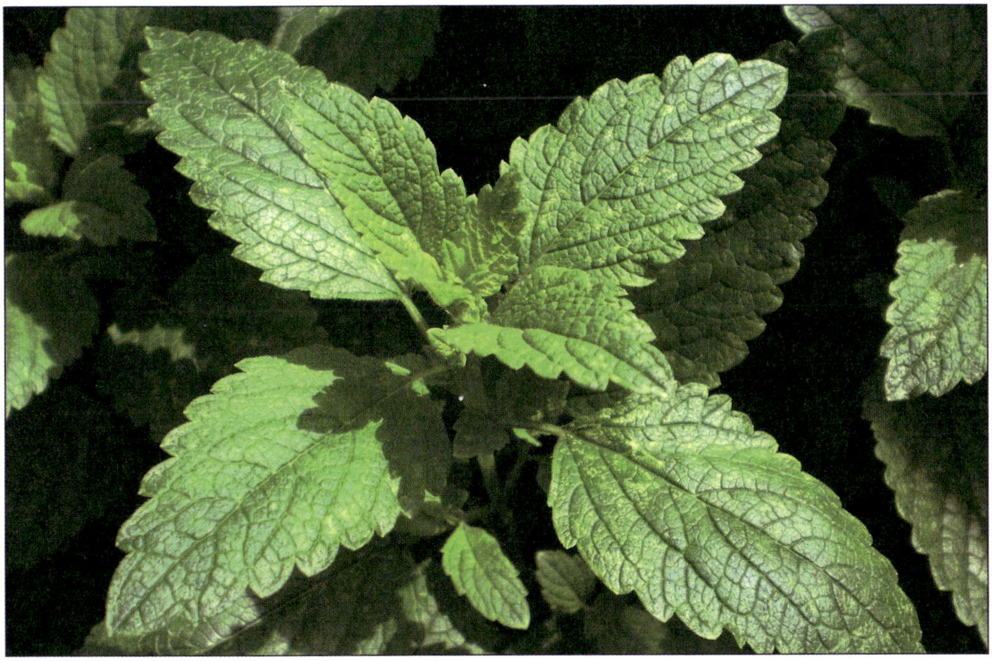

Eigenschaften und Wirkungen von Melisse

Die zur Familie der Lippenblütler (*Lamiaceae*) gehörende Pflanze stammt aus dem östlichen Mittelmeerraum und aus Westasien. Zu Heilungszwecken nutzt man die Laubblätter oder das ätherische Öl.[142] Diese Pflanze hilft gegen Angst, Kopfschmerzen, Herzrasen, bei Schild drüsenüberfunktion[143] und als Mundpflege- und Mundtherapeutikum. Heute sind folgende Wirkungen der Zitronenmelisse bekannt:

- **antidepressiv**[144]
- **antibakteriell**[145]
- **antiviral,**[146] z. B. gegen Grippeviren[147]
- **krampflösend**

- **senkt den Histamin-Spiegel** (Histamin wird bei Allergien ausgeschüttet)[148]
- **unterstützt die Kalium-Aufnahme** (Wenn der Körper Schwierigkeiten hat, Kalium aufzunehmen, hilft die Melisse dabei, dass es aufgenommen wird.[149])

Mögliche Nebenwirkungen bei der Verwendung von Melisse

Während der Schwangerschaft verwenden Sie die Zitronenmelisse bitte nur unter ärztlicher Kontrolle.[150] Bei Säuglingen sollte sie - wenn überhaupt - nur in sehr geringer Konzentration (weniger als 0,5 Prozent) eingesetzt werden.[151]

Melisse für Zähne, Zahnfleisch und Zahnhalteapparat

Im Mundbereich wirkt Zitronenmelisse gegen zahlreiche für die Mundgesundheit problematische Keime: *Actinomyces odontolyticus, Capnocytophaga gingivalis, Eikenella corrodens, Fusobacterium nucleatum, Peptostreptococcus micros, Porphyromonas gingivalis, Prevotella spp.* und *Veillonella parvula.*[152]

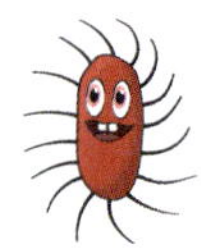

Außerdem agiert die Melisse gegen *Herpes simplex*-Virus Typ 1, der den Lippenherpes auslöst.[153]

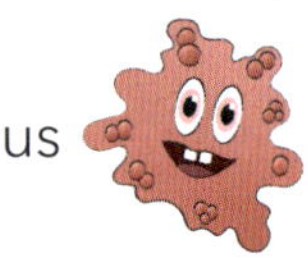

Mit Melisse richtig behandeln - Praxistipps ...

... für die Mundgesundheit

Zitronenmelissentee

Übergießen Sie 2 bis 3 Teelöffel Blätter (siehe Infokasten Seite 127) mit 250 Millilitern kochendem Wasser. Lassen Sie das Ganze etwa 10 Minuten ziehen und seihen Sie es dann ab.[154]

Gegen ***Herpes*** trinken Sie Tee und legen die ausgedrückten Teeblätter auf die schmerzenden Stellen.

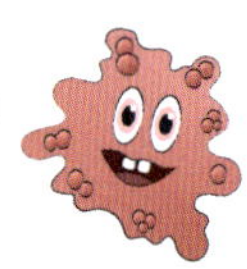

Wissenschaftliche Fakten

Zitronenmelissentee ist stärker gegen Viren wirksam als das Melissenöl. Verantwortlich sind hierfür hochmolekulare Zucker (Arabinogalactane) im wässrigen Auszug. Diese hemmen die Vermehrung der Viren.[155]

Ätherisches Melissenöl

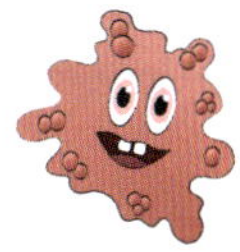

Der *Herpes simplex*-Virus Typ 2 wird durch *Melissa officinalis*-Öl in der Vermehrung gehemmt.[156]

Achtung! Achten Sie beim Kauf darauf, dass es sich um naturreines ätherisches Öl handelt. Auf Märkten werden immer wieder Melissenöle unter dem Namen *Melissa indicum* oder „ostindisches Melissenöl" angeboten, bei denen es sich in Wahrheit nicht um Melisse, sondern um Citronella handelt. Citronella duftet zwar wie Melisse, hat jedoch eine andere Wirkung.[157] Daher bitte auf den botanischen Namen *Melissa officinalis* und auf eine gute Qualität achten.

... für die allgemeine Anwendung

Der Tee wirkt abführend, antioxidativ, ausgleichend, durchblutungsfördernd, fiebersenkend, krampflösend, stimulierend und verhindert Narben.[158]

Zur Schmerzbehandlung mischen Sie 1 Tropfen ätherisches Zitronenmelissenöl auf 10 Tropfen Speiseöl (Kokos- oder Olivenöl) und tragen dieses **Zitronenmelissen-Öl** bei Kopfschmerzen[159] und sehr angespannter Haut[160] auf Nacken, Stirn und/oder Schläfen auf.

Minze (Grüne Minze; Mentha spicata)

„Die Minze kühlt den Kopf, der heiß, und wärmt den kalten Magen.
Sie birgt ein Feuer und ein Eis für unser Wohlbehagen.
Drum trägt zur Kirche in der Hand das Mägdelein sie im Wendenland.“
Hermann Peters (1848–1920)

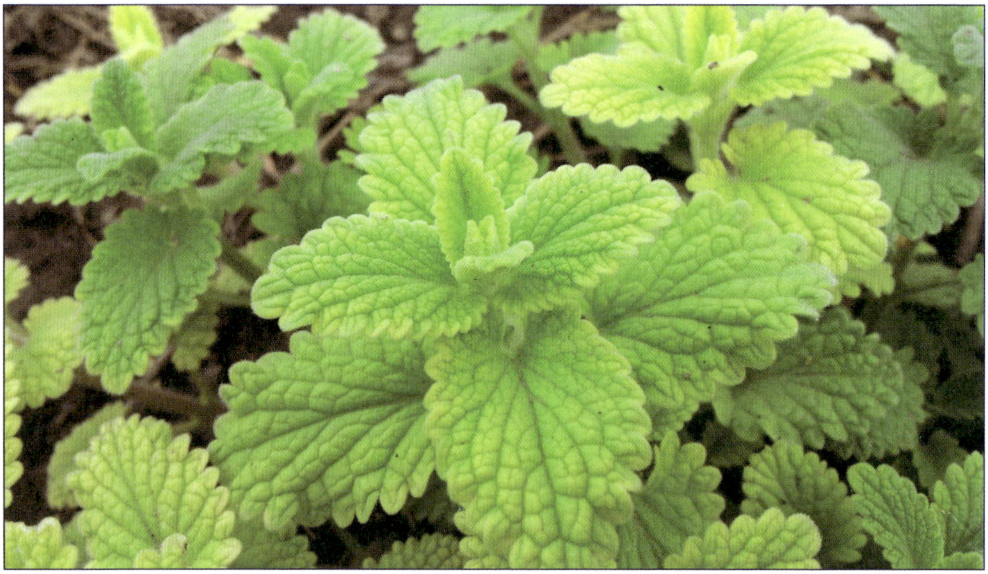

Eigenschaften und Wirkungen von Minze

Die in ganz Europa verbreiteten Minze-Arten gehören zur Familie der Lippenblütler (*Lamiaceae*).[161] Selbst der Duft von getrockneten Minzen kann Fliegen und andere störende Mikroorganismen vertreiben.[162]

Minze für Zähne, Zahnfleisch und Zahnhalteapparat

Die Grüne Minze wirkt stark antibakteriell gegen Erreger, die Zahnbelag verursachen, wie *Streptococcus mutans* und *Streptococcus pyogenes*.[163] Weitere Praxistipps für den Einsatz von Minze im Dienst Ihrer Mundgesundheit finden Sie unter „Pfefferminze“, Seite 162 ff.

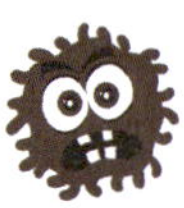

Mit Minze richtig behandeln – Praxistipps …

… für die allgemeine Anwendung

Ätherisches Minzöl

Dieses Öl wirkt antimikrobiell, entblähend, entzündungshemmend, schmerzlindernd und krampflösend. Manche Arten sind hilfreich bei Nerven- und Kopfschmerzen bis hin zu Migräne.[164] Auch die antioxidative Wirkung von Minzöl ist bekannt.[165] Weitere Informationen erhalten Sie unter dem Abschnitt „Ätherisches Pfefferminzöl – Erste Hilfe bei zahlreichen Beschwerden" (Seite 165 f.).

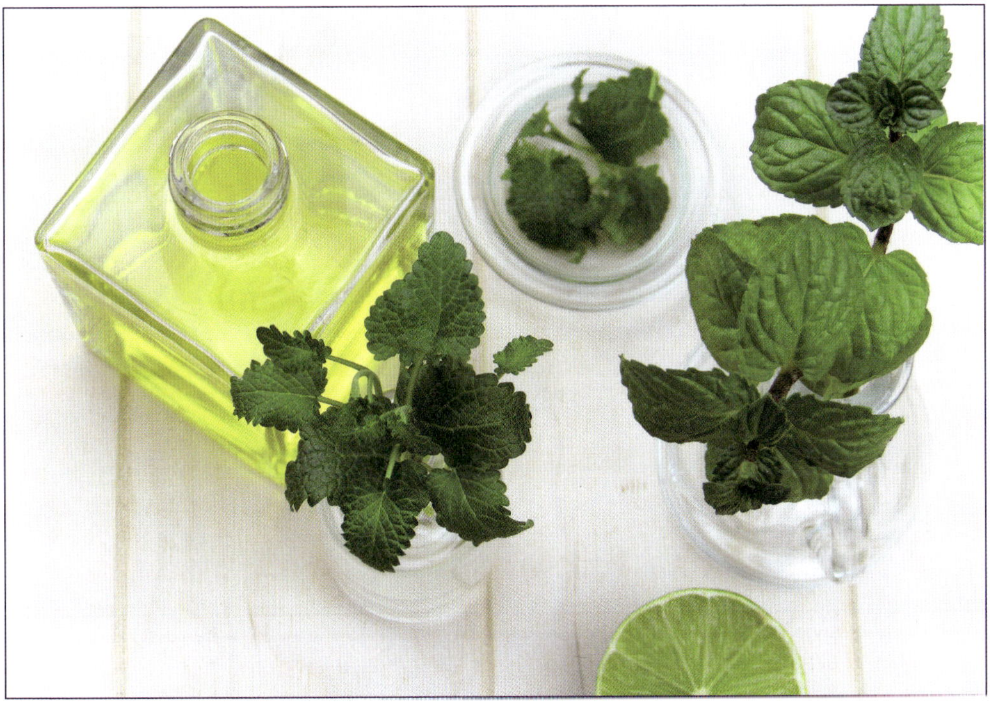

Nelke (Gewürznelke; Syzygium aromaticum)

„Rosen und Nelken
blühen und welken,
aber wie das Immergrün,
so soll unsre Freundschaft blühn."
Alter Kinderreim; Lewalter (1862–1935)

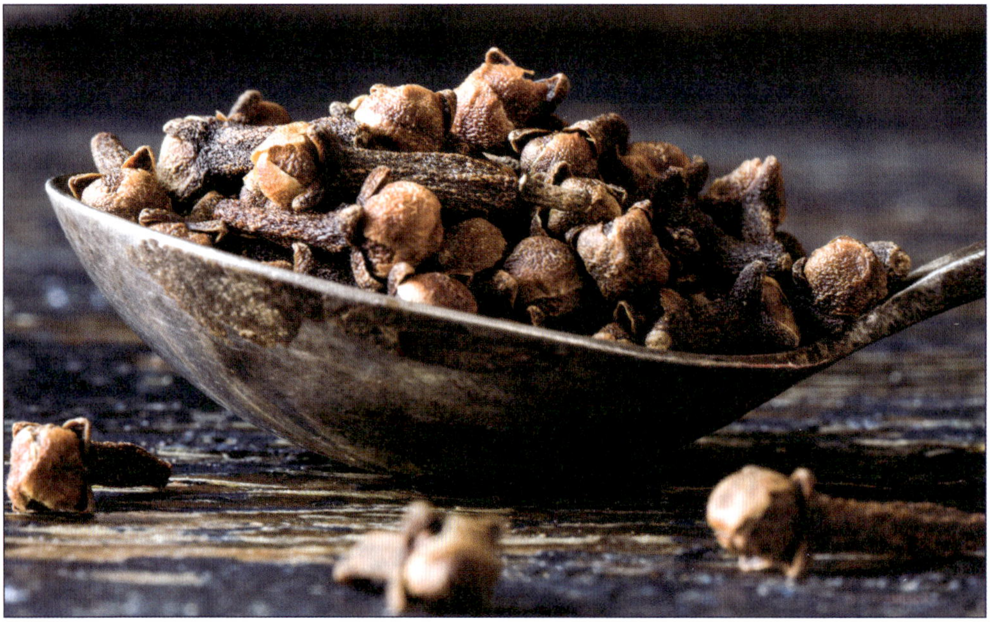

Eigenschaften und Wirkungen von Nelken

Als „Gewürznelken" verwenden wir die getrockneten, stark duftenden und brennend scharf schmeckenden getrockneten Blütenknospen des Gewürznelkenbaums, der ursprünglich auf den Molukken (Gewürzinseln) und den Philippinen beheimatet ist.[166] Sie sind reich an ätherischen Ölen und hochwirksam gegen eine Reihe von Bakterien, Viren, Pilze und Parasiten. So eignen sie sich gut zur Desinfektion und auch bei akuten Infektionen im Mundbereich.[167]

Gewürznelke für Zähne, Zahnfleisch und Zahnhalteapparat

Untersuchungen zeigen, dass Nelken sowohl gegen Karieserreger als auch gegen Mikroorganismen, die den Zahnhalteapparat schädigen (*Staphylococcus aureus)* und gegen *Candida albicans* wirken. Traditionell nutzt man sie wegen ihrer entzündungshemmenden Eigenschaften für das Zahnfleisch und bei Zahnschmerzen.[168] Darüber hinaus setzt man sie zu antioxidativen und schmerzlindernden Zwecken ein. Gegen schlechten Atem helfen Gewürznelken ebenfalls.

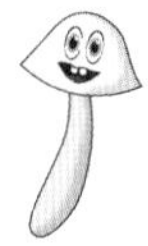

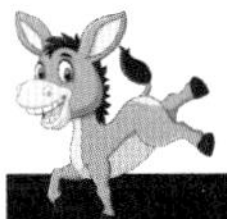

Probieren geht über Studieren!

Es gibt einen einfachen Trick, um den **Wirkstoffgehalt von Nelken** zu **überprüfen**: Drücken Sie mit dem Fingernagel in die getrocknete Blütenknospe hinein. Bei frischer Ware tritt nun etwas Öl aus der Nelke aus. Oder geben Sie eine Nelke ins Wasser. Da Nelkenöl schwerer ist als Wasser, sinken frische Nelken, die reich sind an ätherischem Öl, zu Boden. Mit der Zeit aber verdunstet das Öl und so schwimmen ältere Nelken auf dem Wasser. Solche an Inhaltsstoffen „leeren" Nelken werden dann bei der Schmerzbehandlung kaum besonders hilfreich sein.[169]

Mit Nelke richtig behandeln – Praxistipps ...

... für die Mundgesundheit

Nelken-Öl

Ätherisches Nelkenöl (siehe Seite 161) kann **schmerzende Zähne beruhigen**. Mischen Sie dazu 5 Tropfen Nelkenöl auf etwa 1 Teelöffel (siehe Infokasten Seite 127) Speiseöl (z. B. Olivenöl). Tränken Sie ein Wattestäbchen mit diesem Öl und betupfen Sie damit den schmerzenden Bereich.[170] Zahnfleischentzündungen werden sich mit dieser Behandlung bessern und selbst quälende Zahnschmerzen können durch das Öl oft erträglicher werden.[171]

Info

Eine Lösung zum Mundspülen nach Katharina Zeh[172]
Geben Sie in 1 Glas warmes Wasser je 1 Tropfen Lavendelöl fein, Nelkenknospenöl (siehe rechte Seite), Kamillenöl blau und/oder Teebaumöl. Als Emulgator, damit sich die ätherischen Öle mit dem Wasser mischen, nehmen Sie zusätzich 15 Tropfen *Solubol NV®* (Bezugsquelle Seite 237), etwas Salz oder Honig. Dann spülen Sie Ihren Mund mit dieser Flüssigkeit. Diese Anwendung unterstützt die Mundhygiene und hilft bei Zahnschmerzen.

Mundwasser nach Kurt Ludwig Nübling[173]
In 150 Milliliter Wasser geben Sie 1 Messerspitze Meersalz, je 2 Tropfen Nelkenknospen-, Teebaum-, Manuka- und Pfefferminzöl.

Wichtig! Wenn Sie schwanger sind, sollten Sie ätherisches Nelkenöl nicht verwenden. Zudem muss es sparsam dosiert werden, da es rasch zu Irritationen der Haut führen kann.

Gewürznelkentinktur

Befüllen Sie ein Gefäß aus braunem Glas mit Gewürznelken, die Sie zuvor mit einem Nudelholz grob zerkleinert haben. Das sollte fast vollständig mit den Krümeln gefüllt sein. Anschließend gießen Sie das Ganze randvoll mit dem hochprozentigen Alkohol auf. (Wichtig ist, dass die Nelken gut bedeckt sind.) Das gut verschlossene Behältnis lassen Sie nun 3 Wochen an einem warmen Ort stehen und schütteln es immer wieder einmal gut durch. Anschließend abseihen und in ein ebenfalls dunkles Glasgefäß abfüllen.

Diese Tinktur ist eine Alternative zum ätherischen Nelkenöl. Sie ist nützlich sowohl in der Ersten Hilfe, etwa bei Zahnschmerzen (hier den

Zahn mit der Tinktur betupfen oder das Öl auf einen Wattebausch geben und diesen auf dem betreffenden Zahn platzieren), als auch in der Küche als Würzmittel.[174]

… für die allgemeine Anwendung

Ätherisches Nelkenöl

Ätherisches Nelkenöl kann **aus Nelkenblättern oder aus Nelkenknospen** gewonnen werden. Es hat einen Eugenol-Gehalt von bis zu 95 Prozent.[175] Dieser Wirkstoff, der u. a. auch in Zimtölen, Lorbeer, Basilikum und Muskat vorkommt, wirkt antiseptisch und schmerzlindernd.[176]

Achtung! Schwangere und Kleinkinder sollten dieses ätherische Öl von der Nelke nicht verwenden. Wer Blutgerinnungsstörungen hat und *Aspirin*® oder ein Arzneimittel mit Heparin oder *Marcumar*® einnimmt, sollte ebenfalls besser die Finger davon lassen. Eugenol verlangsamt die Aktivität der Blutplättchen, die für die Blutgerinnung verantwortlich sind.[177] Es gibt außerdem Menschen, die allergisch auf Nelkenöl reagieren.

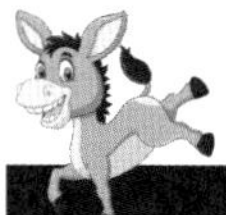

Probieren geht über Studieren!

Wenn Sie testen wollen, ob Sie eine unbekannte Allergie gegen Nelkenöl haben, riechen Sie vorsichtig an dem Öl. Wenn bereits der Duft Ihre Augen reizt oder in der Nase kribbelt, verwenden Sie das Öl bitte nicht.[178]

Pfefferminze (Mentha piperita)

„Wer alle Kräfte, Arten und Namen der Minzen
vollständig aufzählen kann,
ebenso gut auch sagen könnte,
wie viele Fische im Roten Meer schwimmen
und wie viel Funken der Ätna wirft."
Walahfrid Strabo in Hortulus (9. Jahrhundert)

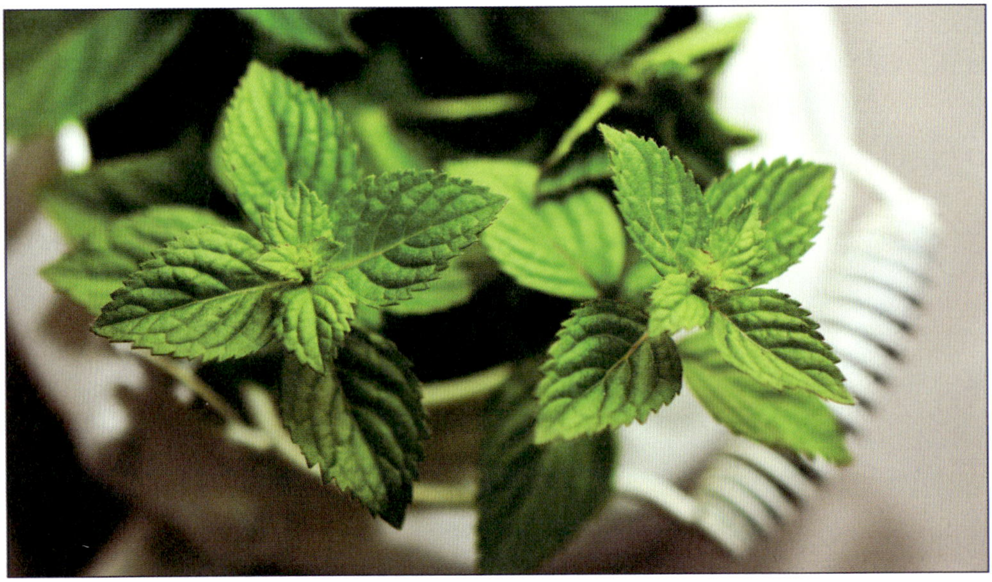

Eigenschaften und Wirkungen von Pfefferminze

Die Pfefferminze stammt wahrscheinlich aus Ostasien. Sie wächst etwa 60 Zentimeter hoch.[179] Ihre Blätter enthalten ätherisches Pfefferminzöl und werden gern als Tee oder Gewürz verwendet. In getrockneten Pfefferminzblättern finden sich zudem zahlreiche Mineralstoffe wie Kalium, Kalzium, Magnesium, Natrium und kleinere Mengen an Mangan, Kupfer und Zink sowie Spuren an Chrom, Jod und Selen[180] sowie Polyphenole[181]. Einige Inhaltsstoffe haben antibakterielle Eigenschaften.[182] Am stärksten wirkt hier jedoch Menthol.[183]

Pfefferminze ist gegen Bakterien (u. a. *E. coli, Haemophilus influenzae, Streptococcus pneumoniae* und *Streptococcus pyogenes*),[184] Viren (*Herpes simplex*-Virus Typ 1 und 2, HIV),[185] bestimmte Tumorzellen[186] und Allergien[187] effektiv. Sie „moduliert" die Leber- und Nierenfunktion.[188] Auf das Nervensystem wirkt sie schmerzlindernd und betäubend.

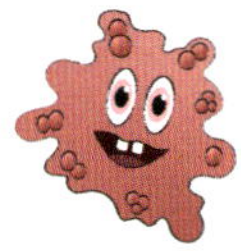

Mögliche Nebenwirkungen bei der Verwendung von Pfefferminze
Von Pfefferminzblättern sind keine Nebenwirkungen bekannt. Wer das ätherische Öl einnimmt, kann Magenschmerzen provozieren.[189]

Pfefferminze für Zähne, Zahnfleisch und Zahnhalteapparat
Das in der Pfefferminze enthaltene Menthol betäubt lokal die Mundschleimhaut. Zudem regt die Pfefferminze die Durchblutung an.[190] Darüber hinaus wirkt sie antioxidativ und antientzündlich.[191]

Info

Pfefferminze und Homöopathie - Kein einfaches Verhältnis!
Viele Homöopathen raten deutlich vom Einsatz der Minze während der homöopathischen Behandlung ab. Diese Warnung bezieht sich beispielsweise auf Produkte wie Zahnpasta, Kaugummis, Bonbons bis hin zum Tee. Als Begründung wird angegeben, dass die Pfefferminze die potenzierten homöopathischen Mittel in ihrer Wirkung einschränke.[192]

In Samuel Hahnemanns (1755–1843) Schriften allerdings findet sich dieser Hinweis nicht in Bezug auf Pfefferminzöl, sondern auf das Kampferöl. Letzteres enthält ein Keton, das in der Pfefferminze nicht enthalten ist. Ob und welche Ketone die Wirksamkeit homöopathischer Mittel beeinträchtigen, das ist unklar.[193]

Mit Pfefferminze richtig behandeln - Praxistipps ...

... für die Mundgesundheit

Pfefferminzöl

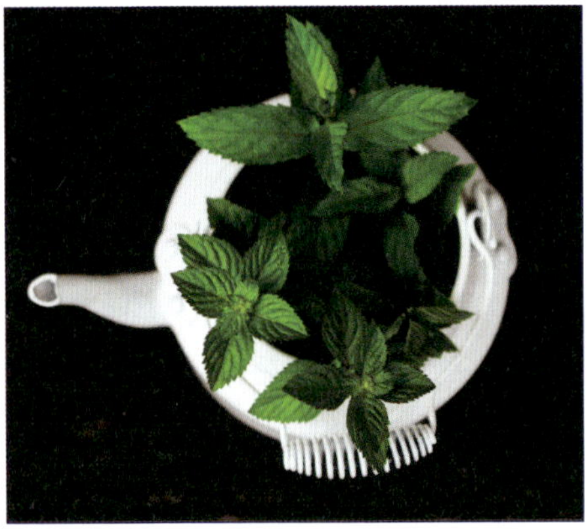

Dieses ätherische Öl (siehe auch unten) erweitert die Gefäße und verstärkt so die Durchblutung, was gerade im „Endstromgebiet" des Mundes hilfreich sein kann. Interessant ist, dass Pfefferminzöl einen stark kühlenden Effekt hat und es trotzdem zu einer nachweislichen Durchblutungssteigerung kommt.[194]

Auf ***Herpes*-Bläschen** geben Sie direkt 1 Tropfen Pfefferminzöl.

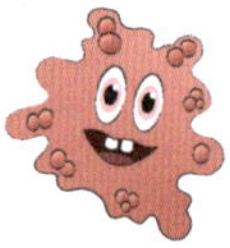

Pfefferminz-Mundspülung

Zur Behandlung von Zahnfleischentzündungen und für mehr Atemfrische hilft eine Mundspülung, die Sie aus 250 Millilitern Wasser, 1 Teelöffel Propolis-Tinktur (siehe Infokasten Seite 127) und 3 Tropfen Pfefferminzöl herstellen.[195] Den Mund spülen Sie mehrmals täglich über einen längeren Zeitraum damit.

... für die allgemeine Anwendung

Pfefferminztee

Übergießen Sie 1 Teelöffel Pfefferminzkraut (siehe Infokasten Seite 127) mit 250 Millilitern kochendem Wasser und lassen Sie das Ganze ungefähr 10 Minuten ziehen. Anschließend abseihen und genießen.

Achtung! Bitte trinken Sie nicht jeden Tag Pfefferminztee, denn: Die Pfefferminze ist eine wichtige Heilpflanze und würde so ihre Wirkung verlieren. Für eine Kur können Sie 2 bis 3 Wochen täglich 1 Tasse bis 1 Kanne Tee trinken. Dann pausieren Sie aber bitte wieder.[196]

Ätherisches Pfefferminzöl: Erste Hilfe bei zahlreichen Beschwerden

Sie können sich und Ihren Lieben in vielen Situationen, bei verschiedensten Beschwerden mit Pfefferminzöl Erleichterung und Linderung verschaffen. So etwa bei

- **drohender Ohnmacht, Schock oder plötzlicher Übelkeit:** Geben Sie 1 bis 2 Tropfen auf ein Taschentuch oder einen Wattebausch und halten Sie es/ihn der betroffenen Person unter die Nase. Sie soll nun tief ein- und ausatmen;[197]
- **Spannungskopfschmerzen:** Hier ist die Wirkung von Pfefferminzöl vergleichbar mit der Anwendung von Schmerzmitteln wie Paracetamol oder *Aspirin®*. Die gleichzeitige Verwendung von Pfefferminzöl und Paracetamol erhöht die Wirksamkeit.[198] Pfefferminzöl hilft bei Kopfschmerzen, Migräne bis hin zu den Schmerzen einer *Trigeminusneuralgie*[199] und Zahnschmerzen[200]. Reiben Sie die betreffenden Stellen mit purem Öl oder mit einer Mischung mit einem Speiseöl ein. Sehr gut wirkt auch eine Mischung mit *Magnesiumöl Original Zechstein* (z. B. 1 Tropfen Pfefferminzöl auf 1 Teelöffel Magnesiumöl; siehe Infokasten Seite 127);
- **Reiseübelkeit:** Träufeln Sie 1 bis 2 Tropfen auf ein Taschentuch oder einen Wattebausch und riechen Sie immer wieder daran. Während der Autofahrt können Sie das Tuch auch einfach in die Mitte des Wagens legen;[201]
- **Insektenstichen:** Bei Wespenstichen hat sich das Betupfen der Stiche mit 1 bis 2 Tropfen Pfefferminzöl bewährt. Es kühlt umgehend und mindert den Schmerz;[202]
- **Schnittwunden:** Geben Sie 1 Tropfen Öl auf die Wunde. Es wirkt desinfizierend und wundheilend.

Achtung! Offiziell wird empfohlen, **Pfefferminzöl nicht in der Schwangerschaft** zu verwenden. Andererseits kann es gegen Schwangerschaftsübelkeit helfen, wenn 1 Tropfen Öl auf ein Taschentuch aufgetragen wird und die Schwangere daran riecht. Voraussetzung ist natürlich, dass sie den Duft als angenehm empfindet.[203]

Kleinkinder sollten **nicht in Kontakt mit Pfefferminzöl kommen** – auch nicht mit dem Öl in Duftlampen, in Speisen oder Getränken. Pfefferminzöl kann eine Anspannung der glatten Muskulatur bewirken und bei Kleinkindern zu Atemnot führen. Im Ernstfall sofort stark lüften und/oder das Kind an die frische Luft bringen.[204] Pfefferminzöl kühlt im ersten Moment, bevor es zu einer wärmenden Gegenreaktion kommt. Es entsteht ein Gefühl von „Eis und heiß", das für viele Kleinkinder irritierend ist.[205]

Es gibt keine Berichte über eine chronisch toxische Wirkung von Pfefferminzöl, obgleich es kontraindiziert ist bei Patienten mit Gallenblasen-, Gallengang- oder Leberstörungen. **Vorsichtig** mit ätherischem Pfefferminzöl sollten Sie auch bei Sodbrennen, Eingeweideverlagerungen infolge von einem Bruch, Nierensteinen[206] sowie bei Magenbeschwerden[207] sein.

Gerade wenn Sie Einschlafschwierigkeiten haben, verzichten Sie am späten Nachmittag bitte auf Pfefferminzöl, denn es kann Ihre Schwierigkeiten verstärken.[208]

Rose (Damaszener-Rose; Rosa damascena)

„Die Rose spricht alle Sprachen der Welt."
Ralph Waldo Emerson (1803–1882)

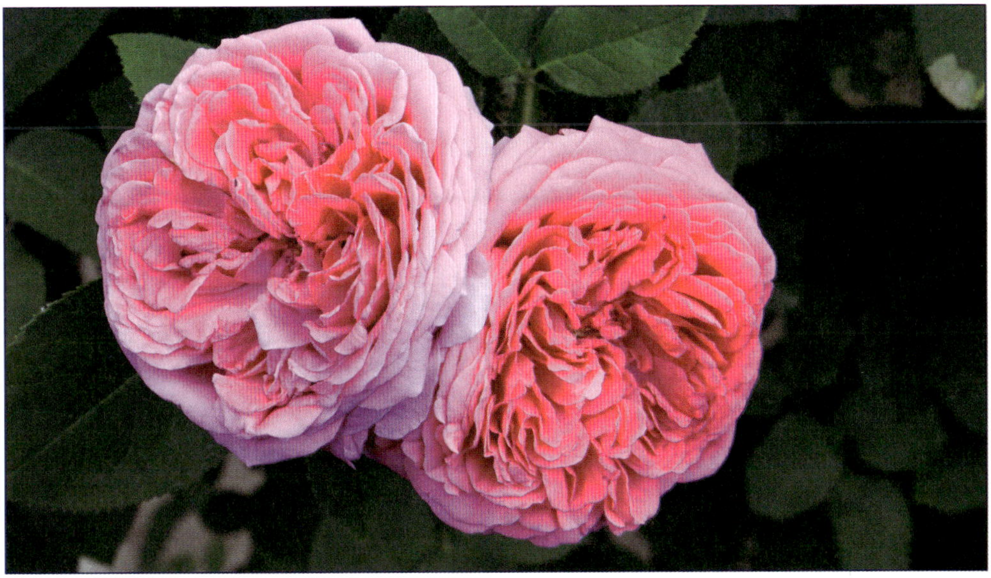

Eigenschaften und Wirkungen von Rose

Damaszener-Rosen sind eine Zuchtform der Rose aus Kleinasien – mit schwerem, betörendem Duft. Sie zählen zu den „alten Rosen" und werden schon seit der Antike kultiviert. Aus ihren Blüten werden Rosenöl und Rosenwasser gewonnen.

Blüte, Blütenblätter und Saat enthalten Terpene, Flavonoide, Anthocyanine.[209] Darüber hinaus Vitamin C,[210] Kaempferol und Quercetin[211]. Die enthaltenen Phenole haben vielfältige pharmakologische Effekte: Sie wirken antidepressiv, antioxidativ, entzündungshemmend, als Fänger freier Radikale und sie hemmen Tumore und Mutationen.[212]

Vom **ätherischen Rosenöl** kannte man bis zum Jahr 1995 etwa 120 Inhaltsstoffe. Aufgrund von gaschromatografischen Analysen wusste man allerdings, dass es noch über 550 unbekannte gibt.[213]

Die Rose wirkt

- **antibakteriell:** Das ätherische Rosenöl hat auch eine starke Wirkung gegen schädliche Erreger wie *Escherichia coli, Pseudomonas aeruginosa, B. subtilis, Staphylococcus aureus, Chromobacterium violaceum* und *Erwinia carotovora*-Stämme;[214]
- **antidiabetisch**;
- **antiepileptisch** durch die Inhaltsstoffe Eugenol und Geraniol;[215]
- **antioxitativ:** Der Extrakt (Rosenwasser, Rosentinktur) und das ätherische Öl[216] haben eine hohe antioxidative Wirkung[217];
- **antiviral,** z. B. gegen HIV (Rosentinktur und Rosenwasser);[218]
- **beruhigend**;
- **Hustenreiz lindernd**;
- **entzündungshemmend:** Während das ätherische Öl nicht gegen Entzündungen wirkt, zeigt der Extrakt eine deutliche Verringerung von Schwellung.[219] Vielleicht ist Vitamin C daran beteiligt,[220] das sowohl antioxidative wie auch entzündungshemmende Eigenschaften hat.[221]

Rose für Zähne, Zahnfleisch und Zahnhalteapparat

Laut dem für Europa zuständigen *Committee on Herbal Medicinal Products* (HMPC; wissenschaftliches Gremium für medizinische Pflanzenprodukte) kann man die getrockneten Blüten der Damaszener-Rose als Tee (zu den Maßangaben siehe nächste Seite unter „Rosenblütentee") bei leichten **Entzündungen der Mund- und Rachenschleimhaut** einsetzen.[222]

Im Mundraum agiert das **ätherische Rosenöl** gegen unterschiedliche Erreger wie

- **Bakterien**: *Streptococcus mutans, S. sanguines* und *S. sorbinus*[223]und
- **Pilze**: *Candida albicans*[224].

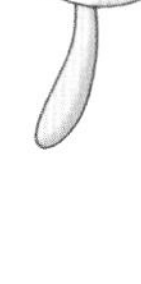

Mit Rose richtig behandeln – Praxistipps …

… für die Mundgesundheit

Rosenblütentee

1 Teelöffel getrocknete Rosenblätter (siehe Infokasten Seite 127) für 150 bis 200 Milliliter heißes Wasser nehmen. Diesen Teeaufguss lassen Sie etwa 10 Minuten ziehen, seihen ihn anschließend ab und genießen ihn.[225] Der Tee mischt sich gut mit Geschwistern der Rosenfamilie, den *Rosaceae*, wie Brombeer-, Himbeer- und Frauenmantelblättern.[226] Den Tee können Sie trinken oder auch mehrmals täglich damit gurgeln oder den Mund spülen.[227]

Das **Rosenblüten-Öl auf Olivenölbasis** (siehe Seite 170) können Sie zum Ölziehen verwenden.

Sie können **Rosenhydrolat** allein oder gemischt mit Pfefferminzwasser (siehe unten und Seite 170) als Mundspülung nutzen.[228]

… für die allgemeine Anwendung

Rosenhydrolat

Rosenhydrolat ist erfrischend, hemmt Entzündungen, wirkt keimtötend und Sie können es bei Verbrennungen und starkem Hautjucken (z. B. bei *Neurodermitis*) verwenden. Auch zum Reinigen von Wunden und als Augenspülung ist es nützlich. Es wirkt abschwellend, regenerierend, epithelisierend*, krampflösend und gallentreibend. Früher schätzte man seine lokal betäubende Wirkung.[229]

Rosenhydrolat können Sie im Bioladen, über die Apotheke oder im Internet erwerben. Wie konzentriert die Inhaltsstoffe im Hydrolat sind, das hängt vom Herstellungsverfahren und dem Destillateur ab. Selbst hergestelltes Rosenblütenwasser wird nicht die gleiche Zusammensetzung wie ein professionell hergestelltes Hydrolat haben.

---

* Betrifft die letzte Phase der Wundheilung: Eine dünne Schicht Hautzellen verschließt die Wunde

Info

Duftendes Rosenblütenwasser selbst herstellen

Wenn Sie Rosenblütenwasser selbst herstellen möchten, verwenden Sie bitte die Blüten von ungespritzten Rosen.

Auf 1 Liter Wasser (in Quellwasserqualität) geben Sie 300 Gramm frische duftende Rosenblüten – gern als ganze Blüten, nicht nur die Blütenblätter. Mitbewohner wie Würmer, Läuse und Käfer sollten jedoch vorher abgeschüttelt werden. Kochen Sie das Ganze kurz auf und lassen Sie es anschließend ungefähr 15 Minuten ziehen. Nach dem Abseihen ist das Rosenwasser etwa 1 Woche im Kühlschrank haltbar. Im Gegensatz zu gekauften Varianten hat es meist die Farbe der Rosen, da es nicht destilliert wurde.[230]

Rosenblüten-Öl auf Olivenölbasis

Odo Magdunensis (11. Jahrhundert) hat die Herstellung von Rosenöl auf Basis von Olivenöl im *Macer floridus*[231] beschrieben: Man nehme 30 Gramm gereinigte Rosenblüten und mische diese mit 330 Millilitern gutem Olivenöl. Alles zusammen in einem gut verschlossenen dunklen Glasgefäß 1 Woche lang in der Sonne ziehen lassen, dann abseihen.

Dieses Rosenblüten-Öl ist ein geschätztes Mittel zur Wundbehandlung.[232] Sie können es auch zum Ölziehen nehmen.

Rosmarin (Meertau; Rosmarinus officinalis)

„Der Brautkranz, gewunden aus Rosmarin, erhält die Liebe ewig grün."

Deutsches Sprichwort[233]

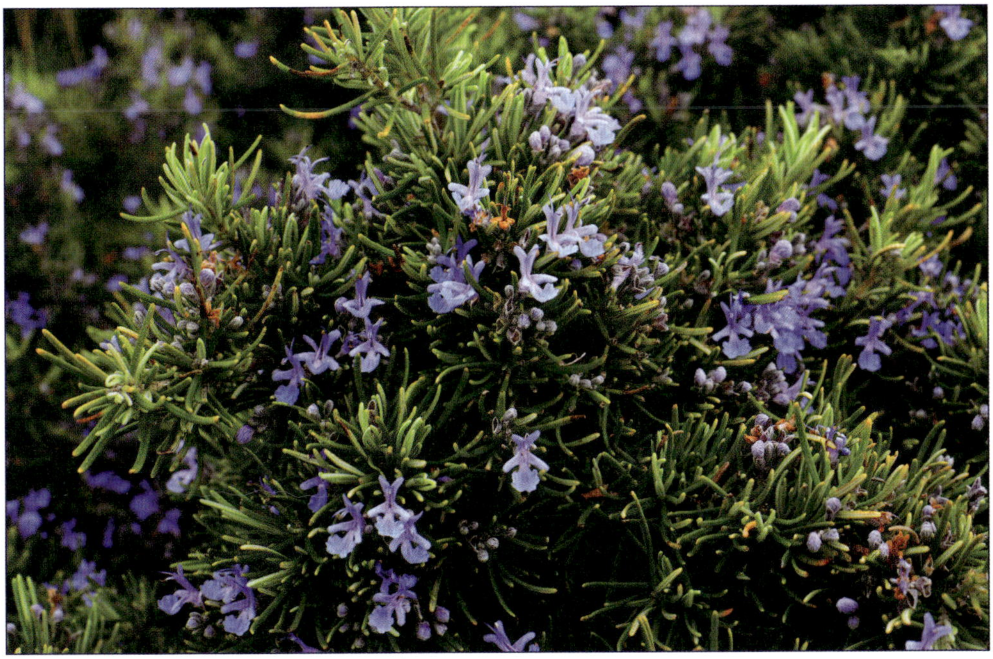

Eigenschaften und Wirkungen von Rosmarin

Dieser immergrüne Strauch duftet intensiv aromatisch und die Blätter des Rosmarins haben einen harzigen, leicht bitteren Geschmack. Die Pflanze gehört zur Familie der Lippenblütler (*Lamiaceae*), kann bis zu 2 Meter hoch werden und wächst wild im Mittelmeerraum bis zum Schwarzen Meer.

Weltweit nutzen Menschen Rosmarin in der Küche als Gewürz.[234] Der medizinische Einsatz gründet auf seinen antirheumatischen, entblähenden, entzündungshemmenden, krampflösenden, leberschützenden, schmerzlindernden, krebs-[235] sowie UV- und Gamma-Strahlen bekämpfenden Eigenschaften. Darüber hinaus lindert er Stress.[236]

Rosmarin für Zähne, Zahnfleisch und Zahnhalteapparat
Rosmarin wirkt gegen Keime wie *Staphylococcus aureus, Staphylococcus albus,* aber auch gegen *Escherichia coli* und den Cholera-Erreger (*Vibrio cholerae*).[237]

Mit Rosmarin richtig behandeln – Praxistipps …

… für die Mundgesundheit

Rosmarinöl

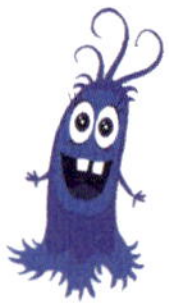

Das ätherische Öl vom Rosmarin enthält Flavonoide.[238] Seine Effektivität gegen potenziell schädliche Mundkeime (Laktobazillen, *Pseudomonas*[239], *Streptococcus mutans, S. sanguines* und *S. sorbinus*) ist bereits untersucht.[240]

… für die allgemeine Anwendung

Rosamarintee
Der Tee aus frischen oder getrockneten Blättern schützt durch seine antioxidative Wirkung vor freien Radikalen.[241] Nehmen Sie hierfür 1 Teelöffel getrockneten Rosmarin (siehe Infokasten Seite 127) und übergießen Sie ihn mit 250 Millilitern kochendem Wasser. Lassen Sie das Ganze etwa 10 Minuten ziehen und seihen Sie es anschließend ab.

Als **Aufbaukur zur Körperstärkung** trinken Sie täglich 2 Tassen davon. Eine solche Teekur ist geeignet, wenn beispielsweise die Gedächtnisleistung nachlässt, die Nerven nicht mehr mitspielen wollen und sich Magen, Muskeln wie Gelenke verkrampfen (organische Ursachen bitte vorher ärztlich abklären).[242]

Rosmarinwasser
Rosmarinwasser hat antioxidative, krampflösende, ausgleichende und beruhigende Effekte. Seine entzündungshemmenden und schmerzlin-

dernden Wirkungen sind nützlich bei Entzündungen der Haut und der Schleimhaut. Mit Rosmarinwasser behandelt, verschließen sich Wunden schneller. Als eine Ursache vermuten Forscher die Wirksamkeit von Rosmarin gegen Mikroorganismen (Bakterien, Viren, Pilze).[243]

Rosmarinöl

Lokal angewendet, wirkt das ätherische Öl vom Rosmarin schmerzlindernd, durchblutungsfördernd[244] und hautregenerierend. Daher dient es der Behandlung bei Muskel- und Nervenschmerzen.[245]

Kontraindikationen für Rosmarin sind keine bekannt.[246]

Achtung! Hohe Dosen können zu Irritationen des Magens und der Nieren bis hin zu deren Schädigung führen.[247] Die Anregung des Kreislaufs durch Rosmarinöl kann den Blutdruck kurzfristig erhöhen, was für gesunde Menschen kein Problem darstellt. Wer allerdings unter Bluthochdruck leidet, sollte vorsichtig sein.[248] Außerdem enthält Rosmarinöl Kampfer. Sollten Sie sich also in homöopathischer Behandlung befinden: Besprechen Sie mit Ihrem Homöopathen, ob Sie in dieser Zeit Rosmarinöl verwenden dürfen (siehe auch Infokasten Seite 163).[249]

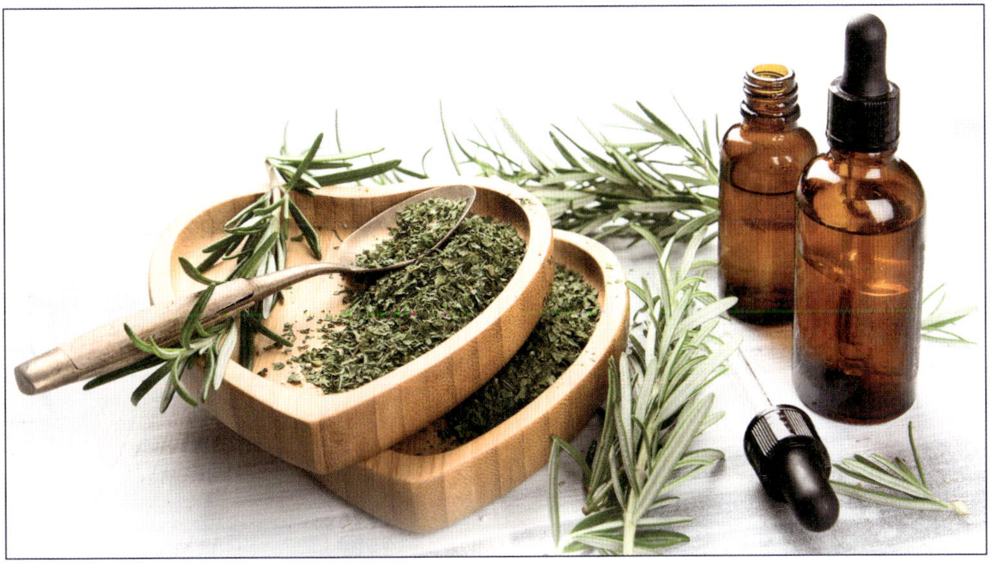

Salbei (Echter Salbei; Salvia officinalis)

„Cur muriatur homo, cui Salva crescit in horto?
Contra vim mortisnon est medicamen in hortis."
(Warum muss der Mensch sterben, wenn im Garten Salbei wächst?
Die Antwort: Gegen den Tod ist kein Kraut gewachsen.)
Alte Lebensweisheit[250]

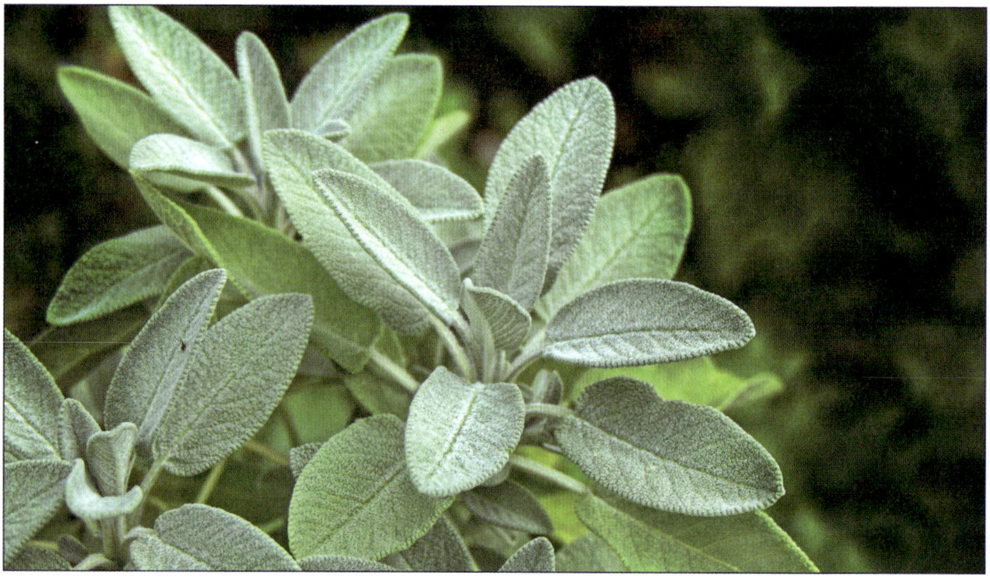

Eigenschaften und Wirkungen von Salbei

Dieses Lippenblütengewächs (*Lamiaceae*) stammt ursprünglich aus dem Mittelmeerraum. Sein Name ist auf das lateinische *salvare* (heilen) bzw. *salvus* (gesund) zurückzuführen.[251]

Salbei hilft gegen Mikroorganismen (Bakterien, Pilze, Malaria-Erreger, Viren) und wirkt antioxidativ sowie entzündungshemmend.[252] Er arbeitet Tumoren und Diabetes entgegen und schützt das Gefäßsystem rund ums Herz.

Salbei hat einen hohen Gehalt an Rosmarin-Säure, die zusammenziehend, entzündungshemmend, antibakteriell und antiviral wirkt.[253]

Mögliche Nebenwirkungen bei der Verwendung von Salbei

In der Schwangerschaft sollten weder das ätherische Öl noch alkoholische Extrakte eingenommen werden. Mundspülungen oder Gurgeln stellen kein Problem dar.[254] Salbei enthält viele Ketone (siehe Infokasten Seite 163). Inwieweit das auf die homöopathische Behandlung Einfluss nimmt, sollten Sie mit Ihrem Therapeuten besprechen.[255]

Bei einer Überdosierung (von mehr als 15 Gramm Salbeiblättern) und/oder dem Gebrauch über längere Zeit kann es zu Nebenwirkungen kommen. Als Ursache wird Thujon angegeben, das zu Herzrasen, Hitzegefühl, Krämpfen und Schwindel führen kann.[256] Wenig oder kein Thujon enthält der Griechische Salbei (*Salvia fruticosa*)[257] - möglicherweise kann er eine Alternative sein.

Salbei für Zähne, Zahnfleisch und Zahnhalteapparat

Seit dem 16. Jahrhundert ist die Nutzung von Salbeiblättern als „Zahnbürste" belegt.[258] Diese Anwendung ist auch heilsam für das Zahnfleisch und den Zahnhalteapparat, wie aktuelle Studien zeigen. Sie können Zähne und Zahnfleisch ganz einfach mit Salbeiblättern einreiben.[259]

Mit Salbei richtig behandeln - Praxistipps ...

... für die Mundgesundheit

Frische Salbeiblätter

Kauen Sie frische Salbeiblätter, damit reinigen, stärken und desinfizieren Sie Zahnfleisch und den Mundraum und wirken Zahnfleischbluten und dem Schwund des Zahnhalteapparates entgegen.[260]

Lavendel-, Salbei- und Rosenwachs

Bei **Wunden in der Mundschleimhaut** und gegen **Entzündungen** infolge von Wunden **im Mund** ist eine Mischung aus Lavendel-, Salbei- und Rosenwachs (Bezugsquelle siehe Seite 237) hilfreich.[261]

Salbeispülungen

Zum **Gurgeln oder als Mundspülung** verwenden Sie am besten:

Tee: Übergießen Sie 1 Teelöffel Salbeiblätter (siehe Infokasten Seite 127) mit 100 Millilitern kochendem Wasser, lassen Sie das Ganze ungefähr 10 Minuten lang ziehen und seihen Sie es anschließend ab. Es ist empfehlenswert, den Tee mindestens 5 Minuten lang durch die Zahnzwischenräume zu ziehen. Widmen Sie dabei den Bereichen besondere Aufmerksamkeit, die Sie kurieren möchten. So können die Gerbstoffe die Mundschleimhäute stärken, was es Erregern schwer macht, sich dort einzunisten. Dieser Tee bietet auch einen Schutz vor Infektionen und kann lockere Zähne wieder festigen.[262]

Ätherisches Öl: Nehmen Sie 2 bis 3 Tropfen Salbeiöl und 10 bis 15 Tropfen *Solubol NV®* (siehe Seite 237), gut gemischt, auf 100 Milliliter Wasser[263] zum Gurgeln oder um den Mund zu spülen.

Salbeiextrakt

Der Extrakt aus Salbei wirkt antiseptisch und entzündungshemmend bei entzündetem Zahnfleisch. [264]

Info

Salbeiwein nach Hildegard von Bingen

Kochen Sie 4 gehäufte Teelöffel frische oder 2 gehäufte Teelöffel getrocknete Salbeiblätter (siehe Infokasten Seite 127) in ½ Liter Weißwein auf und lassen Sie das Ganze anschließend noch 2 bis 3 Minuten weiterköcheln. Den abgeseihten und abgekühlten Salbeiwein können Sie im Kühlschrank in einer dunklen Glasflasche aufbewahren. Erwärmen Sie täglich mehrere Esslöffel davon und genießen Sie den Trunk schluckweise.

Mit Salbeiwein können Sie **Mund- und Körpergeruch lindern**. Nach einigen Tagen sollten sich Erfolge zeigen.[265]

… für die allgemeine Anwendung

Gleichzeitig stärkt das **Kauen von** mindestens **3 frischen Salbeiblättern** täglich Ihre Abwehrkraft, beispielsweise wenn Menschen in Ihrem Umfeld kränkeln.[266]

Ein **Brei aus frischen Salbeiblättern** kann helfen, Blutungen zu stoppen.[267]

Ätherisches Salbeiöl

Salbeiöl enthält über 100 aktive Komponenten, die u. a. bei der Bekämpfung von Bakterien helfen.[268] Es wirkt gegen Infekte und Mikroorganismen (Bakterien, Viren, Pilze) sowie entzündungshemmend, schmerzlindernd und wundheilend (epithelisierend).[269]

Achtung! Unverdünnt sollte man Salbeiöl **niemals anwenden**. Generell lassen Sie bei der innerlichen Anwendung des Öls bitte Vorsicht walten.[270] Schwangere, Säuglinge, Kleinkinder und Menschen, die zu epileptischen und epilepsieähnlichen Anfällen neigen, sollten Salbeiöl meiden. Äußerlich darf es bei Säuglingen nur in sehr niedrigen Dosierungen (0,5 Prozent) verwendet werden.[271]

Salbei-Massageöl zur Narbenbehandlung

Außerdem ist Salbei hilfreich bei der Behandlung von Narben. Die betroffenen Stellen mit einem Salbei-Massageöl massieren.[272] Mischen Sie hierfür ätherisches Salbeiöl mit Weizenkeimöl im Verhältnis 1 zu 10. (Geben Sie beispielsweise 1 Tropfen Salbei- in 10 Tropfen Weizenkeimöl oder, wenn Sie eine größere Menge herstellen möchten, 1 Teelöffel (5 Milliliter) Salbeiöl (siehe Infokasten Seite 127) in 50 Milliliter Weizenkeimöl.

Teebaum (Australischer Teebaum; Melaleuca alternifolia)

„Teebaum ist der am vielseitigsten verwendbare Heiler der Natur."
Lebensweisheit der Aborigines (Ureinwohner Australiens)[273]

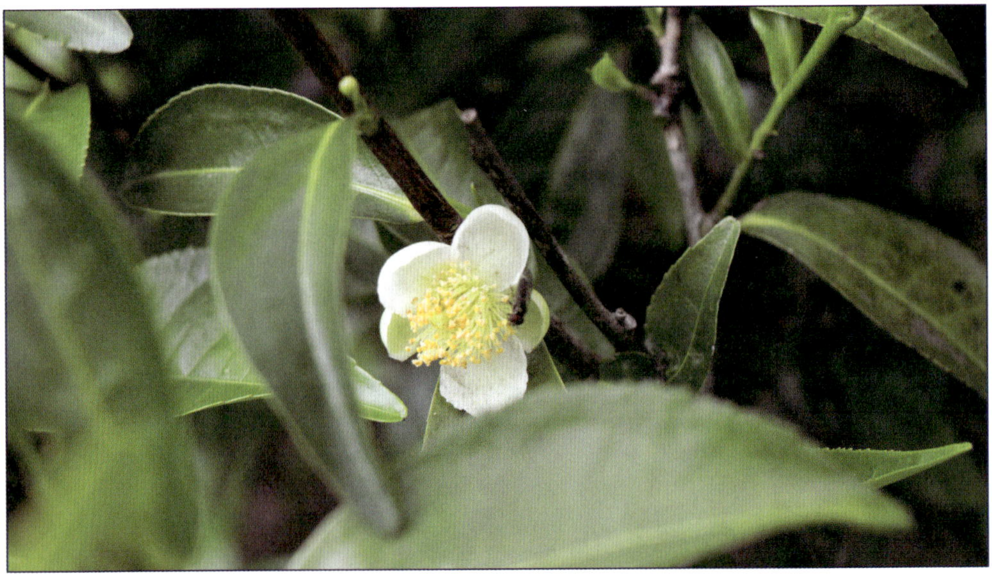

Eigenschaften und Wirkungen von Teebaum

Der Australische Teebaum gehört zu den Myrtengewächsen (*Myrtaceae*), er kann 7 Meter hoch wachsen.[274] Für die Destillation von **Teebaumöl** werden hauptsächlich seine Blätter und die Zweige verwendet.[275] Hierfür baut man ihn mittlerweile auf Plantagen an. Untersuchungen belegen antioxidative,[276] entzündungshemmende,[277] antiseptische, immunstimulierende (erhöht die Antikörper IgA und IgM; Ig steht für Immunglobuline beziehungsweise Antikörper) und beruhigende Wirkungen des Teebaumöls. Förderlich für die Wundheilung ist, dass das Öl die Anzahl zahlreicher Mikroorganismen (Bakterien [*Pseudomonas aeruginosa, Eschericia coli]*[278], Pilze und Viren) reduziert, Schmerzen stillt und die Zellregeneration stimuliert.[279]

Mögliche Nebenwirkungen bei der Verwendung von Teebaumöl
Kontraindikationen bei der Verwendung von hochwertigem, frischem Teebaumöl sind keine bekannt.[280] Auch sind bei korrekter Anwendung keine Nebenwirkungen beschrieben. Zu Wechselwirkungen von Teebaumöl mit anderen Medikamenten fand ich keine Berichte.

Achtung! Da die Sicherheit während der Schwangerschaft und Stillzeit nicht belegt ist, gilt die offizielle Empfehlung, in dieser Zeit auf die Verwendung von Teebaumöl zu verzichten.[281]

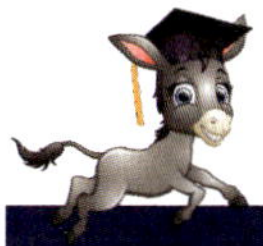

Wissenschaftliche Fakten

Achtung! Ätherische Öle nicht ohne therapeutische Begleitung einnehmen.

Bei Überdosierungen können Verwirrtheit und Koordinationsstörungen auftreten. Der Konsum von 10 bis 25 Millilitern Teebaumöl kann zu einer Einschränkung oder einem Ausfall von Nervenfunktionen (Depression des Zentralnervensystems) und zu Muskelschwäche führen.[282] Meist verschwinden die Symptome innerhalb von 36 Stunden wieder. Bei extrem hohen Dosen von etwa 70 Millilitern sind in der Literatur komaartige Zustände beschrieben.[283] Es sind aber keine Todesfälle bekannt, die auf Teebaumöl zurückgeführt werden können.

Auch fand ich keine Berichte bezüglich der Wechselwirkungen von Teebaumöl mit anderen Medikamenten.

Info

Gut zu wissen: Zum Thema „Teebaum"
Bitte beachten Sie, dass **einige australische Pflanzen als „Teebaum" bezeichnet** werden, u. a. auch die Manuka-Pflanze (*Leptospermum scoparium*), aus der Bienen einen der heilkräftigsten Honige der Welt produzieren.[284]

Ein geöffnetes Fläschchen **Teebaumöl** ist **nicht lange haltbar**. Mit der Zeit können hautreizende Verbindungen entstehen. Daher sollten Sie es nach dem Öffnen innerhalb von 6 bis 9 Monaten verbrauchen.[285] Kaufen Sie also lieber kleine 5-Milliliter-Fläschchen. Schreiben Sie auf das Etikett des Fläschchens, wann Sie dieses zum ersten Mal geöffnet haben, und zusätzlich, bis wann es spätestens aufgebraucht sein sollte.

Teebaumöl für Zähne, Zahnfleisch und Zahnhalteapparat

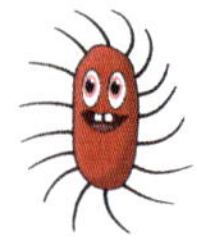

Es gibt inzwischen zahlreiche Mundpflegeprodukte mit Teebaumöl,[286] denn dieses wirkt gegen viele Keime, die im Mundraum für Probleme sorgen können: *Porphyromonas gingivalis* (Abbau des Zahnhalteapparates),[287] *Enterococcus faecalis* (Problemkeim bei Wurzelkanalbehandlungen) und *Staphylococcus aureus*.[288]

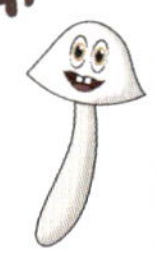

Teebaumöl verringert die Anhaftung von Belag insbesondere von *Streptococcus mutans* (Karieserreger), *Candida* (Karieserreger und Schleimhautentzündungen) und *Porphyromonas gingivalis*, das den Zahnhalteapparat befällt. So kommt es im Mund zu einer Verringerung von Entzündungen.[289] Es gibt zudem Untersuchungsergebnisse, die die Wirksamkeit von Teebaumöl gegen schlechten Mundgeruch belegen.[290]

Mit Teebaum richtig behandeln – Praxistipps …

… für die Mundgesundheit

Mundspülung mit Teebaumwasser

Sie können den Mund pur mit Teebaumwasser spülen. Auch eine Mischung mit Lavendelwasser im Verhältnis 1 zu 1 ist empfehlenswert.[291]

Mundspülung mit Teebaumöl

Geben Sie 1 bis 2 Tropfen des ätherischen Öls in Ihr Öl zum Ölziehen. Wenn Sie mit einer wässrigen Lösung spülen möchten (Leitungswasser, Tee ...), dann geben Sie 5 bis 10 Tropfen der Teebaumöl-Emulgator-Lösung (siehe Infokasten Seite 152) hinzu. Damit können Sie den Mund spülen und gurgeln.[292]

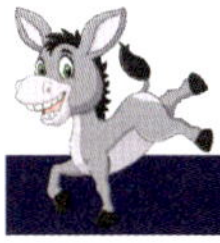

Probieren geht über Studieren!

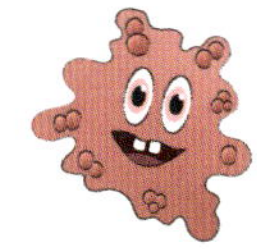

Teebaumöl wirkt gegen *Herpes simplex*-Viren Typ 1 und 2.[293] Sie können bei den ersten Anzeichen für Lippenherpes 1 Tropfen auf die betroffene Stelle tupfen.[294]

Achtung! Teebaum trocknet die Haut stark aus. Daher pflegen Sie die Haut und/oder die Lippen bitte zusätzlich mit Sheabutter, Kokosöl, Macadamiaöl[295], Honig oder einem anderen Balsam für die Lippen.

... für die allgemeine Anwendung

Teebaumwasser

Das Teebaumwasser ist neben Rosenwasser eines der haltbarsten Pflanzenwässer (bis 2 Jahre lang; bitte das Mindesthaltbarkeitsdatum beachten). In Australien nutzt man es zur Behandlung von Hautirritationen, Infektionen und Wunden. Auch als kühlendes und deodorierendes Fußspray ist es beliebt.

Im Vergleich zum Teebaumöl ist der Geruch von Teebaumwasser nicht so intensiv. Dieses Wasser hemmt das Wachstum von Mikroorganismen wie Bakterien, Viren und Pilzen.

Thymian (Echter Thymian; Thymus vulgaris)

„Der nächste Schnupfen kommt bestimmt,
doch nicht zu dem, der Thymian nimmt."
Volksmund[296]

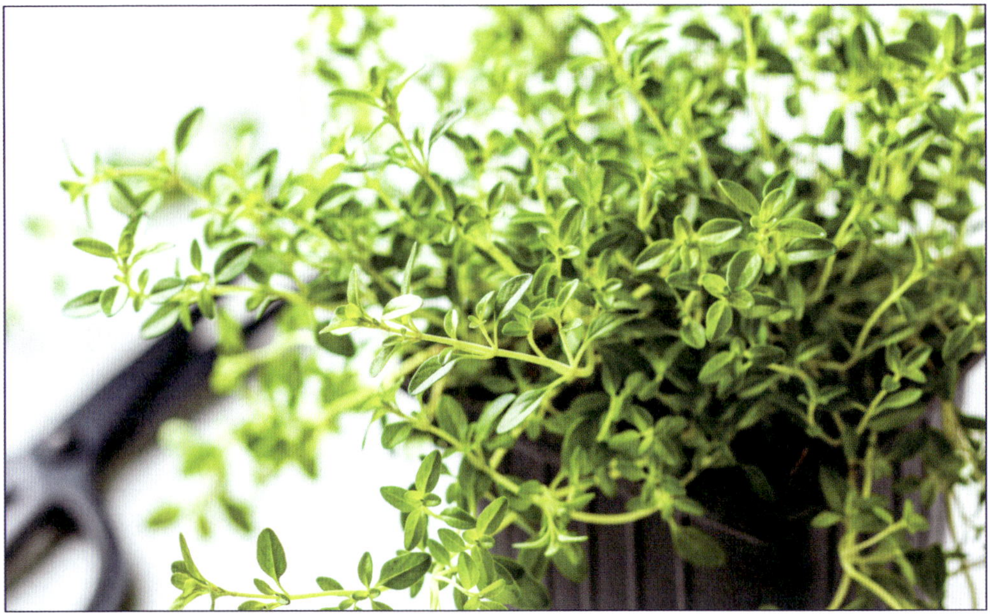

Eigenschaften und Wirkungen von Thymian

Dieses Lippenblütengewächs (*Lamiaceae*) ist ein Halbstrauch, der maximal 40 Zentimeter hoch auf den Strauchweiden in den Balkanländern, im Kaukasus und in Südeuropa wächst.[297] Er hat seinen Platz in der Volksheilkunde und der Küche zu Recht gefunden.

Thymianöl enthält Thymol (41,0 Prozent), Geraniol (26,4 Prozent), Thujanol und Linalool.[298] Die Terpenoide Thymol und Eugenol wirken schmerzstillend.[299] Thymol hemmt die Synthese von Vitamin K_1 und dadurch auch das Verklumpen der Blutplättchen und somit die Blutpfropfbildung.[300] Anders ausgedrückt: Es kann die Blutgerinnung verlangsamen und so die Blutungszeit verlängern.[301]

Darüber hinaus wirkt Thymian antimikrobiell (Bakterien, Viren, Pilze), antioxidativ, entzündungshemmend, „modulierend" auf das Immunsystem, krampflösend[302] sowie fiebersenkend[303] und kuriert sowohl akute wie chronische Schmerzen.[304]

Die enthaltenen ätherischen Öle erweitern die Bronchien, lösen Schleim und vertreiben Entzündungen. Kein Wunder, dass man Thymian noch immer bei Katarrhen der oberen Luftwege, akuten und chronischen Bronchitiden bis hin zum Keuchhusten einsetzt. Selbst Menschen, die unter einem Lungenemphysem oder Asthma leiden, kann der Thymian aufgrund seiner krampflösenden Eigenschaften von großem Nutzen sein.[305]

Untersuchungen ergaben, dass bei schmerzhafter Menstruation die Wirkung von Thymian vergleichbar mit der des Schmerzmittels *Ibuprofen* ist.[306] Nach neuesten Forschungen kommen noch positive Wirkungen (antimikrobiell und antiinfektiös) sowie der erfolgreiche Einsatz bei der Behandlung von Tumor- und Demenzpatienten (z. B. bei der Alzheimer-Krankheit) dazu. Ursächlich ist u. a. der Inhaltsstoff Apigenin.[307]

Mögliche Nebenwirkungen bei der Verwendung von Thymian

Schwangere und Kinder bis 6 Jahre sollten auf die Behandlung mit Thymianöl verzichten.

Da das Öl die Haut reizt, testen Sie bitte vorab stets die Verträglichkeit der Konzentration innen am Unterarm.

Thymian enthält Ketone.[308] Inwieweit diese homöopathische Behandlungen beeinflussen, sollten Sie mit Ihrem behandelnden Therapeuten besprechen (siehe Infokasten Seite 163).

Thymian für Zähne, Zahnfleisch und Zahnhalteapparat

Die Inhaltsstoffe von Thymian regen die Speichel- und Magensaftproduktion an, was wiederum den Mund reinigt, die Verdauung fördert und Blähungen lindert.[309]

Für Erkrankungen im Mundbereich sind gerade die antimikrobiellen, entzündungshemmenden und durchblutungsfördernden Eigenschaften ein Segen.[310] Interessant für den zahnmedizinischen Bereich ist auch die Wirkung gegen *Herpes*, bei Wunden, Zahnbelag[311] und Kopfschmerzen[312].

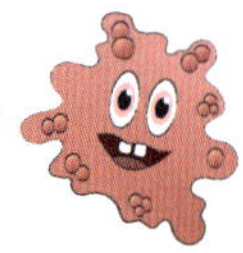

Mit Thymian richtig behandeln - Praxistipps ...

... für die Mundgesundheit

Mit Thymiantee oder -sud (siehe unten) können Sie den Mund ausspülen. Er wirkt gegen Entzündungen und Erreger.

... für die allgemeine Anwendung

Thymiansud

Geben Sie 1 gehäuften Teelöffel getrocknetes Thymiankraut (siehe Infokasten Seite 127) in 250 Milliliter kaltes Wasser. Kochen Sie das Ganze einmal auf, anschließend abseihen und genießen.

Wenn Sie frisches Kraut verwenden möchten, nehmen Sie 2 Teelöffel (siehe Infokasten Seite 127) davon und übergießen es mit 250 Milliliter kochendem Wasser. Lassen Sie das Ganze etwa 10 Minuten ziehen und seihen Sie es dann ab.

Bei **Husten** können Sie den Sud zusätzlich mit gutem Honig süßen. Trinken Sie täglich 3 Tassen. Doch beachten Sie bitte: Eine Thymiananwendung von etwa 4 bis 6 Wochen im Winter reicht! Bei einer zweiten Erkältung auf ein anderes Heilmittel zurückgreifen.[313]

Für Kinder - erst ab dem 6. Monat! - nehmen Sie bitte die Hälfte des Krautes auf die gleiche Menge Wasser. Bei Kindern lindert es den Husten und Verschleimungen.[314]

Info

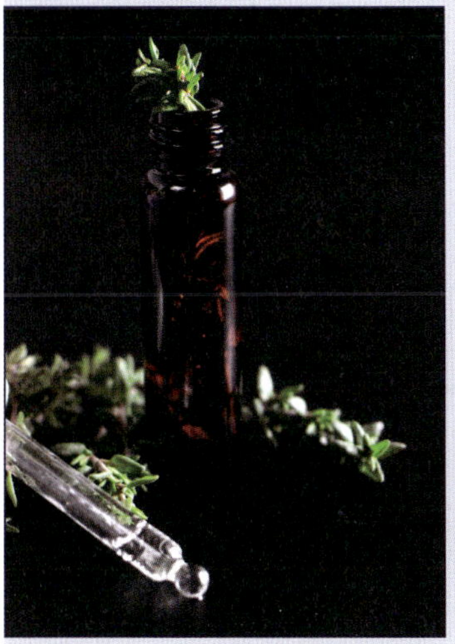

Thymian-Öl selbst herstellen

Sie können Thymian-Öl selbst herstellen: Dazu nehmen Sie frisches Thymiankraut, zerdrücken dieses mit einem Mörser, geben es in ein dunkles Glasgefäß und füllen das Ganze mit gutem biologischem Oliven- oder Sonnenblumenöl auf, sodass das Kraut bedeckt ist. Lassen Sie das Ganze an einem warmen Ort stehen. Nach etwa 3 Wochen seihen Sie das Öl ab. Es eignet sich als Salatöl (wenn es ganz frisch ist), **zum Ölziehen** oder als Massageöl.[315]

Ätherisches Thymianöl

Das gekaufte reine ätherische Öl ist sehr stark hautreizend. In den Händen eines erfahrenen Therapeuten kann es bei schlecht heilenden Wunden und schweren bronchialen Erkrankungen hilfreich sein.[316]

Thymian-Öl oder -Lösung zum Mundspülen

Um ein Öl mit Thymian herzustellen, geben Sie 1 Tropfen Thymianöl in 25 Milliliter Pflanzenöl (etwa 5 Teelöffel; siehe Infokasten Seite 127) und verrühren das Ganze gut. Wenn Sie eine wässrige Lösung haben wollen, mischen Sie 5 Tropfen von der Öl-Emulgator-Mischung (siehe auch Infokasten Seite 152) oder 1 Tropfen Thymiantinktur mit 25 Millilitern wässriger Lösung (wie Wasser, Tee, Hydrolat).

Zimt (Echter Zimt; Cinnamomum verum)

Der Zimt hilft auch als Medizin, als Magenmittel nutzt man ihn.
So hilft das Zimtöl der Verdauung und dient zur seelischen Erbauung.
Frei nach Fridolin[317]

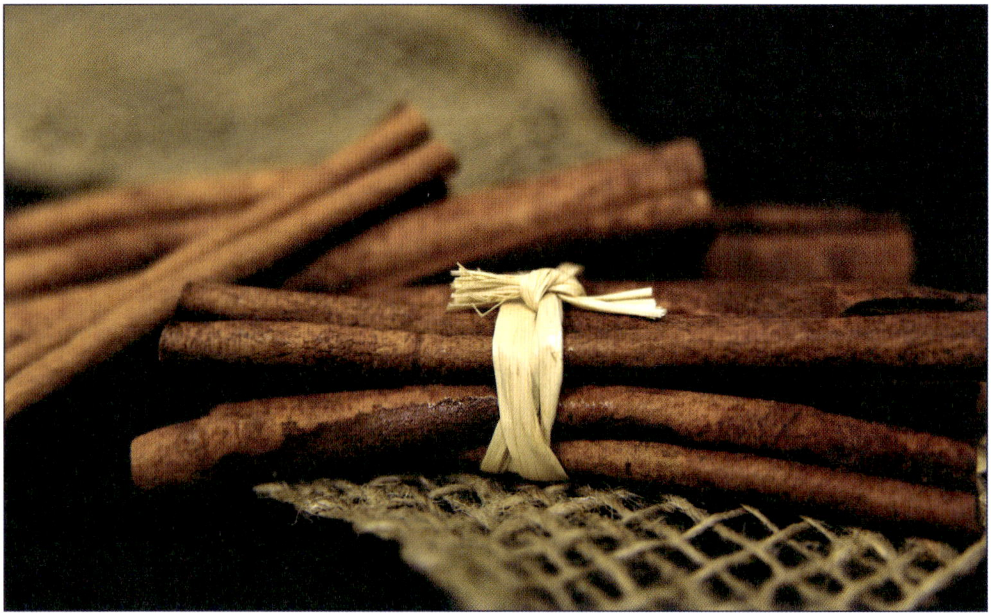

Eigenschaften und Wirkungen von Zimt

Zimt ist ein Gewürz aus der getrockneten Rinde des Zimtbaums. Der Echte oder Ceylon-Zimtbaum gehört zu den Lorbeergewächsen.[318] Im Handel finden Sie Zimtstangen (als zusammengerolltes, röhrenförmiges Rindenstück) oder die vermahlene Rinde als Zimtpulver. Letztgenanntes ist aus der Gewürzmischung „Curry" nicht wegzudenken.[319] Außerdem kann man Zimtblüten kaufen. Ätherisches Zimtöl stellt man sowohl aus Zimtblättern als auch aus Zimtrinde her.[320]

Zimt wirkt gegen zahlreiche Mikroorganismen (Pilze und Bakterien).[321] Er hat starke schützende Eigenschaften für Nerven, Leber, Herz und Magen, da er antioxidativ und entzündungshemmend wirkt.[322]

Zimtrinde fördert sowohl die Speichel- als auch die Magensaftsekretion[323] und somit die Verdauung. Mit Zimt kann man Diabetes,[324] Magen-Darm-Störungen, Koliken, Entzündungen des Urogenitaltraktes und andere Entzündungen behandeln.[325] Er hat gerinnungsfördernde Eigenschaften und unterstützt so die Blutstillung.[326]

Bei gesunden Menschen scheint die Einnahme oder der Verzehr von bis zu 6 Gramm (etwa 1 Esslöffel oder 3 Teelöffel; siehe Infokasten Seite 127) Zimtrindenpulver täglich über 6 Wochen sicher zu sein.[327]

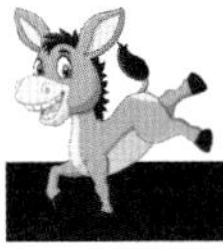

Probieren geht über Studieren!

Geben Sie bis zu 1 Teelöffel Zimt (nach Geschmack; siehe Infokasten Seite 127) in eine Kanne Bohnenkaffee, das macht den Kaffee bekömmlicher – besonders für den Magen.[328]

Mögliche Nebenwirkungen bei der Verwendung von Zimt

Zimt wird in vielen Hygieneprodukten wie Seifen, Mundspülungen und Zahnpasten verwendet. Es sind zahlreiche mögliche Kontaktreaktionen bekannt. Dazu zählen: Entzündung um den Mund herum, Allergien (*Kontaktdermatitis*); Mundschleimhaut-, Zahnfleischentzündungen; Entzündungen der Zunge. Im Mund kann es zu Rötungen, Schmerzen, Bläschen, Abstoßung der obersten Hornschicht (*Desquamation*), verstärkter Farbeinlagerung und weißem Belag kommen. Das Ausmaß der genannten Reaktionen hängt von der Dauer und der Dosierung ab. Körperliche Symptome einer Überdosierung sind Unruhe und Schmerzen im Bauchraum.[329]

Zimt kann, in größeren Mengen konsumiert, Herzrasen, eine erhöhte Darmperistaltik und Schweißsekretion auslösen. Auf diesen Erregungszustand folgt eine Sedierung mit Depression und Schläfrigkeit.[330]

Zimtöl kann eine Einschränkung oder einem Ausfall von Nervenfunktionen (Depression des Zentralnervensystems) bewirken und über das Einatmen eine Lungenentzündung verursachen.[331]

Achtung! Wer auf Zimt allergisch reagiert (Allergie-Typ Nr. 4), sollte dieses Gewürz selbstverständlich nicht verwenden.[332] Bei bekannten Magen- und Darmgeschwüren und in der Schwangerschaft bitte ebenfalls auf Zimt verzichten.[333] Wer Leberprobleme (beispielsweise durch Alkohol und/oder Paracetamol) hat, verzichtet bitte auf die Verwendung von **Zimtrindenöl**.[334] Schwangere, Säuglinge und Kleinkinder sollten **Zimtblätteröl** ebenfalls nicht anwenden.[335]

Zimt für Zähne, Zahnfleisch und Zahnhalteapparat

Im Mund hinterlässt Zimt ein angenehmes, erfrischendes Gefühl. Man kann ihn auch zur Behandlung von Erkrankungen im Mundbereich – wie Zahnschmerzen und Infektionen – einsetzen. Darüber hinaus verbessert er die Atemfrische.[336]

Achtung! Die Anwendung von Zimt darf nur in kleinen Dosen – sprich **nicht pur** – erfolgen. Um es in der Mundhöhle zu nutzen, sollte die Lösung nicht mehr als 2 Prozent Zimt enthalten. Sprich auf etwa 1 Teelöffel (siehe Infokasten Seite 127) Speiseöl 1 bis 2 Tropfen Zimtöl.[337]

Mit Zimt richtig behandeln – Praxistipps …

… für die Mundgesundheit

Ätherisches Zimtöl

Die Untersuchungsergebnisse zu **Zimtöl** in der Anwendung im Mund sind gut. [338] Das Öl wird als Antiseptikum in Zahnpasta, Mundwasser oder Kaugummi zum Schutz vor Karies eingesetzt,[339] da es die Durchblutung in der Mundhöhle fördert[340] und den Speichelfluss anregt.[341] Zudem ist es gegen eine Vielzahl fakultativ schädigender Erreger wie *Actinobacillus actinomycetemcomitans, Fusobacterium*

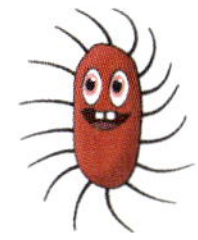

nucleatum, Haemophilus influenza, Porphyromonas gingivalis und *Escherichia coli* in der Mundhöhle wirksam.[342]

Bereits bei niedriger Dosierung (bei weniger als 3,12 Prozent) agiert Zimtöl gegen den Hauptkarieserreger *Streptococcus mutans.*[343]

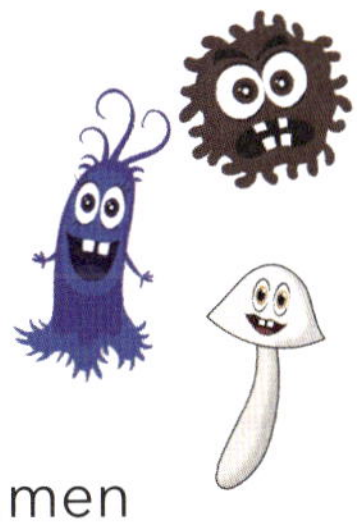

Das **ätherische Öl**, das **aus** frischen **Blättern** von *Cinnamomum verum* gewonnen wird, hemmt *Streptococcus mutans* und *Lactobacillus acidophilus*. Diese beiden Bakterien sind an der Bildung von Zahnbelag und somit an der Entwicklung von Karies beteiligt.[344] Auch gegen Pilze wie *Candida* wirkt Zimt. Untersuchungen konnten seine Effekte sogar bei Pilzstämmen nachweisen, die gegen Medikamente (mit dem Wirkstoff Fluconazol) resistent sind.[345]

… für die allgemeine Anwendung

Zimttee

Übergießen Sie 1 Teelöffel Zimtrindenpulver oder -tee (siehe Infokasten Seite 127) mit 250 Milliliter kochendem Wasser. Lassen Sie das Ganze etwa 10 Minuten ziehen und seihen Sie es anschließend ab. Sie können täglich bis zu 3 Tassen Zimttee genießen. Bei einer Kuranwendung sollten Sie den Tee zu den Mahlzeiten trinken.[346]

In der Volksmedizin nutzt man ihn noch heute zur Behandlung von Durchfall, Erbrechen, Magenverstimmungen und Erkältungskrankheiten.

Info

Aus der Rinde oder aus den Blättern? – Zwei ätherische Öle vom Zimtbaum

Zimtrindenöl sollte **niemals** pur im Gesichtsbereich verwendet werden. Es ist sehr stark hautreizend. Um die Verträglichkeit der Konzentration zu testen, können Sie das Öl auf der Innenseite des Unterarms ausprobieren.[347] Äußerlich kann **Zimtblätteröl** bei Säuglingen in sehr geringer Konzentration (0,5 Prozent) verwendet werden.[348] Dieses Öl enthält bis zu 75 Prozent Eugenol, ähnlich wie das Öl der Nelkenknospen. Die Gefahr der Hautreizung ist bei Zimtblätteröl daher deutlich geringer als bei Zimtrindenöl.[349]

In **Zimtrindenöl** finden sich recht geringe Mengen an Eugenol. In **Zimtblätteröl** ist Eugenol eine der Hauptkomponenten. Ätherische Öle aus der **Zimtrinde** enthalten etwa 80 Prozent Zimtaldehyde und 10 Prozent Eugenol, während Öl aus den **Zimtblättern** 5 Prozent Zimtaldehyde enthält und etwa 95 Prozent Eugenol (siehe Tabelle).[350] Eugenol wirkt antiseptisch und schmerzlindernd.[351] Zimtaldehyde haben eine größere Fähigkeit, Schwermetalle zu binden (Chelations-Fähigkeit), als Eugenol. Das bedeutet, um Schwermetalle auszuleiten und freie Radikale zu inaktivieren, ist das ätherische Öl aus der Zimtrinde besser geeignet. Die antibakterielle Wirkung von Zimtaldehyden ist ebenfalls stärker als die von Eugenol – auch was den Hauptkarieserreger *Streptococcus mutans* anbelangt.[352]

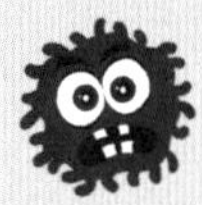

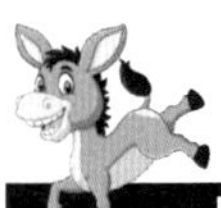

Probieren geht über Studieren!

Was können Sie tun, wenn ein Zimtöl pur auf Ihre Haut gekommen ist? In diesem Fall hilft Wasser nicht, um die Beschwerden zu lindern. Reiben Sie den betroffenen Bereich umgehend mit einem Öl, mit Milch oder Sahne ab – wichtig ist hier das Fett! Zur Hautberuhigung können Sie anschließend etwas Lavendelöl auf der Stelle verstreichen.[353]

Eugenol- und Zimtaldehyd-Gehalt in Zimtrinden- und in Zimtblätteröl und ihre Wirkungen

Inhaltsstoffe	Zimtrinde	Zimtblätter	Wirkung
Zimtaldehyde	80 Prozent	5 Prozent	inaktiviert freie Radikale, antimikrobiell
Eugenol	10 Prozent	95 Prozent	antiseptisch, schmerzlindernd

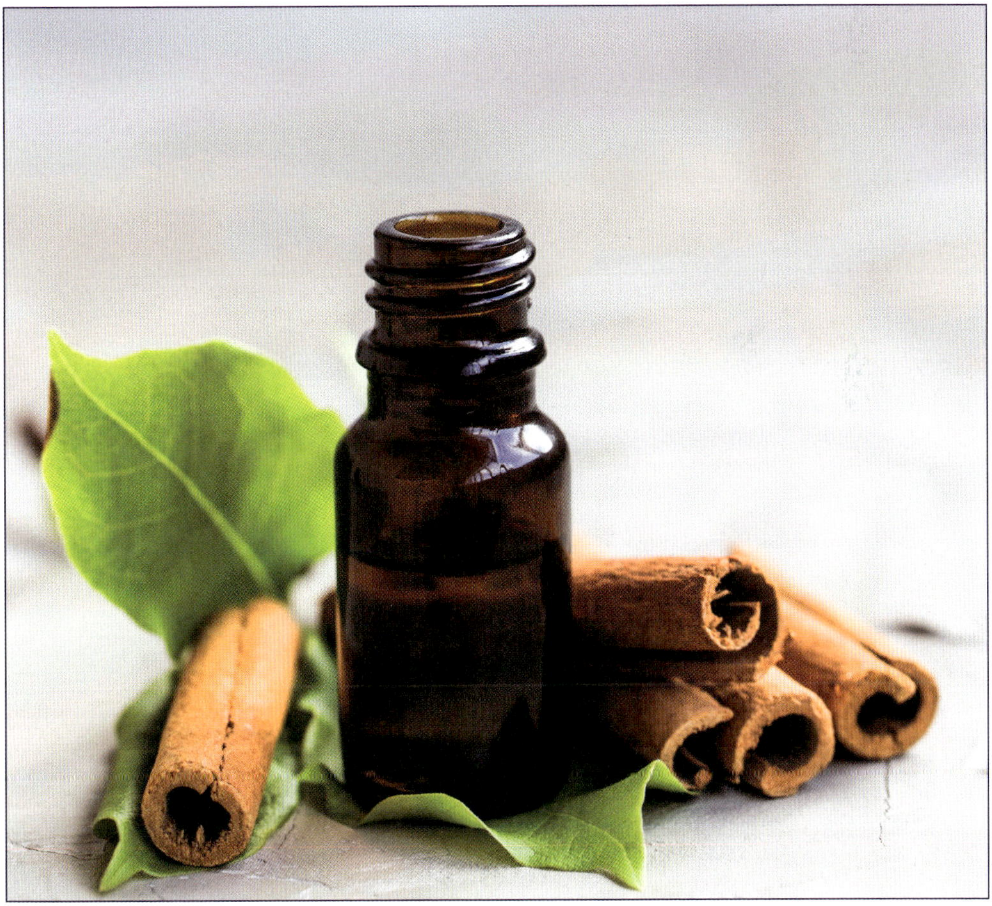

Gesundheitsfördernde Wirkung von Zimtrinden- und Zimtblätteröl[354]

Heilende Wirkungen	Zimtrindenöl	Zimtblätteröl
bei Infektionen	wirksam gegen 98 Prozent der für den Menschen bekannten krank machenden Keime	Entzündungen des Atmungstrakts (in Nasennebenhöhlen, Rachen, Bronchien); Blasen-, Darm-, Eileiter-, Mundschleimhautentzündung; Zahnschmerzen
gegen Bakterien	Erkrankungen des Zahnhalteapparates, Karies (sehr starke Wirkung!), bakterielle Bronchitis, Entzündung des Dünn- und Dickdarms (*Enterokolitis*), Typhus	Karies (gute Wirkung!), Blasenentzündung, Entzündung von Nasen- und Rachenschleimhaut (*Rhinopharyngitis*), Entzündung des Dünn- und Dickdarms (*Enterokolitis*)
gegen Pilze	*Aspergillus flavus*, *Aspergillus parasiticus*, *Candida albicans* 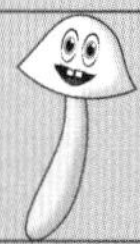	tötet Pilze ab
gegen Parasiten	Amöben	–
gegen Viren	bei Bronchitis, grippalem Infekt	
aphrodisierend	Frigidität und Impotenz	–
durchblutungsfördernd	für die Mundschleimhaut, Muskelerwärmung vor dem Sport	–
immunstimulierend	–	steigert IgA (Hauptantikörper im Mundbereich)
schmerzlindernd	bei *Arthritis*, Muskel- und Gelenkschmerzen	
stärkend	bei Depression, geistiger Erschöpfung, Kraftlosigkeit, Schläfrigkeit, Stress	
Speichel	fördert den Speichelfluss	–
Magensaft	fördert die Produktion von Magensaft	–
Blutzucker	senkt den Blutzuckerspiegel	–

Zistrose (Cistus incanus)

„Ich fragte: ‚Wie lange währt das Leben der Rose?'
Die Knospe vernahm es und lächelte nur."
Mir Tayi Mir[355]

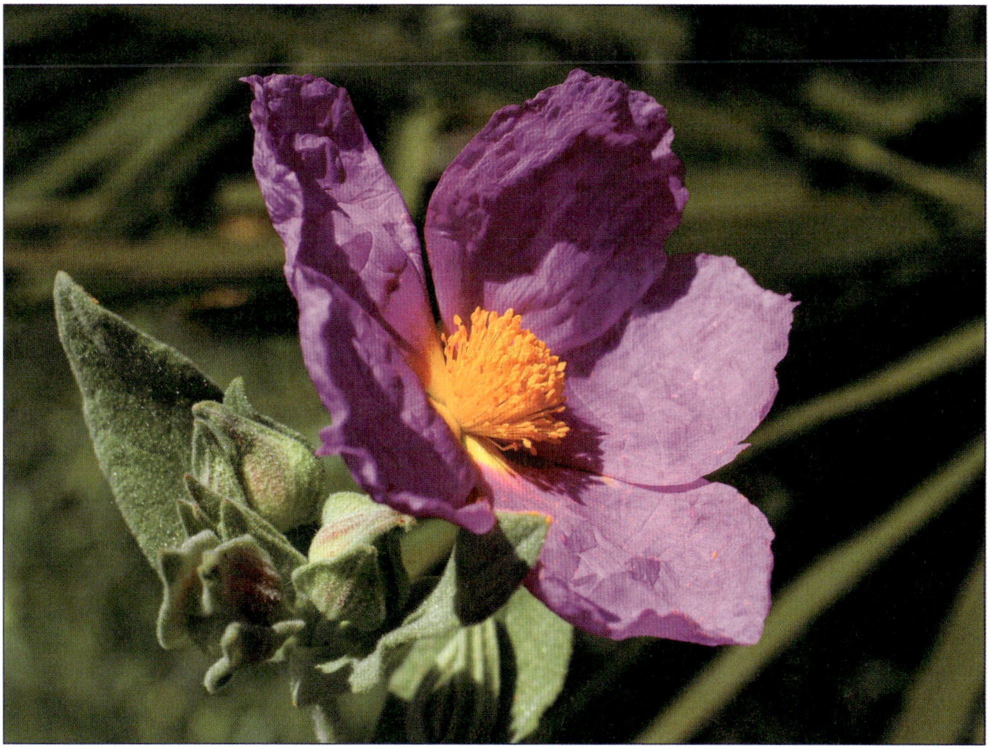

Eigenschaften und Wirkungen von Zistrose

Laut dem Institut für Lebensmittel- und Umweltforschung (LFO) ist die Zistrose (*Cistus incanus*) die polyphenolreichste Pflanze Europas - und Polyphenole sind starke Antioxidantien.

Die Inhaltsstoffe der Zistrose wirken antiallergisch, da sie Allergene abfangen,[356] sie sind zudem gegen Entzündungen, Gifte und Fieber aktiv, wirken blut- und schmerzstillend, lindern Juckreiz[357] und bekämpfen Mikroben. Sie sind effektiv gegen

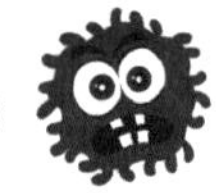

- **Bakterien** wie den Hauptkarieserreger *Streptococcus mutans*[358];
- **antibiotikaresistente Erreger** wie *Staphylococcus aureus, Enterococcus faecalis,*[359] *Borrelien*[360] und *Helicobacter pylori*[361];

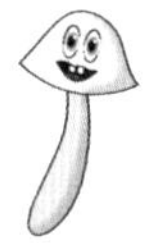

- **Pilze** wie *Candida albicans* und *Candida glabrata*[362] und
- ***Viren*** wie *humane Influenza-A- und B-Viren, Adeno-, Rhino-, HI-, Ebola-* und *Marburg-Viren.*[363] Gerade gegen den saisonalen Grippevirus ist Zistrose wirksam.[364]Dabei war der Effekt stärker als der des schulmedizinischen Medikaments *Oseltamivir.*[365]

Die Wirkung der Zistrose gegen Viren und Bakterien beruht auf einer unspezifischen Umhüllung der Erreger – ähnlich wie mit einem Stück Tesafilm –, sodass die sich nicht vermehren können. Das hat den Vorteil, dass die Mikroorganismen nicht in die menschlichen Zellen eindringen können.[366]

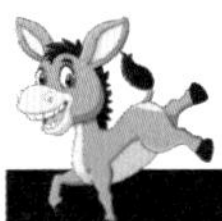

Probieren geht über Studieren!

In der Erkältungs- und Grippezeit trinken Sie am besten regelmäßig – vorbeugend – Zistrosentee (der auch als Cistustee im Handel angeboten wird).

Info

Schwermetalle ausleiten mit der Zistrose

Spannend ist, dass Zistrose freie Schwermetalle wie Kadmium bindet, was sie mit Schwermetallen, die in Komplexen gebunden sind, nicht tut. Das ist wichtig, denn auch Eisen ist ein Schwermetall. Im Farbstoff der roten Blutkörperchen (Hämoglobin) transportiert das im Komplex gebundene Eisen den Sauerstoff.

Eine vierwöchige Studie ergab, dass Raucher, die 2-mal täglich selbst hergestellten Cistussud in Orangensaft einnahmen, eine deutliche Verringerung der Schwermetallbelastung aufwiesen. Untersucht wurden die Blut- und Urinwerte. Im Vergleich zur Placebo-Gruppe, die nur Orangensaft bekam, sank der Kadmiumgehalt um 60 Prozent im Blut und um 45 Prozent im Urin. Auch konnte gezeigt werden, dass der *Cystus 052® Sud* von der Firma *Dr. Pandalis®* (Bezugsquelle siehe Seite 237) nicht die Bindungsstellen für Eisen im Hämoglobin, in Ferritin (bindet Eisen als Speichereisen) oder Transferrin (Transportmoleküle für Eisen) behindert. Während der Untersuchung blieben Nebenwirkungen ganz aus.

Aus anderen Untersuchungen ist bekannt, dass die Polyphenole der Zistrose auch Quecksilber ausleiten,[367] was beispielsweise für Menschen hilfreich sein kann, die früher Amalgamfüllungen hatten.

Zistrose für Zähne, Zahnfleisch und Zahnhalteapparat

Neben der Schwermetallausleitung ist Zistrosentee oder -sud auch bei der Behandlung von Aphten, Infektionen in Mund- und Rachenraum, Druckstellen, Zahnfleischentzündungen und als Kariesschutz sehr zu empfehlen.

Mit Zistrose richtig behandeln – Praxistipps …

… für die allgemeine Anwendung

Zistrosentee

Da die Zistrose reich an gesundheitsfördernden Wirkstoffen ist, kann man denselben Tee 3-mal nacheinander aufbrühen. Jedes Mal werden dann andere Stoffe freigesetzt.

Achten Sie darauf, dass der Tee nicht zu konzentriert ist, denn dann schmeckt er extrem bitter. Nehmen Sie 1 Teelöffel Zistrosenblätter (siehe Infokasten Seite 127) auf ¾ Liter heißes Wasser. Lassen Sie den

Tee beim 1. Aufguss nur ein paar Sekunden ziehen, beim 2. ein paar Minuten und beim 3. Aufguss so lange, bis Sie den Tee getrunken haben. Das darf auch einmal mehrere Stunden dauern.

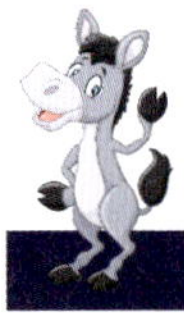

Persönliche Erfahrungen vom Mundgesundheits-Coach

Die Zistrose bietet einen wunderbaren Zeckenschutz. Wenn ich hinaus in die Natur gehe, trinke ich vorher und unterwegs immer Zistrosentee. (Die meisten Hunde trinken den Tee ebenfalls gern. Alternativ mischen Sie ihn einfach unter das Futter. Zistrosentee ist auch für die Vierbeiner ein natürliches und preiswertes Zeckenschutzmittel.)

Achtung! Eine Unannehmlichkeit bringt die Zistrose allerdings mit sich: Aufgrund ihres hohen Polyphenolgehaltes **färbt** sie **extrem** stark – sowohl die Zähne als auch das Geschirr. Bei den Zähnen ist eine professionelle Zahnreinigung und langes Ölziehen (siehe Seite 41 ff.) hilfreich. Beim Geschirr kann man einen Spültab oder Spülmaschinenpulver verwenden, den/das man in Wasser auflöst und längere Zeit einwirken lässt.

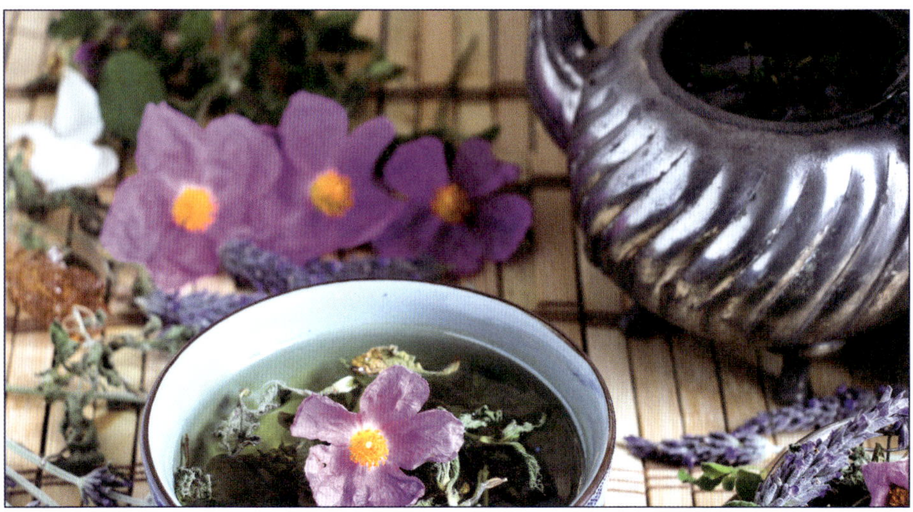

Info

Ätherische Öle kombinieren – Und auf diese Weise synergetische Effekte nutzen

Manche Öle zeigen synergetische Effekte, wenn man sie miteinander kombiniert. Krank machende Erreger können nicht so einfach Resistenzen entwickeln, wenn viele unterschiedliche Komponenten zum Zuge kommen.[368] In der Tabelle finden Sie Öle, die zusammen eine stärkere Wirkung im Dienste Ihrer Gesundheit zeigen als einzeln für sich.

Öl-Kombinationen für einen größeren gesundheitlichen Nutzen[369]

synergetisch wirken	Minze	Pfeffer-minze	Teebaum	Thymian	Zimt
Minze			•	•	
Pfefferminze			•	•	
Teebaum	•	•			
Thymian	•				•
Zimt				•	

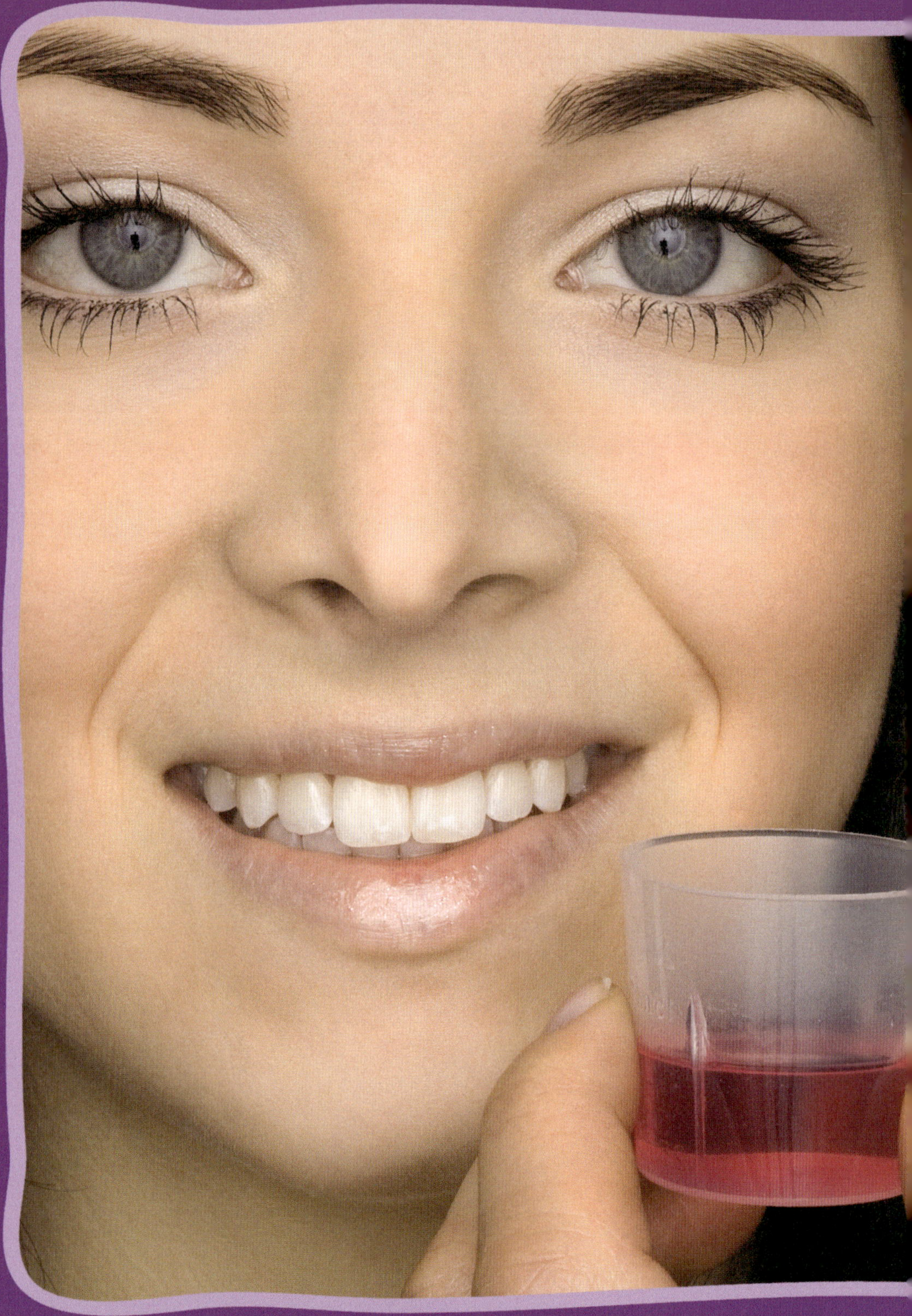

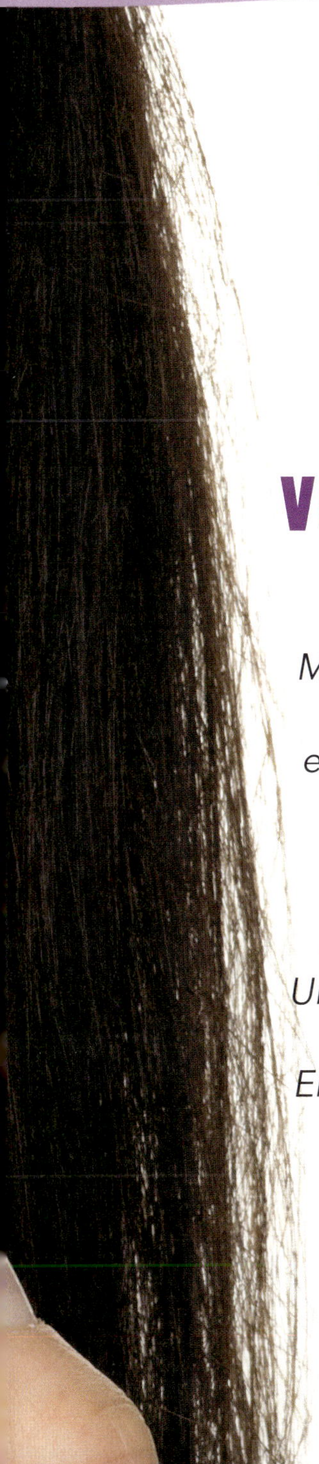

Medizinische Mundspülungen – Das Für und Wider von Chlorhexidin & Co.

Mundspülungen, die Sie in Supermärkten und/oder Apotheken kaufen können, enthalten verschiedenste chemische Verbindungen, die häufig leider nicht nur positive Eigenschaften haben, sondern oft auch eine lange Liste ernst zu nehmender Nebenwirkungen. Und das trifft gerade für den Goldstandard unter ihnen zu: das Chlorhexidin. Eine Gegenüberstellung von Chlorhexidin und Ölziehen auf der Grundlage international publizierter Studien lässt Letzteres als klaren Sieger vom Feld ziehen.

Medizinische Mundspülungen – Das Für und Wider von Chlorhexidin & Co.

Was ist drin in medizinischen Mundspülungen? – Eine kurze Hinführung

„Wenn man sich einer Tatsache gegenübersieht, die im Widerspruch zu einer herrschenden Theorie steht, so muss man die Tatsache annehmen und die Theorie verwerfen, selbst wenn Letzter allgemein geglaubt wird, da große Köpfe sie befürworten."
Claude Bernard (französischer Physiologe, 1813–1878)[1]

Als Dreckiges Dutzend werden 12 Giftstoffe bezeichnet, die im Jahr 2001 durch die Stockholmer Konvention weltweit verboten wurde. 2004 trat dieses Übereinkommen in Kraft und wurde mittlerweile von 178 Staaten anerkannt. Bei diesen 12 organischen **Chlor-Verbindungen** handelt es sich um Industriechemikalien, Pflanzenschutzmittel und Nebenprodukte von Verbrennungsprozessen.

Was aber macht diese Stoffe so gefährlich? – Sie sollen Fehlbildungen beim Embryo auslösen, erbgutverändernd und krebserzeugend sein.[2] Und nun sind es ausgerechnet drei organische Chlor-Verbindungen mit beträchtlichen Nebenwirkungen – Cetylpyridiniumchlorid, Chlorhexidin, Triclosan –, die häufig in Mundspülungen und anderen Produkten der Mundpflege vorkommen. Und dazu gehört eben auch der Goldstandard der Mundspülungen, das Chlorhexidin. Braucht man sich dann über die teilweise lebensbedrohlichen Nebenwirkungen der Mundpflegeprodukte zu wundern?

Im Folgenden möchte ich Ihnen zunächst einmal die drei genannten Chlor-Verbindungen vorstellen, sodass Sie alles über die gesundheitsfördernden Wirkungen und die gefährlichen Nebenwirkungen erfahren, was Sie wissen müssen. Anschließend lernen Sie die Sonnen- und Schattenseiten von drei chlorfreien Stoffen kennen, mit denen Sie Ihren Mund spülen können: *Listerine®*, Natron und Wasserstoffperoxid. Und zum Abschluss zeige ich Ihnen, in wie vielen Bereichen das Ölziehen den Wirkstoff Chlorhexidin – und nicht nur diesen – um Längen schlägt!

Chlor-Verbindungen in Mundspülungen – Mehr pfui als hui!

Cetylpyridiniumchlorid – Nur wenig wirksam für die Mundgesundheit

Diese Chlor-Verbindung wird seit 1940 in medizinischen Mundspülungen eingesetzt.[3] Konzentrationen von 0,07 Prozent[4] und 0,05 Prozent[5] haben erwiesenermaßen eine antibakterielle Wirkung. So reduziert es deutlich die Anzahl an *Streptococcus mutans*.[6]

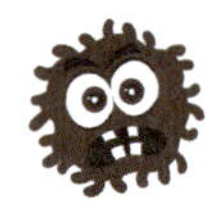

Wird sie zusätzlich zum Zähneputzen verwendet, verringert eine Mundspülung mit Cetylpyridiniumchlorid Zahnbelag und Zahnfleischentzündungen um 28 Prozent und Zahnfleischbluten sogar um 67 Prozent.[7] Die antimikrobiellen Effekte halten etwa 3 Stunden an. Das ist im Vergleich zu Chlorhexidin, das 12 Stunden wirkt, recht wenig.[8]

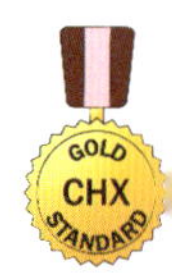

Als Wirkstoff in Mundspüllösungen ist die Chlor-Verbindung zwar gegen Mundgeruch wirksam,[9] im Vergleich zu anderen Produkten hat sie aber die geringste Effektivität gegen Mundgeruch am Morgen und in der Reduktion von übel riechenden Schwefel-Verbindungen.[10]

Cetylpiridiniumchlorid-Lösung kann in höheren Konzentrationen **Nebenwirkungen wie Geschmacks- und Sensibilitätsstörungen** hervorrufen. Außerdem kann es zu **Verfärbungen** von Zähnen und Zunge führen.[11]

Eine andere Untersuchung jedoch zeigte, dass Cetylpyridiniumchlorid – im Vergleich mit einer Placebo-Mundspülung – nach 6-wöchiger Anwendung vor dem Zähneputzen **keine Besserung der Zahnfleischgesundheit** erbrachte.[12]

Chlorhexidin (CHX) – Viel gepriesen und doch alles andere als gesund!

Eine kurze Geschichte des Chlorhexidins

Chlorhexidin wurde in England in den 1940er-Jahren entwickelt. Seit den 1950er-Jahren wird es als keimtötendes Mittel (*Antiseptikum*) vermarktet und auch beim Menschen angewendet. Anfangs diente es zur Hautreinigung, erst dann wurde es verstärkt medizinisch eingesetzt, z. B. bei operativen Eingriffen.

Es ist bekannt, dass bereits niedrige Chlorhexidin-Konzentrationen (0,0002 bis 0,5 Prozent) das Wachstum und die Vermehrung von Bakterien hemmen. Höhere Konzentrationen (mehr als 0,5 Prozent) töten Bakterien.[13] Neben Bakterien bekämpft Chlorhexidin auch Viren und Pilze (siehe Tabelle Seite 205).

Chlorhexidin für die Mundgesundheit

1969 beschrieb Professor Hubert Ernst Schroeder (*1931) als Erster die Zahnbelag hemmende Wirkung von Chlorhexidin.[14] Und seit 1970 gibt es zahlreiche klinische Untersuchungen, die gezeigt haben, dass CHX Zahnbelag effektiv kontrollieren und die Zahnfleischgesundheit unterstützten kann, wenn man es zusätzlich zum Zähneputzen einsetzt.[15] 1972 erschien die erste Studie, die die Karieshemmung dieser Chlor-Verbindung beschreibt.[16]

Nachweislich wirkt die Substanz in unterschiedlichen Konzentrationen gegen den Hauptkarieserreger *Streptococcus mutans*: Getestet wurde mit 0,2-prozentiger[17], 0,12-prozentiger[18] und 0,06-prozentiger Lösung[19].

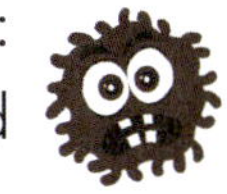

Eine Reduktion von Karies ist wissenschaftlich jedoch nicht erwiesen.[20] Ein systematisches Review* stellte 22 Untersuchungen aus den

* Eine wissenschaftliche Arbeit in Form einer Literaturübersicht, die zu einem bestimmten Thema alles verfügbare Wissen sammelt, zusammenfasst und kritisch bewertet.

Jahren 1995 bis 2003 zusammen, um die Wirkung von Chlorhexidin auf Wurzelkaries bei Patienten mit Mundtrockenheit darzustellen. Das Ergebnis: Die regelmäßige Anwendung von 0,12-prozentigem CHX bei älteren Menschen führte zu keinem signifikanten Effekt auf Karies, weder an der Zahnkrone noch im Wurzelbereich.[21] Die Autoren forderten besser strukturierte Studien.[22]

Eine besondere Eigenschaft des Chlorhexidins ist, dass es lange im Mundbereich wirkt. Die Dauer ist abhängig von der Konzentration, den Schwankungen des pH-Werts, der Temperatur und dem Kontakt mit Zähnen, Zahnfleisch, Zunge, Füllungs- und Zahnersatzmaterialien im Mundraum.[23]

CHX reduziert nachweislich Plaque und Entzündungen.[24] Konzentrationen ab 0,2 Prozent können das Belagwachstum fast völlig stoppen.[25] Daher ist es möglich, die Lösung für einige Zeit als „chemische Zahnbürste" einzusetzen und auf mechanische Reinigungen zu verzichten.[26] Das kann beispielsweise nach einer Operation im Mundbereich nötig sein.

Zudem hemmt diese Chlor-Verbindung die Bildung von Schwefel-Verbindungen, die für schlechten Atem verantwortlich sind. Durch seine Anhaftung im Mund wirkt es über eine länger Zeit gegen die Erreger, die diese unangenehm riechenden Substanzen produzieren.[27]

Was die Wirksamkeit von Chlorhexidin anbelangt, so hat sich erwiesen, dass **niedrigere CHX-Konzentrationen** (0,12 Prozent gegenüber 0,2 Prozent) **weniger Nebenwirkungen** zeigen, wobei höhere Konzentrationen nicht wirklich effektiver in der Kontrolle von Zahnbelag und Zahnfleischentzündungen sind.[28] Weitere Untersuchungen haben ergeben, dass die Wirksamkeit von CHX mit und ohne Alkohol vergleichbar ist. Also **lieber alkoholfreie Lösungen nutzen**.[29]

In der folgenden Tabelle finden Sie eine Auflistung von Mikroorganismen, gegen die die Chlor-Verbindung wirksam ist, und auch die Krankheiten, die diese Erreger auslösen können.

Erreger, gegen die CHX wirkt, und Erkrankungen, die sie verursachen können

Viren[30]	Mögliche Krankheiten
Hepatitis-B-Virus[31]	Hepatitis B
Humanes Immundefizienz-Virus (HIV)[32]	HIV-Infektion, AIDS
Bakterien	**Mögliche Krankheiten**
Porphyromonas gingivalis[33] 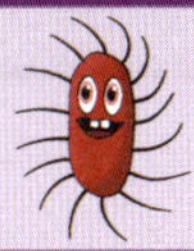	Erkrankungen des Zahnhalteapparates; CHX hemmt die Anhaftung des Keims an das Gewebe
Prevotella intermedia[34] 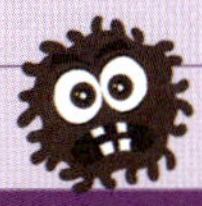	Erkrankungen des Zahnhalteapparates
Streptococcus mutans[35]	Hauptkarieserreger
Pilze	**Mögliche Krankheiten**
Dermatophyten[36]	befallen Haare (Haarschuppen) und Nägel

Info

Falls Sie Produkte mit Chlorhexidin anwenden – Ein wichtiger Hinweis

Chlorhexidin sollte nicht zusammen mit Tensiden verwendet werden. Dazu gehören z. B. Natriumlaurylsulfat*, Fluoride und Natriummonofluorphosphat, die sich in Zahncremes und Mundspülungen befinden. Der Grund ist, dass die genannten Verbindungen negativ geladen sind und mit dem positiv geladenen CHX reagieren und es dadurch inaktivieren. Daher ist es sinnvoll, die Produkte, die die genannten Substanzen ent-

* Mehr zum Thema *Sodium Lauryl Sulfate* (SLS) erfahren Sie in meinem Buch *Richtige Zahnpflege*, Seite 131.

halten, nacheinander im Abstand von mindestens 1 Stunde einzusetzen.[37] Wenn Sie also eine Zahncreme benutzen, in der z. B. eines der genannten Tenside enthalten ist, spülen Sie bitte den Mund erst deutlich später mit einer CHX-Mundspülung, wenn Sie eine solche verwenden.

Chlorhexidin sinnvoll einsetzen

Chlorhexidin ist das bekannteste antiseptische Mittel für die Mundhygiene. Es gilt als Goldstandard. Das bedeutet, dass andere Mittel im Vergleich mit ihm gemessen werden, um ihre Effizienz zu ermitteln. Derzeit wird CHX bei akuten **Entzündungen**, Unfällen (beispielsweise nach einem Kieferbruch, bei dem zur Heilung der Ober- mit dem Unterkiefer verdrahtet wird, um diesen Bereich für einige Wochen ruhigzustellen), nach chirurgischen Eingriffen im Mundraum (Zahnentfernungen), Reinigungen der Zähne unter dem Zahnfleisch (*Parodontitis*-Therapie) sowie zur täglichen Mundhygiene eingesetzt. Gerade Menschen, die ein Handicap (körperlich, psychisch oder durch eine festsitzende Spange) haben, wird die Benutzung von CHX-Spülungen empfohlen.[38]

Bei **Mundgeruch** kann das Spülen mit der Chlor-Verbindung zusammen mit einer gründlichen Zungenreinigung den schlechten Atem nach einer Woche deutlich mildern.[39] Unterschiedliche Studien haben gezeigt, dass 0,2-prozentige CHX-Lösung die Anzahl geruchsbildender Schwefel-Verbindungen deutlich reduziert.[40] Selbst eine niedrigere Konzentration von 0,12-prozentigem CHX ergab ähnliche Ergebnisse.[41]

Mögliche Nebenwirkungen von Chlorhexidin …

Nachdem 101 Probanden eine 0,2-prozentigen Chlorhexidin-Mundspülung 1 Woche lang angewendet hatten, klagten 89 Prozent von ihnen über Nebenwirkungen wie allergische Reaktionen, *multiple Aphten*, Geschmacksveränderungen, Zungenbrennen, Zahnfleischschmerzen, Häutungen des Zahnfleischs.[43] Außerdem gab es Verfärbungen von Zunge und Zähnen,[44] die mit einem unangenehmen metallischen Nachgeschmack verbunden waren.[45] Die Verfärbung der Zähne beruhte wahrscheinlich darauf, dass Chlorhexidin auf der Zahnoberfläche mit Gerbstoffen (Tanninen) aus der Nahrung reagierte.[46]

… auf die Zähne

Odontoblasten sind spezialisierte Zellen, die eine Schlüsselrolle in Bezug auf die Heilung des Zahninneren spielen, da sie eine mineralisierte Gewebsbarriere bilden können.[47] (Das entspricht in etwa einer Narbenbildung auf der Haut.) Bestimmte chemische Substanzen können diese Zellen schädigen oder sogar abtöten.[48] In einer Untersuchung konnte gezeigt werden, dass sie auch durch Chlorhexidin geschädigt werden.[49] Daher sollte nach einer Kariesbehandlung auf eine Desinfektion mit CHX verzichtet werden.

… auf das Zahnfleisch

Untersuchungen zeigen, dass das Gewebe um den Zahn, das parodontale Ligament, durch Chlorhexidin beeinträchtigt wird. Die Zellen, die für die Bildung dieses Gewebes verantwortlich sind, heißen Fibroblasten. Deren Energiekraftwerke, die Mitochondrien, werden fast komplett gehemmt, wenn mit einer 0,125-prozentigen CHX-Lösung mehr als 2 Minuten gespült wird.[50]

Eine andere Studie zeigte, dass Fibroblasten, die 1 Minute 0,12-prozentigem CHX ausgesetzt wurden und danach eine Erholungszeit von 24 Stunden bekamen, über 98 Prozent weniger Kollagen und nichtkollagene Proteine bildeten.[51] Das kann eine verlängerte Wundheilung bedeuten.

… auf die Bildung von Zahnstein

Durch die Verwendung von Chlorhexidin kann die Zahnsteinbildung zunehmen.[52]

... auf die Schleimhäute und die Zunge

Sowohl Schleimhäute als auch die Zunge können sich durch Chlorhexidin verfärben, auch Geschmacksveränderungen und ein brennendes Gefühl sind möglich. Zudem treten vermehrt *Aphten* und Häutungen des Gewebes auf. Diese Veränderungen bilden sich zurück, wenn CHX abgesetzt wird.[53]

... auf die Ohrspeicheldrüsen

Die Verwendung von Chlorhexidin kann eine einseitige oder beidseitige Schwellung der Ohrspeicheldrüsen auslösen. Typisch ist hier eine Schwellung, wie sie bei Mumps vorkommt.

... auf die weißen Blutkörperchen

Abhängig von Konzentration und Anwendungsdauer kann Chlorhexidin die für den Körper wichtigen weißen Blutkörperchen (*Lymphozyten*) schädigen.[54]

... und der ebenfalls oft in der Mundspülung enthaltene Alkohol

Ein Teil des teilweise hohen Alkoholgehalts der Mundspülungen wird über die Mundschleimhaut aufgenommen. Das kann gerade bei Kindern zu Vergiftungserscheinungen führen[55] (siehe auch Seite 213).

... und allergische Reaktionen

Sogar Berichte über anaphylaktische Schocks – allergische Reaktionen, die innerhalb von Minuten tödlich verlaufen können – bei der Verwendung von Chlorhexidin nehmen zu.[56]

... und die Bildung von Resistenzen

Wissenschaftliche Publikationen kommen zunehmend zu dem Ergebnis, dass zahlreiche Mikroorganismen weniger auf Chlorhexidin ansprechen.[57] Eine Studie konnte sogar nachweisen, dass eine 6-monatige Verwendung von CHX zu Resistenzbildungen führte.[58] Jedoch stellte sich die ursprüngliche Sensitivität wieder ein, nachdem die Anwendung unterbrochen worden war,[59] CHX war also nach einer Pause wieder wirksam.

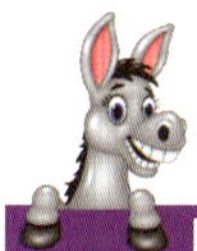

Fazit

Aufgrund der zahlreichen negativen Nebenwirkungen von Chlorhexidin auf die menschliche Gesundheit sollte eine Anwendung eines Produktes, das CHX enthält, wohlüberlegt sein.[60]

Triclosan – Fördert die Mundgesundheit, allerdings mit beträchtlichen Nebenwirkungen

Triclosan ist eine chemische Verbindung aus dem Bereich der Halogene. Es wurde in den 1960er-Jahren eingeführt und wird heute als antiseptisches Mittel in Kliniken und medizinischen Praxen genutzt.[61] Auch manche kosmetische Produkte wie Deos, Shampoos und Zahnpasten enthalten Triclosan.[62]

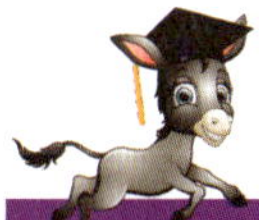

Medizinische Fakten

Diese Chlor-Verbindung hat ein breites Wirkungsspektrum – gegen *Pilze*,[63] *Parasiten* wie *Plasmodium falciparum* und *Toxoplasma gondii*[64] sowie Bakterien wie *Actinomyceten*,[65] *Escherichia coli*,[66] einige *Mycobacterien*, *Proteus spp.*, *Staphylokokken* einschließlich Methicillin-resistente *Staphylococcus aureus (MRSA)*-Stämme und einige Streptokokken.[67]

Im oralen Bereich wirkt es gegen *Neisseria subflava, Prevotella nigrescens* und auch *Porphyromonas gingivalis* reagieren stark auf Triclosan. Weniger effektiv ist es gegen Laktobazillen und Streptokokken.[68] Und wirkungsfrei ist Triclosan bei *Pseudomonadaceae*.[69]

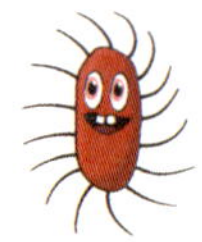

Triclosan für die Mundgesundheit

In Mundspüllösungen ist Triclosan nachweislich gegen Mundgeruch wirksam,[70] und in Zahncremes kann es dazu beitragen, Zahnstein zu reduzieren.[71] Metaanalysen, die sich mit der Belagskontrolle und der Zahnfleischgesundheit beschäftigen, zeigten, dass Zahncreme mit Triclosan effektiver wirkt als fluoridhaltige Zahnpasta[72] und signifikant besser vor *Parodontits* schützt.[73] Auch bei Rauchern, die ein erhöhtes Risiko für *Parodontitis* aufweisen, vermochte die triclosanhaltige Zahncreme den Zahnhalteapparat besser zu schützen als fluoridhaltige Zahnpasta.[74]

Triclosan ist außerdem ein wichtiges Mittel gegen Karies, da es viele Enzyme hemmt, die beim Stoffwechsel der Nahrung (Fette und Zucker) wichtig sind. Beim Abbau der Nahrung entstehen Säuren, die die Zahnoberfläche angreifen. Indem es die Aktivität der Enzyme beeinflusst, steigert Triclosan die Säuretoleranz.[75] Zudem wirkt es antibakteriell, gegen Entzündungen der Haut, der Schleimhaut[76] sowie des Zahnfleischs.[77]

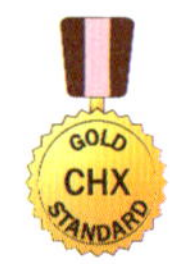

Und im Gegensatz zu Chlorhexidin verfärbt Triclosan die Zähne nicht.[78] In Untersuchungen wird oft darauf hingewiesen, dass es keine Veränderungen der Mikroflora im über dem Zahnfleischsaum liegenden Zahnbelag bewirkt, dass es durch seinen Einsatz zu keinem verstärkten Wachstum schädlicher Erreger kommt[79] und dass es keine negativen Nebenwirkungen hat. Mittlerweile sind jedoch zahlreiche negative Begleiterscheinungen (siehe rechte Seite) bekannt.

Da die Wirkung von Triclosan relativ überschaubar ist, hat man es mit anderen Wirkstoffen kombiniert. In Verbindung mit Zinkcitrat nahm die Wirkungsdauer zu und Zahnbelag wie Zahnfleischentzündung wurden gehemmt.[80]

Mögliche Nebenwirkungen von Triclosan

Doch Triclosan wird von unserem Körper aufgenommen, und zwar über die Haut,[81] die Mundschleimhaut[82] und den Magen-Darm-Trakt[83] ... und gelangt so in unseren gesamten Körper.[84] Über die Haut werden etwa 3 bis 7 Prozent resorbiert.[85] Bei einer Mundspülung werden 7 Prozent des enthaltenen Triclosans aufgenommen. Wer diese längere Zeit im Mund behält, erhöht die Rate.[86]

Als Bestandteil von Zahnpasta kann diese Chlor-Verbindung zu aufgesprungenen Lippen und Veränderungen der Mundschleimhaut führen.[87] Sie lagert sich im Fettgewebe ab, ist im Blut, in der Muttermilch,[88] im Urin[89] und in den Nägeln zu finden. Außerdem scheint Triclosan die Fortpflanzungsfähigkeit zu beeinflussen und mit Allergien in Zusammenhang zu stehen.[90] Selbst die Blut-Hirn-Schranke überwindet es, reichert sich im Gehirn an[91] und wirkt dort neurotoxisch.[92]

Es gibt Studien, die nahelegen, dass Triclosan gegen Krebs wirkt. Andere Forscher warnen, dass sich bei der Reaktion der Verbindung mit Wasser Chloroform bildet.[93] Wenn man es in größeren Mengen inhaliert, kann es Depressionen sowie Leberprobleme auslösen und in einigen Fällen sogar zu Tumoren führen.[94] Auch mit zahlreichen anderen Erkrankungen wie *Dermatitis* (beispielsweise nach der Verwendung von Handwaschlösungen, die Triclosan enthalten),[95] Veränderungen des Immunsystems,[96] allergischen Reaktionen (beispielsweise Asthma bei Kindern),[97] Brustkrebs,[98] Diabetes[99] und Störungen der Schilddrüsenaktivität[100] wird es in Zusammenhang gebracht.

Triclosan beeinflusst zudem unser Hormonsystem. Als Ursache geben Forscher an, dass es zum einen männliche (androgene) wie weibliche (östrogene) Aktivitäten triggert[101] und zum anderen die Bindungsstelle für Hormone blockiert.[102] Außerdem können Erreger Resistenzen gegen diese Chlor-Verbindung entwickeln.[103]

Info

Einige wichtige Fakten zum Thema „Triclosan und Umwelt"
Schätzungen zufolge werden jährlich weltweit etwa 1500 Tonnen Triclosan über Drogerieartikel in Umlauf gebracht.[104] Da die Chlor-Verbindung ein breites antimikrobielles Spektrum hat, findet es sich in Mundpflegeprodukten, Deodorants, Seifen und Hautcremes.[105] Entsprechend große Mengen gelangen dann über das Abwasser in die Umwelt,[106] denn Kläranlagen können sie nicht komplett beseitigen. Die Folge: Triclosan reichert sich in Flora und Fauna an - selbst Algen[107] und Fische[108] sind betroffen. Auch Pflanzen an Land wie Blattsalat[109] und Rettich[110] speichern es.[111]

Obgleich die Europäische Union ein partielles Verbot für diesen Stoff ausgesprochen hat, ist er weiterhin in Deos, Duschgels, Nagelreinigern, Seifen, Schminke, Mundwässern und Zahnpasten enthalten.[112]

Den Mund ohne Chlor-Verbindungen spülen

Listerine®-Produkte mit vielen essenziellen Ölen

Das klassische *Listerine®* der Firma *Johnson & Johnson* enthält in Alkohol gelöste Bestandteile ätherischer Öle wie Thymol (0,064 Prozent), Eucalyptol (0,092 Prozent), Menthol (0,042 Prozent) und Methylsalicylat (0,060 Prozent).[113] Der Alkoholgehalt liegt bei den Produkten von *Listerine®* bei 21,6 Prozent und 26,9 Prozent[114] und dient dazu, die Wirkstoffe der Öle gelöst zu halten.

Einige Untersuchungen ergaben, dass dieses antiseptische Mundwasser gegen Belag und Zahnfleischentzündungen wirkt.[115] Es kann Plaque um die Hälfte und Zahnfleischentzündungen um ein Drittel reduzieren. Zudem ist *Listerine®* hilfreich gegen morgendlichen Mundgeruch.[116] Dabei stört es die normale orale Flora nicht.[117]

Was die Untersuchungen anbelangt, so sollte man in jedem Fall bedenken, dass für die meisten Verbraucher nicht klar ist, mit welchem Produkt genau der jeweilige Test durchgeführt wurde, und dass das jeweilige Ergebnis dann vermutlich auch nicht auf das gesamte *Listerine*®-Sortiment übertragbar ist. Zudem ist eine andere Tatsache nicht außer Acht zu lassen: **Ein Großteil des angebotenen Sortiments von *Listerine*® enthält Fluoride.***

Es gibt auch Kritiker, die davor warnen, dass der in *Listerine*® enthaltene Alkohol zu einer Zunahme von Karzinomen im Mund- und Rachenbereich führen könnte, wenn das Produkt langfristig angewendet wird. Alkoholiker, Kinder unter 12 Jahren und Menschen, die an Mundtrockenheit (z. B. durch eine Tumorerkrankung) leiden, sollten auf alkoholfreie Präparate zurückgreifen,[118] bei denen Emulgatoren und Tenside die ätherischen Öle in Lösung halten. Speziell für Kinder gibt es auch eine *Listerine*®-Lösung mit Cetylpyridiniumchlorid[119] (CPC; siehe Seite 202), die jedoch Fluoride enthält.

Insgesamt ist *Listerine*® weniger wirksam als Chlorhexidin.[120]

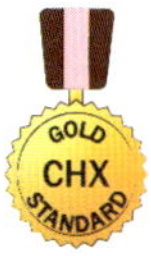

* Stand: Juli 2019

Natriumhydrogenkarbonat – Das alte Hausmittel „Natron" für die Gesundheit im Mund

Natriumhydrogenkarbonat (auch: Natron, Natruimbikarbonat) ist ein natürliches Mineral, das man z. B. zur Herstellung von Backpulver und Brausepulver verwendet und das keine unmittelbaren antimikrobiellen Effekte hat. Es funktioniert aber als Reinigungsmittel, da es Zahnbelag und Speisereste anlöst. Zudem erhöht es den pH-Wert[121] im Mund und verhindert damit das übermäßige Wachstum von Bakterien, die Säure lieben.[122] Die Anzahl schädlicher Erreger wie Streptokokken und *Moraxella* im Speichel sank durch die Anwendung von Natron-Spülungen ebenfalls signifikant. [123] In den USA ist Natron aus den genannten Gründen in vielen Zahnpasten enthalten.

Eine regelmäßige Anwendung von Natron-Mundspülungen über längere Zeit ist ohne Nebenwirkungen. Dabei ist Natronpulver preiswert und ähnlich effektiv wie Chlorhexidin.[124]

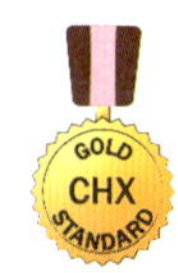

Anwendung: Nehmen Sie 1 Teelöffel Natron auf 1 kleines Glas lauwarmes Wasser, lösen Sie das Pulver gut auf und spülen Sie Ihren Mund gründlich damit.

Wasserstoffperoxid (H_2O_2) – Hier lauern heimtückische Gefahren!

Wasserstoffperoxid ist eine hochreaktive Substanz, die rasch Sauerstoff freisetzt. In Wasser löst es sich komplett auf, dabei entsteht eine Säure, deren pH-Wert unterschiedlich ist:[125] Bei einer 1-prozentigen Lösung, wie sie in manchen Zahncremes vorliegt, beträgt der pH-Wert 5,0 bis 6,0. Somit liegt er im sauren Bereich.[126] Anders ausgedrückt: Wasserstoffperoxid wird zur Säure, die Zahnhartsubstanzen angreifen kann.[127]

Wasserstoffperoxid wird in der Zahnmedizin seit mehr als 70 Jahren verwendet.[128] Dabei kommen unterschiedliche Konzentrationen (von weniger als 1 Prozent bis 35 Prozent) zum Einsatz. Niedrige Konzentrationen von weniger als 1 Prozent finden sich in vielen Zahncremes.[129]

Bereits die 5-minütige Verwendung einer 3-prozentigen Lösung führt zu Irritationen der Haut, der Mundschleimhaut sowie des Atmungs- und Verdauungstrakts, was mit Brennen, Rötungen und Schwellungen einhergeht.[130] Auch Veränderungen des Kollagens in Zahnhartsubstanzen sind bekannt.[131] Beim Einsatz einer Konzentration von 30 Prozent über einen Zeitraum von 5 bis 15 Minuten verringert sich die Härte des Schmelzes[132] und auch des Zahnbeins, des *Dentins*.[133]

Durch das Aufhellen von Zähnen mit Wasserstoffperoxid nach einer Wurzelbehandlung kann es sogar zu Auflösungen der Zähne[134] bis hin zum Zahnverlust kommen. Hohe Konzentrationen (30 bis 35 Prozent) zum Bleichen der Zähne verletzen das Zahnfleisch und irritieren die Zahnnerven.[135] Mögliche Folgen: empfindliche Zähne,[136] Auflösungen der Zahnhartsubstanzen[137] bis hin zu Zahnverlust.

Auch Zahnersatzmaterialien wie Zemente und Kunststofffüllungen werden von Wasserstoffperoxid negativ beeinflusst.[138]

Info

Wasserstoffperoxid im menschlichen Körper: Gesundheitsrisiko und Schutz vor Eindringlingen

Wasserstoffperoxid kommt natürlicherweise im Körper, beispielsweise im Speichel, vor.[139] Bei der Energiegewinnung in unseren Zellkraftwerken, den Mitochondrien, fällt Wasserstoffperoxid als Nebenprodukt an.[140] Mit Metallen wie Eisen und Kupfer bildet Wasserstoffperoxid andere hoch reaktive Sauerstoff-Verbindungen,[141] die Erbmaterial und Zellen schädigen können.[142] Um diese sogenannten freien Radikale – die unser biologisches Gewebe in oxidativen Stress versetzen und Zellen und Gewebe schädigen können – abzufangen, nutzt der Körper unterschiedliche Stoffe wie etwa Vitamin C, Vitamin E, Coenzym Q_{10} und Spurenelemente wie Selen und Zink.[143]

Menschliche Abwehrzellen wie Neutrophile und Makrophagen (Fresszellen) können Wasserstoffperoxid bilden, um Eindringlinge abzuwehren.[144] Auch Streptokokken, die 80 Prozent des Biofilms in der Mundhöhle ausmachen, der sich bereits innerhalb von 4 bis 8 Stunden nach einer professionellen Zahnreinigung bildet,[145] und Erreger in den Zahnfleischtaschen produzieren antimikrobielle Substanzen wie Wasserstoffperoxid.[146] Die Folgen: Das Zahnfleisch stirbt ab und der Knochen wird zersetzt. Anders ausgedrückt: **Wasserstoffperoxid ist an der Zerstörung des Zahnhalteapparats beteiligt.**[147]

Wasserstoffperoxid als Mundspülung anwenden

Wenn Sie Ihren Mund mit einer Wasserstoffperoxid-Lösung spülen wollen, dann verwenden Sie bitte eine sehr niedrige Konzentration. Bei Menschen, die 4-mal täglich über 2 Wochen mit 1,5-prozentiger Lösung spülten, konnte man keine Veränderungen des Zahnfleischs feststellen.[148] Auch andere Untersuchungen bewerteten diese Konzentration als sicher; sie reduzierte sowohl Zahnbelag als auch Entzündungen,[149] wirkte gegen anaerobe Erreger und hatte dabei durch die Sauerstoffbildung auch einen mechanischen Reinigungseffekt.[150]

Im Vergleich mit dem Goldstandard Chlorhexidin zeigte sich, dass es bei der Anwendung von Wasserstoffperoxid zu keinen Nebeneffekten wie Verfärbungen oder Schleimhautbrennen kam.[151]

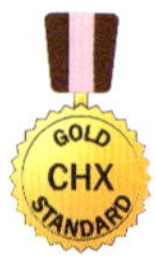

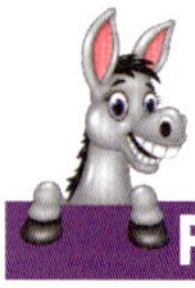

Fazit

Eine 1,5-prozentige Lösung scheint nach wissenschaftlichen Studien relativ sicher zu sein. Sie können sie in Apotheken erwerben. **Ölziehen ist** allerdings **sicherer und effektiver** und so rate ich persönlich zu dieser Praxis.

(Mehr zu den Vorzügen und der Praxis des Ölziehens erfahren Sie im Kapitel „Ölziehen – Eine einfache, effektive und kostengünstige Praxis fürs Wohlbefinden“, Seite 41 ff.)

Info

Die Wirkung der Selbstreinigung im Mund erhöhen – Ein Plädoyer für die professionelle Zahnreinigung

Mit jeder Bewegung des Mundes bewegen sich nicht nur die Kieferknochen, sondern auch die Zähne im Kiefer, wenn auch nur minimal. Die hinteren Zähne im Unterkiefer werden dabei am stärksten ausgelenkt. Um die Zähne herum gibt es einen winzig kleinen Spalt, in dem die Zähne über eine Art Band aus Bindegewebe (das *Ligament*) wie durch viele kleine Federn im Kieferknochen „aufgehängt“ sind. In diesem Spalt befindet sich *Sulcus fluid*. Es handelt sich um eine Flüssigkeit, die von Zellen unter dem Zahnfleisch abgegeben wird, u. a. Abwehrstoffe enthält und den Zwischenraum von Zahn und Zahnbett spült – vergleichbar mit Lymphe, gefiltertem Blut also. *Sulcus fluid* hat u. a. die Aufgabe, den Bereich zwischen Zahn und Knochen zu reinigen und zu desinfizieren, und die Mikrobewegungen der Zähne unterstützen es eben auch, diese Flüssigkeit in Bewegung zu bringen.

Anders ausgedrückt: Da die Zähne (im Gegensatz zu Implantaten) federnd im Knochen verankert sind und der Knochen selbst ebenfalls eine gewisse Elastizität hat, bewegen sich die Zähne beim Sprechen, Kauen, Schlucken … und selbst beim Gehen minimal in ihrem Zahnfach, was den Zwischenraum zwischen Zähnen und Knochen durch die dort befindliche Flüssigkeit säubert. (Ähnlich wie die Speichelproduktion den gesamten Mundraum beim Kauen sauber hält.)

Während Sie nun **Plaque** recht effektiv mit einer optimalen Mundpflege selbst beseitigen können, geht das mit **Zahnstein** nicht. Der Speichel erreicht die mit Zahnstein bedeckten Bereiche über dem Zahnfleischsaum nicht und kann die Zahnoberfläche dort auch nicht reinigen. Das führt wiederum dazu, dass schädliche Erreger auf der rauen Oberfläche des Zahnsteins besser Halt finden und ihre „Wohngemeinschaft" immer weiter vergrößern können. Der mineralisierte Belag kann nun auch in den Bereich unter dem Zahnfleisch hineinwachsen. Der in den Zahnfleischtaschen *Konkremente* genannte Zahnstein verhindert dann, dass *Sulcus fluid* die „zugemauerten" Bereiche dort säubert, sodass diese ebenfalls größer werden … und mit der Zeit sogar den Knochen verdrängen können. So kann auch ein völlig kariesfreier Zahn ausfallen, weil er nicht mehr fest genug im Knochen verankert ist.

Sind die Zähne jedoch frei von Konkrementen, Zahnstein und Zahnbelag, wie das nach einer professionellen Zahnreinigung und einer (eventuellen) *Parodontitis*-Therapie – einer Reinigung der Zahnfleischtaschen unter Betäubung – der Fall sein sollte, dann funktioniert die Selbstreinigung im Bereich zwischen Zähnen und Knochen mit den Mikrobewegungen der Zähne optimal und Mundspüllösungen wirken ebenfalls wesentlich effektiver.

Chlorhexidin-Mundspülungen und Ölziehen – Ein Vergleich mit eindeutigem Ergebnis

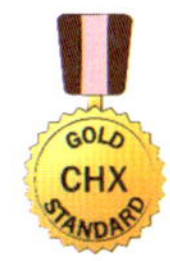

Viele kontrollierte klinische Studien mit Chlorhexidin (CHX) über einen Zeitraum von 6 Monaten zeigen eine Reduktion von Zahnbelag um 16 bis 45 Prozent. Ölziehen (auch: Ölkauen, Ölkur) mit Sesamöl reduzierte bereits nach 45 Tagen die *Plaque* um 18 bis 30 Prozent.[152] Schon nach 7 Tagen, also in einer wesentlich kürzeren Zeit, nahm der Zahnbelag in der Gruppe, die Kokosöl verwendete, um 29 Prozent ab. Das liegt wohl an der Emulsions- und Seifenbildung bei der Verwendung von Kokosöl, das im Mund bewegt wird. Zudem kann die Viskosität des Öls die Anhaftung von Bakterien und deren Bindungspartner (z. B. Pilze) hemmen sowie ihr Futter reduzieren.[153] (Siehe Kapitel „Ölziehen – Eine einfache, effektive und kostengünstige Praxis fürs Wohlbefinden", Seite 41 ff.)

Regelmäßiges Ölziehen ist wesentlich preiswerter als die Verwendung medizinischer Mundspüllösungen mit CHX (siehe auch Seite 203 ff.). Speiseöle sind natürlich, zeigen keine Nebenwirkungen und lösen keine allergischen Reaktionen aus. (Sollten Sie tatsächlich auf ein Öl allergisch reagieren, dann verwenden Sie einfach ein anderes.) Diese Praxis verfärbt weder Schleimhäute noch Zähne wie das beim Chlorhexidin der Fall sein kann.[154] Im Gegenteil: Sie hellt die Zähne nachweislich auf, reduziert Zahnbelag[155], Zahnfleischentzündungen[156] sowie die Gesamtanzahl an Bakterien in der Mundhöhle[157] und hat zudem eine positive Wirkung auf Karies:[158] Eine aktive Karies mit einer weichen Zahnoberfläche kann in eine inaktive, harte, remineralisierte Form (*Caries sicca*) übergehen.

Was die Langzeitanwendung anbelangt, so ist eines klar: Bei der Verwendung einer CHX-Mundspüllösung kann es zu Nebenwirkungen wie Verfärbungen, Geschmacksveränderungen usw. kommen, Ölziehen hingegen ist für die dauerhafte Anwendung geeignet.

Mit dem Ölkauen kann man sogar Gifte aus dem gesamten Körper entfernen und damit die Gesundheit im Allgemeinen fördern. Doch die lokale Wirkung allein ist schon beeindruckend genug.

Eine Studie, die die Ölzieh-Kur mit dem Zähneputzen verglich, zeigte, dass mit dem Putzen der Zähne die Beläge um 11 bis 27 Prozent und die Zahnfleischentzündungen um 8 bis 23 Prozent reduziert werden konnten. Ölziehen war in dieser Studie allerdings wesentlich effektiver. Es reduzierte die Beläge um 18 bis 30 Prozent und die Zahnfleischentzündungen um 52 bis 60 Prozent.[159] Ölziehen sollte das Zähneputzen jedoch nicht ersetzen: Es ist vergleichbar mit einem Teller, von dem Sie Pasta mit Soße gegessen haben. Wenn Sie diesen mit Wasser abspülen und vielleicht noch ein paar Tropfen Seife dazugeben, jedoch keine Bewegungen auf dem Teller ausführen, bleiben Essensreste kleben. Verbinden Sie jedoch Wasser, Seife und manuelle Bewegungen mit einer Bürste oder einem Lappen, ist der Teller recht schnell strahlend sauber. Reinigen Sie also zuerst die Zähne mit Interdental- und Zahnbürsten (wie genau, das finden Sie in meinem Buch *Richtige Zahnpflege* dargestellt), dann kann das Ölziehen auch zwischen den Zähnen wirken und hier das Zahnfleisch massieren und reinigen. **Somit ist das Team „mechanische Mundpflege und Ölziehen" ein starker Partner zum Erhalt Ihrer Mundgesundheit und Ihres allgemeinen Wohlbefindens.**[160]

Info

And the Winner is …

Im Wettkampf zwischen „Urheilverfahren Ölziehen" und „medizinischer Goldstandard Chlorhexidin" gibt es einen eindeutigen Sieger mit 22 zu 5 Punkten: **das Ölziehen!** Dabei sind beide erfolgreich in der Reduktion von Zahnbelag, Zahnfleischblutung, Mundgeruch und Kariesrisiko. Allein in puncto Zeitaufwand schneidet CHX besser ab. Dafür hat das Ölziehen sage und schreibe 18-mal die Nase vorn, wie Sie der folgenden Tabelle entnehmen können:

Gesundheitsfördernde Eigenschaften: Chlorhexidin und Ölziehen im Vergleich

Mundspüllösung mit Chlorhexidin (CHX)		Eigenschaften	Ölziehen	
Punkte, die an beide gehen				
ja[161]	☺	reduziert Zahnbelag	☺	ja[162]
ja[163]	☺	mindert Zahnfleischblutung	☺	ja[164]
ja	☺	verringert das Kariesrisiko	☺	ja[165]
ja[166]	☺	wirkt gegen Mundgeruch, steigert die Atemfrische	☺	ja[167]
Punkte, die ausschließlich an das Ölziehen gehen				
ja[168]	☹	Verfärbungen von Zunge und Zähnen	☺	nein[169]
nein	☹	hellt die Zähne auf	☺	ja
nein	☹	hilft bei aufgesprungenen Lippen	☺	ja
nein[170]	☹	natürlich	☺	ja[171]
ja[172]	☹	Nebenwirkungen	☺	nein[173]

Mundspüllösung mit Chlorhexidin (CHX)		Eigenschaften		Ölziehen
Punkte, die ausschließlich an das Ölziehen gehen				
ja[174]	☹	allergische Reaktionen	☺	nein[175] ggf. anderes Öl nehmen
ja[176]	☹	führt zu Resistenzbildungen	☺	nein [177]
nein[178]	☹	preiswert	☺	ja[179]
nein[180]	☹	einfach zu bekommen	☺	ja[181]
ja[182]	☹	hohe Konzentrationen sind verschreibungspflichtig	☺	nein [183]
nein/evtl.[184]	☹	auch in ländlichen Gegenden erhältlich	☺	ja[185]
nein[186]	☹	guter Geschmack	☺	ja[187]
ja	☹	verändert die Geschmackswahrnehmung	☺	nein[188]
ja	☹	löst Brennen im Mund aus	☺	nein[189]
eher nein[190]	☹	auch während der Schwangerschaft anwendbar	☺	ja[191]
nein[192]	☹	auch bei bestimmten Erkrankungen anwendbar	☺	ja[193]
nein	☹	Langzeitanwendung empfehlenswert	☺	ja
noch keine 100 Jahre	☹	erprobt/ohne Probleme	☺	seit Jahrtausenden
Punkt, der allein an CHX geht				
ja[194]	☺	zeitsparend	☹	nein[195]

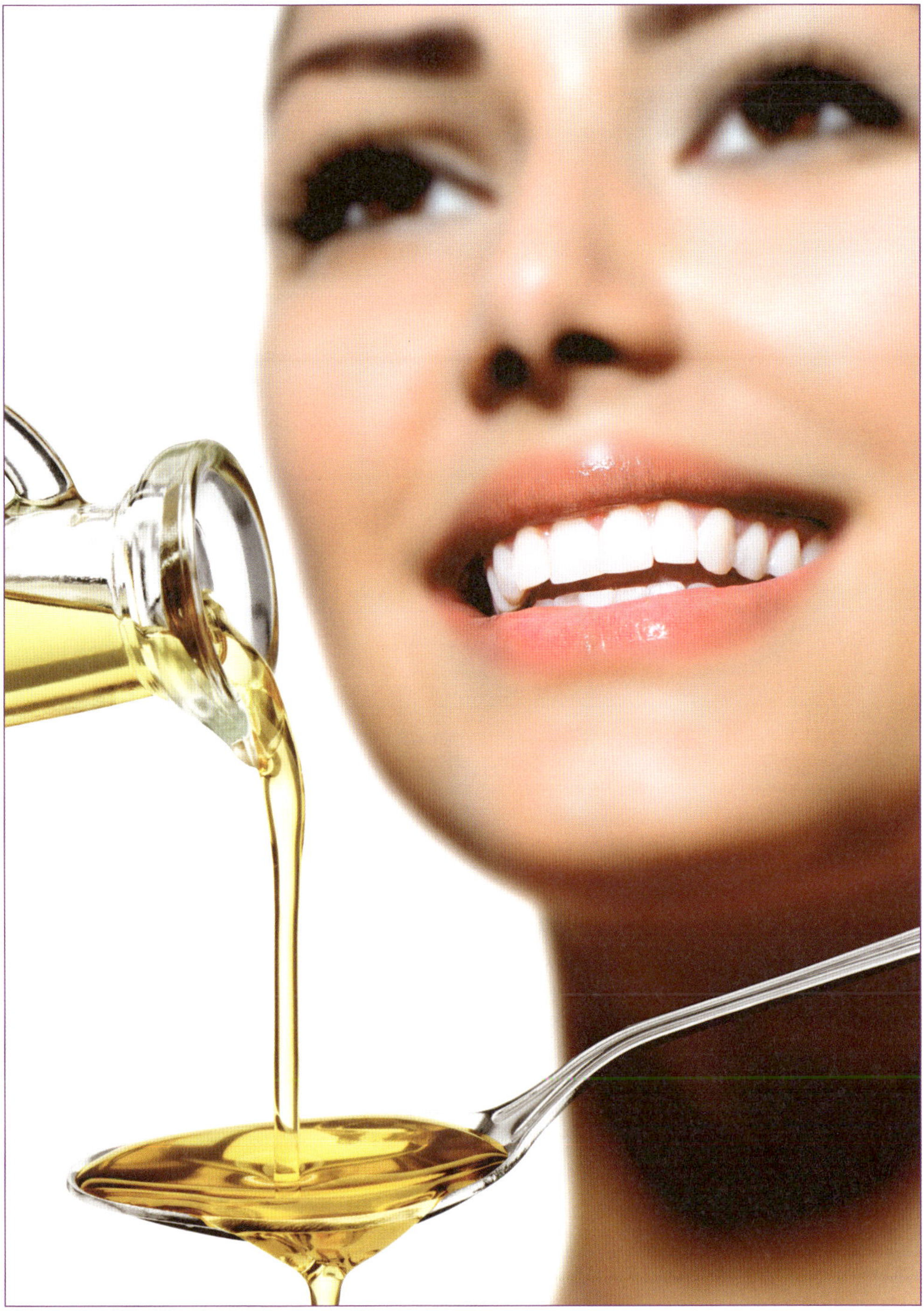

Anhang

Bakterien – Krankheiten, die sie verursachen, sowie mögliche Heilmittel[1]

Bakterien[2]	Krankheiten	Heilmittel
Actinobacillus actinomycetemcomitans	Problemkeim für den Zahnhalteapparat, kann eine *Endokarditis* auslösen[3]	Eukalyptusöl, alkoholischer Eukalyptusextrakt, Knoblauchextrakt, Zimtöl
Acinetobacter baumannii	Lungenentzündung, Hirnhautentzündung (*Meningitis*), Wundinfektion	Kokosöl
Actinomyces naeslundii	Karies	Lemongrasöl
Actinomyces odontolyticus	Problemkeim im Mundbereich	Melisse
Actinomyceten	–	Triclosan
Aggregatibacter actinomycetemcomitans	lokalisierte aggressive *Parodontitis*[4], Blutvergiftung, unterschiedliche Abszesse, infektiöse Gelenkerkrankung, akute oder chronische Entzündung des Knochens und des Knochenmarks (*Osteomyelitis*), infektiöse Entzündung der Herzinnenhaut (*Endokarditis*) und Lungenentzündung[5]	Blaubeeren
Bacillus subtilis	unspezifische Lebensmittelvergiftung[6]	Rosenöl
Borrelien	diverse Schmerzen (Kopf, Bauch, Glieder, Gelenke)[7]	Zistrose
Capnocytophaga gingivalis	Problemkeim im Mundbereich, Erkrankung des Zahnhalteapparates	Melisse, Kiefernkernholzextrakt
Chlamydien	Bindehautentzündung (*Konjunktivitis*), Infektionen der Geschlechtsorgane, Lungenentzündung, Papageienkrankheit, Zahnbettentzündung (*Parodontitis*)	Kokosöl
Chromobacterium violaceum	eitrige Infektionen[8]	Rosenöl
Eikenella corrodens	Problemkeim im Mundbereich	Melisse
*Enterobacter spp**	gehört zur normalen Darmflora; bei einem geschwächten Immunsystem kann es zu einer Infektion mit multiresistenten Arten, z. B. aus dem Krankenhaus, kommen[10]	Kokosöl

* ssp. steht für „Spezies" (hier: eine Gruppe von Erregern)

Bakterien[2]	Krankheiten	Heilmittel
Enterococcus faecalis	Erreger, der zum Scheitern von Wurzelkanalbehandlungen führen kann	*Aloe vera*, Teebaumöl, Zistrose; Chlorhexidin
Erwinia carotovora	(= *Pectobacterium carotovorum*) Pflanzenkrankheiten[11]	Rosenöl
Escherichia coli	Entzündungen, Infektionen, Brechdurchfall[12]	Blaubeeren, Rosenöl, Rosmarin, Teebaumöl, Zimtöl; Triclosan
Escherichia vulneris[13]	*Arthritis*, Durchfall[14], Gärungskeim[15]	Kokosöl
Fusobacterium nucleatum	Erkrankungen des Zahnhalteapparates	Blaubeeren, Eukalyptusöl, alkoholischer Eukalyptusextrakt, Melisse, Zimtöl
grampositive Bakterien	Fleischvergiftung (*Botulismus*), Magen-Darm-Grippe (*Gastroenteritis*), Milzbrand, Wundstarrkrampf (*Tetanus*)	Kokosöl
Haemophilus influenzae	Bronchitis, Kehlkopfdeckelentzündung (*Epiglottitis*), Lungenentzündung	Eukalyptusöl, Kokosöl, Pfefferminze, Zimtöl
Helicobacter pylori[16]	*Gastritis*, Magen- und Zwölffingerdarmgeschwür, Magenkarzinom	Blaubeere, Kokosöl, Zeolith, Zistrose
Laktobazillen[17] 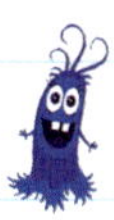	gehören zur normalen Darmflora, Karies	Honig, Kokosöl, Rosmarin; Triclosan
Lactobacillus acidophilus	Karies	*Aloe vera*, Honig, Propolis, Zimtöl
Lactobacillus casei	Karies	Honig
Listeria monocytogenes	die Infektionskrankheit *Listeriose*	Blaubeere, Kokosöl
Mycobakterium	u. a. *Tuberkulose*	Lemongrasöl; Triclosan
Neisseria subflava	orales Bakterium	Triclosan
Peptostreptococcus	Wundinfektionen[18]	*Aloe vera*
Peptostreptococcus micros	Problemkeim in der Mundhöhle	Melisse
Porphyromonas gingivalis 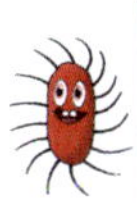	Erkrankungen des Zahnhalteapparates	Eukalyptusöl, alkoholischer Eukalyptusextrakt, Honig, Ingwer, Kamillenöl, Kiefernkernholzextrakt, Knoblauchextrakt, Lemongrasöl, Melisse, Teebaumöl, Zimtöl; Chlorhexidin, Triclosan
*Prevotella spp.**	Problemkeime in Mundhöhle	Melisse
Prevotella nigrescens	orales Bakterium	Triclosan

Bakterien[2]	Krankheiten	Heilmittel
Prevotella intermedia	Erkrankung des Zahnhalteapparates	*Aloe vera,* alkoholischer Eukalyptusextrakt; Chlorhexidin
Prevotella oralis	Karies	Kiefernkernholzextrakt
Proteus spp.	Gallenweginfektion, *Gastroenteritis,* Harnwegsinfektionen, Bauchfellentzündung (*Peritonitis*); Kleinkinder: Hirnhautentzündung (*Meningitis*)[19]	Triclosan
Pseudomonas	Lebensmittelverderber[20]	Rosmarin
Pseudomonas aeruginosa	Außenohrentzündung (*Otitis externa*), Darmerkrankung (*Enterokolitis*), Harnwegsinfektionen, Hirnhautentzündung, Lungenentzündung	Kokosöl, Manuka-Honig, Rosenöl, Teebaumöl
Salmonella typhimurium	Typhus: Darmentzündung, Durchfall bis hin zu Entzündungen der Hirnhaut und des Knochengewebes (*Osteomyelitis*)	Blaubeeren, Thymian
Staphylokokken	Harnwegsinfektionen, Lebensmittelvergiftung, Staphylokokkeninfektionen	Knoblauch, Kokosöl; Triclosan
Staphylococcus albus	–	Rosmarin
Staphylococcus aureus[21]	Blutvergiftung (*Sepsis*), Eiter, Entzündungen der Haut (Furunkel, Karbunkel), des Herzens (*Endokarditis*), der Lunge (*Pneumonie*), Muskelerkrankungen (*Pymyositis*), toxisches Schocksyndrom,[22] Schädigungen des Zahnhalteapparats	Kokosöl, Kamille, Kamillenöl, Manuka-Honig, Nelke, Rosenöl, Rosmarin, Teebaumöl, Zistrose; Chlorhexidin, Triclosan
Streptobazillen	Lungenentzündung, Ohrenschmerzen, Karies, Racheninfektion, rheumatisches Fieber, Nasennebenhöhlenentzündung (*Sinusitis*)	Kokosöl
Streptokokken	*Endokarditis*, Karies[23]	Knoblauch; Triclosan
Streptococcus constellatus	Karies	Kiefernkernholzextrakt
Streptococcus gordonii	Karies	Kiefernkernholzextrakt
Streptococcus intermedius	Karies	Kiefernkernholzextrakt
Streptococcus mitis	Karies	Honig
Streptococcus mutans[24] 	Hauptkarieserreger	*Aloe vera*, Eukalyptusöl, Honig, Ingwer, Kamille, Knoblauchölextrakt, Kokosöl, Minze, Propolis, Rosenöl, Rosmarin, Xylit (siehe Infokasten Seite 27), Zimtöl, Zistrose; Cetylpyridiniumchlorid, Chlorhexidin

Bakterien[2]	Krankheiten	Heilmittel
Streptococcus pneumoniae	Lungenentzündung, Blutvergiftung	Pfefferminze
Streptococcus pyogenes	Biofilm	Minze, Pfefferminze
Streptococcus sanguinis	Karies	Kamille, Kiefernkernholzextrakt, Rosenöl, Rosmarin
Streptococcus sobrinus	Karies	Eukalyptusöl, Honig, Kiefernkernholzextrakt, Rosenöl, Rosmarin
Treponema denticola	Problemkeim für den Zahnhalteapparat[25]	alkoholischer Eukalyptusextrakt
Veillonella parvula	Problemkeim in der Mundhöhle	Melisse
Vibrio cholerae	Cholera	Rosmarin

Pilze – Krankheiten, die sie verursachen, sowie mögliche Heilmittel

Pilze	Krankheiten	Heilmittel
Aspergillus flavus	Pilzerkrankung von Haut und Lunge[33]	Honig
Aspergillus niger	Pilzerkrankung von Haut, Gehörgang und Lunge[34]	Honig
Candida 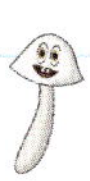	verschiedene Erkrankungen	Eukalyptussud, Kamille, Kamillenöl, Zimtöl
Candida albicans[35]	Karies; bei Immunschwäche: Pilzerkrankung (*Mykose*)[36]	*Aloe vera*, Honig, Kokosöl, Nelke, Propolis, Oregano, Majoran, Thymian, Rosenöl, Zistrose
Candida glabrata[37]	Pilzerkrankung (*Mykose*), Blutvergiftung (*Sepsis*)[38]	Kokosöl, Zistrose
Candida krusei[39]	*Candidiasis*, Entzündung der Herzinnenhaut (*Endokarditis*), *Arthritis*[40]	Kokosöl
Candida parapsilosis[41]	*Entzündung der* Herzinnenhaut (*Endokarditis*), *Arthritis*, Bauchfellentzündung (*Peritonitis*), *Endophthalmitis*, Wundinfektion, Blutvergiftung (*Sepsis*), Krankenhausinfektion (nosokomiale Infektion)[42]	Kokosöl
Candida tropicalis[43] (früher *C. vulgaris*)[44]	Harnwegsinfekte, Blutvergiftung (*Sepsis*), Haut- und Nagelmykosen, Nasennebenhöhlenentzündung (*Sinusitis*), pulmonale Manifestationen[45]	Kokosöl

Pilze	Krankheiten	Heilmittel
Dermatophyten	Pilze, die sich an Haare (Haarschuppen) und Nägel ansiedeln	Chlorhexidin
Malassezia	Ekzeme[46]	Honig
Microsporum gypseum	Pilzerkrankung an Händen und Füßen[47]	Honig
Saccharomyces	Pilzerkrankung in der Mundhöhle	Honig

Viren – Krankheiten, die sie verursachen, sowie mögliche Heilmittel[48]

Viren	Krankheiten	Heilmittel
Adeno-Viren	Augenentzündung, Atemwegserkrankungen, Magen-Darm-Erkrankungen[50]	Zistrose
Coxsackie-B4-Virus	Erkältung, virale Hirnhautentzündung, Herzmuskelentzündung (*Myokarditis*)	Kokosöl
Ebola-Virus	Ebola	Zistrose
Epstein-Barr-Virus	Infektiöse *Mononukleose* (Pfeiffersches Drüsenfieber), *Nasopharynxkarzinom, Burkitt-Lymphom, Sjögren-Syndrom* (reduzierter Speichelfluss)[51]	Kokosöl
Grippevirus	Grippe	Kokosöl, Melisse, Zistrose
Hepatitis-B-Virus	Leberentzündung (Hepatitis B)	Chlorhexidin
Hepatitis-C-Virus	Leberentzündung (Hepatitis C)	Kokosöl
Herpes simplex-Virus (HSV-1 und HSV-2) 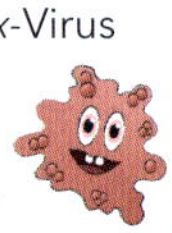	Lippenherpes, Genitalherpes, Neugeborenenherpes	Honig, Eukalyptusöl, Kokosöl, Melisse, Pfefferminze, Rose (alkoholischer und wässriger Extrakt), Teebaumöl, Thymian, Thymianöl
Humanes Immundefizienz-Virus (HIV)	HIV-Infektion, AIDS (*Acquired Immune Deficiency Syndrome*)	Kokosöl, Melisse, Pfefferminze, Zistrose; Chlorhexidin
Humane Influenza-A-	Grippe	Zistrose
Marburg-Viren	Marburg-Fieber, Kopf- und Muskelschmerzen, Erbrechen, Lichtempfindlichkeit[52]	Zistrose
Masern-Virus	Masern	Kokosöl
Rhinoviren	Schnupfen	Zistrose
Rubella	Röteln[53]	Honig
SARS-Coronavirus	SARS-Lungenkrankheit	Kokosöl
Syncytialvirus	Infektion der oberen Atemwege	Kokosöl
Varicella zoster	Windpocken, Gürtelrose	Honig

Verzeichnis der Heilrezepte

Liste der Infokästen

Extra: Zähne, Organe und Körperbereiche

Bereits die traditionelle chinesische Medizin (TCM) weist auf einen Zusammenhang zwischen Zähnen, Organen und Meridianen hin. Meridiane sind Energieleitbahnen, an denen beispielsweise bei der Akupunktur gearbeitet wird. Darüber hinaus stehen unsere Zähne nicht nur mit Organen, sondern auch mit Schädelhöhlen, lymphatischen Geweben, Sinnesorganen, Hormondrüsen und Wirbeln in Verbindung. Die Tabelle auf Seite 234 f., in der diese Bezüge aufgeführt sind, gründet auf den Forschungsarbeiten von Voll, Kramer, Burk, Gleditsch, Mastalier und Schreckenbach[54].

Bitte beachten Sie, dass es sich bei den Angaben in der Tabelle um „Erfahrungsheilkunde" handelt. Sie können Ihnen weiterhelfen, Zusammenhänge und Ursachen zu entdecken. Das bedeutet aber nicht, dass sich bei jedem Befund in einem bestimmten Bereich automatisch Veränderungen in einem anderen Bereich finden lassen.

Info

Wie Profis die einzelnen Zähne bezeichnen

Wenn Sie den Zahnbogen betrachten, stellen Sie fest, dass er symmetrisch aufgebaut ist. Profis zählen nun die Zähne von der Mitte aus: Der mittlere Schneidezahn erhält die Nummer 1 und der folgende die Nummer 2. Die Eckzähne im Ober- und Unterkiefer sind an der 3. Stelle und somit „die 3er". Gefolgt von 2 Prämolaren (4er und 5er) und meist 2 bis 3 Molaren (Mahlzähnen). Der 8. Zahn ist somit der Weisheitszahn und in jedem Quadranten finden sich daher bei einem **vollständigen Erwachsenengebiss** (mit Weisheitszahn) 8 Zähne.

Im **Milchgebiss** gibt es wie im bleibenden Gebiss je 6 Frontzähnen im Ober- und im Unterkiefer (4 Schneidezähne plus 2 Eckzähne). Im Milchgebiss gibt es jedoch keine Prämolaren, aber 2 Molaren (Mahlzähne). Insgesamt hat jeder Milchgebiss-Quadrant somit 5 Zähne.

Die Angabe der Quadranten erfolgt sowohl im Milch- wie auch im Erwachsenengebiss mit der ersten Zahl. **Im bleibenden Gebiss hat der rechte Quadrant im Oberkiefer die Zahl 1.** Dann zählt man im Uhrzeigersinn (vom vor dem Patienten stehenden Behandler aus gesehen) weiter: Der linke Quadrant im Oberkiefer hat die Zahl 2, der linke Quadrant im Unterkiefer die Zahl 3 und der rechte Quadrant im Unterkiefer die Zahl 4.

Bleibendes Gebiss	
Quadrant 1: Oberkiefer rechts	Quadrant 2: Oberkiefer links
Quadrant 4: Unterkiefer rechts	Quadrant 3: Unterkiefer links

Im Milchgebiss hat der obere rechte Quadrant die Zahl 5. Zählt man dann weiter im Uhrzeigersinn, kommt man im unteren rechten Quadrant auf die Zahl 8.

Milchgebiss	
Quadrant 5: Oberkiefer rechts	Quadrant 6: Oberkiefer links
Quadrant 8: Unterkiefer rechts	Quadrant 7: Unterkiefer links

Die erste der beiden angegebenen Zahlen gibt somit den Quadranten an, die zweite den Zahn, von der Mitte aus gezählt (wenn alle Zähne vorhanden sind; siehe Tabelle auf den folgenden Seiten).

Beziehungen zwischen Zähnen, Organen & Körperbereichen

Zähne im rechten Ober- und Unterkiefer								
Zähne oben				55	54	53	52	51
vollständiges Milchgebiss				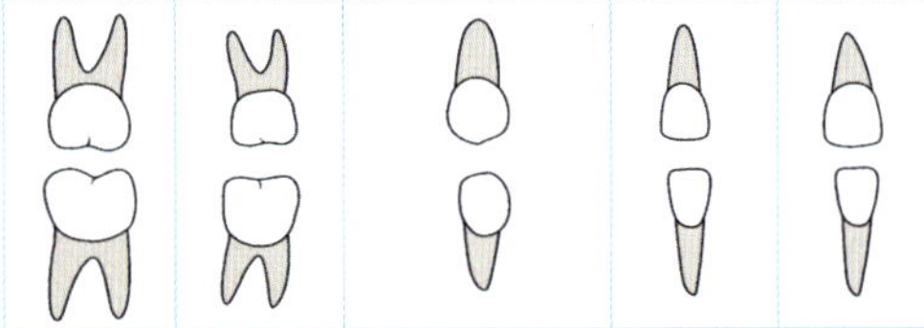				
Zähne unten				85	84	83	82	81
Milchzähne				Milchmolaren		Milcheckzähne	Milchschneidezähne	
	Seitenzähne					Frontzähne		
bleibende Zähne	Weisheitszahn	Mahlzähne		Prämolaren		Eckzahn	Schneidezähne	
Zähne oben	18	17	16	15	14	13	12	11
vollständiges Erwachsenesgebiss	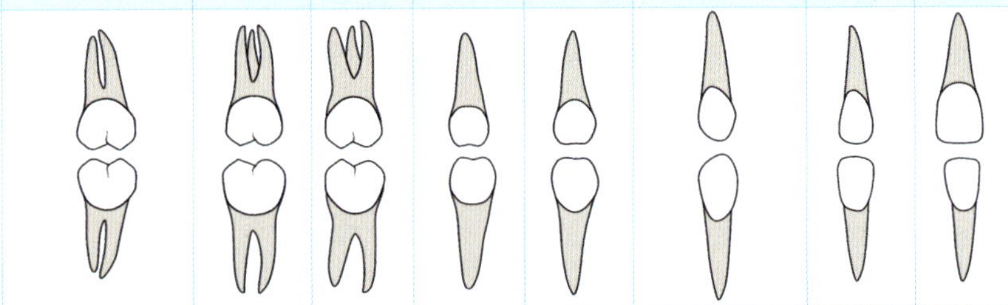							
Zähne unten	48	47	46	45	44	43	42	41
Organ/Meridian	Dünndarm, Herz	Pankreas, Magen		Lunge, Dickdarm		Leber, Gallenblase	Niere, Blase	
Störfelder	Krummdarm-(*Ileum*-)divertikel	-		Blinddarm-divertikel	Dickdarm-divertikel	Galle	Urogenitalbereich	
Nasenneben-höhlen	Venenraum der harten Hirnhaut (*Sinus cavernosus*)	Kieferhöhle		Siebbeinzellen		Keilbeinhöhle	Stirnhöhle, Keilbeinhöhle	
lymphatisches Organ	Tubenmandel	Kehlkopfbereich		Tubenmandel		Gaumenmandel	Rachenmandel	
Sinn & Sinnesorgan	Hören: Außen- und Mittelohr	Geschmack: Zunge		Geruch: Nase		Sehen: Auge (Netz- und Aderhaut)	Hören: Ohr	
Hirnnerven	VII, IX, XII	V_3, X, XII		V, IX, X		II–VII	Nerven im Unterleib*	
Hormondrüse	Nebenniere	Eierstöcke, Hoden					Nebenniere	
Wirbel	Halswirbel 7; Brustwirbel 1, 2, 5, 7; Kreuzbeinwirbel	Brustwirbel 11, 12; Lendenwirbel 1		Halswirbel 5–7; Brustwirbel 3, 4; Lendenwirbel 4, 5		Brustwirbel 8–10	Lendenwirbel 2, 3; Kreuz- und Steißbein, Steißbeinwirbel 3–5	
Gelenke	Schulter, Ellenbogen	Kiefergelenk, Hüfte und Knie vorn, oberes Sprunggelenk zur Mitte hin		Schulter, Großzehengelenk, 2. Zehe, Mittelfuß zum Schienbein		Hüfte seitlich, Knie (innen und außen), oberes und vorderes Sprunggelenk	Kreuz-/Steißbein, Knie hinten, hinteres Sprung-gelenk	
Gewebe	Blutgefäße	Bindegewebe		Haut, Haare		Muskeln, Sehnen	Knochen, Skelett	
sonstiges	peripheres Nervensystem	Lymphgefäß Brustdrüse rechts		Arterien	Venen	–	Analkanal, Rektum	

* Parasympathikus im Sakralmark (*N. splanchnici pelv.; Plexus pelvicus*)

								Zähne im linken Ober- und Unterkiefer
61	62	63	64	65				**Zähne oben**
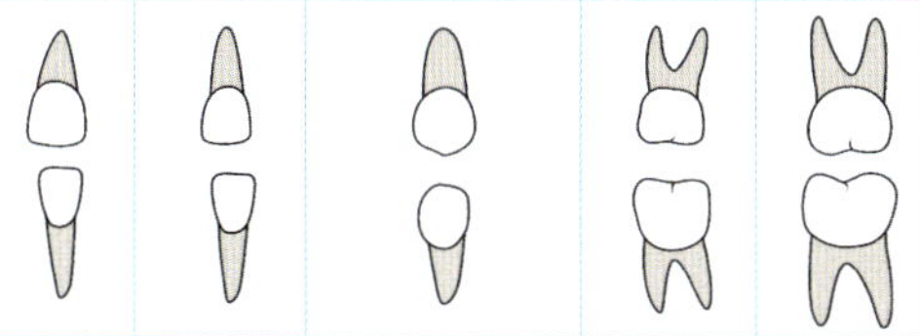								**vollständiges Milchgebiss**
71	72	73	74	75				**Zähne unten**
Milchschneidezähne		Milcheckzähne	Milchmolaren					**Milchzähne**
Frontzähne			Seitenzähne					
Schneidezähne		Eckzahn	Prämolaren		Mahlzähne		Weisheitszahn	**bleibende Zähne**
21	22	23	24	25	26	27	28	**Zähne oben**
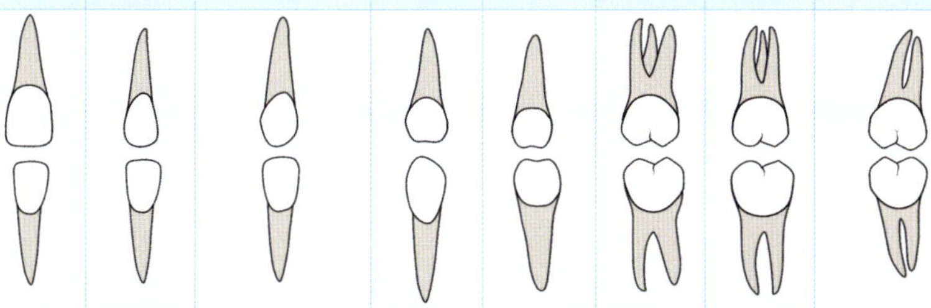								**vollständiges Erwachsenengebiss**
31	32	33	34	35	36	37	38	**Zähne unten**
Niere, Blase		Leber, Gallenblase	Lunge, Dickdarm		Milz, Magen		Dünndarm, Herz	**Organ/Meridian**
Urogenitalbereich		Galle	Dickdarm-divertikel	Blinddarm-divertikel	-		Krummdarm-(*Ileum*-)divertikel	**Störfelder**
Stirnhöhle, Keilbeinhöhle		Keilbeinhöhle	Siebbeinzellen		Kieferhöhle		Venenraum der harten Hirnhaut (*Sinus cavernosus*)	**Nasennebenhöhlen**
Rachenmandel		Gaumenmandel	Tubenmandel		Kehlkopfbereich		Tubenmandel	**lymphatisches Organ**
Hören: Ohr		Sehen: Auge (Netz- und Aderhaut)	Geruch: Nase		Geschmack: Zunge		Hören: Außen- und Mittelohr	**Sinn & Sinnesorgan**
Nerven im Unterleib*		II–VII	V, IX, X		V_3, X, XII		VII, IX, XII	**Hirnnerven**
Nebenniere					Eierstöcke, Hoden		Nebenniere	**Hormondrüse**
Lendenwirbel 2, 3; Kreuz- und Steißbein, Steißbeinwirbel 3–5		Brustwirbel 8–10	Halswirbel 5–7; Brustwirbel 3, 4; Lendenwirbel 4, 5		Brustwirbel 11, 12; Lendenwirbel 1		Halswirbel 7; Brustwirbel 1, 2, 5, 7; Kreuzbeinwirbel	**Wirbel**
Kreuz-/Steißbein, Knie hinten, hinteres Sprunggelenk		Hüfte seitlich, Knie (innen und außen), oberes und vorderes Sprunggelenk	Schulter, Großzehengelenk, 2. Zehe, Mittelfuß zum Schienbein		Kiefergelenk, Hüfte und Knie vorn, oberes Sprunggelenk zur Mitte hin		Schulter, Ellenbogen	**Gelenke**
Knochen, Skelett		Muskeln, Sehnen	Haut, Haare		Bindegewebe		Blutgefäße	**Gewebe**
Analkanal, Rektum		–	Venen	Arterien	Lymphgefäß / Brustdrüse links		peripheres Nervensystem	**sonstiges**

Bezugsquellen für ausgewählte Produkte

(Für die angegebenen Websites gilt: Stand Juni 2019)

Im Folgenden finden Sie Hinweise zu **empfehlenswerten Produkten**.

Manche der im Buch genannten Artikel erhalten Sie ganz unkompliziert im Drogerie- oder sogar im Supermarkt, auf dem Bauernmarkt oder im Fachhandel Ihrer Region. Dennoch stellen wir – Verlag und Autorin – Ihnen hier für einige wenige Produkte **eine Auswahl an Online-Shops**, über die Sie Artikel und Probematerial beziehen können, **sowie Laboradressen** vor. Natürlich können Sie auch selbst aktiv werden und online auf die Suche gehen …

Wo eine **PZN-Nummer (Pharmazentralnummer)** angegeben ist, **erleichtert** diese **es Ihnen, das gewünschte Produkt im Fachhandel, online oder über Apotheken zu bestellen**.

Wenn Sie uns mitteilen möchten, welche Erfahrungen Sie mit den angegebenen Heilmitteln gemacht haben, freuen wir uns auf Ihren Bericht. Sollten Sie uns die Erlaubnis geben, können wir Betroffenen Ihre Erfahrungen verfügbar machen. Wahrscheinlich hilft Ihre Geschichte auch anderen, wieder mehr Lebensqualität zu bekommen. (*info@nietsch.de*)

Bio-Kokosöl in bester Rohkost-Qualität: *www.drgoerg.com/shop*

Ätherische Öle und Hydrolate: *www.primaveralife.com*

Kräuter, Gewürze, Aloe-Saft, Manuka-Honig, Propolis (aus kontrolliert biologischen Anbau):
Der Kräutergarten
Pestalozzistr. 3

D-80469 München
Tel.: 00 49 89/23 24 98 02
www.kraeutergarten-muenchen.de

Wilms® PinusMineral Regenerierendes Mundwasser (PZN 13930048):
www.wilms.com

Emulgator *Solubol NV®* (alkoholfrei und vegan; besteht aus Bienenwachs, Fettsäuren, Glyzerin von Sonnenblumenöl, Lezithin von Soja, Propolis, Rosmarinextrakt, Triglyzeride, Vitamin E und Wasser):
https://satureja-shop.de

Cystus 052® Sud naturtrüb von der Firma *Dr. Pandalis®*:
www.pandalis.de

Zeolith: *Panaceo®*-Zeolith gibt es in Kapseln und als Pulver. Das Pulver ist preiswerter und zum Spülen besser geeignet. Jedoch mag nicht jeder den Geschmack, weshalb das Produkt auch in Kapseln angeboten wird. Sie können es in einigen Naturkostläden und online erwerben. Der Hauptvertriebspartner in Deutschland ist *www.biosa.de.*

Apotheke, bei der Sie Zeolith-Zäpfchen, Lavendel-, Salbei- und Rosenwachs erhalten und die auf ätherische und fette Öle spezialisiert ist:
Bahnhof-Apotheke Kempten
Apotheker Dietmar Wolz e. K.
Bahnhofstr. 12
D-87435 Kempten
Tel.: 00 49 831/5 22 66 11
www.bahnhof-apotheke.de

Labor, um ein individuelles Aromatogramm zu erstellen (ein Beispiel):

Oro-Dentale Mikrobiologie/Labor Dres. Hauss
Bergstr. 26
D-24103 Kiel
Tel.: 0049 431/9 86 55 90
E-Mail: *labor@odm-kiel.de*

Labor, um eine Stuhluntersuchung bei Verdacht auf einen löchrigen Darm (*Leaky Gut*) zu diagnostizieren (ein Beispiel):

GANZIMMUN Diagnostics AG
Hans-Böckler-Str. 109–111
D-55128 Mainz
Tel.: 0049 6131/72 05-0
https://www.ganzimmun.de

Dank

Zuallererst danke ich Ihnen, liebe Leserinnen und Leser, dass Sie dieses Buch in Händen halten.

Außerdem möchte ich mich bei meiner Biologie-Leistungskurs-Lehrerin bedanken, die in mir die Begeisterung für Urheilkunde und die Medizin entfachte.

Die gemeinsame Arbeit mit meinen Patienten bildete die Basis, um bewahrtes, einfaches und vor allem effektives Know-how weiterzugeben. Danke für das Vertrauen und das ehrliche Feedback.

Mein großer Dank geht weiterhin an den Verleger Hans Nietsch, der es mir ermöglichte, mein angebotenes Manuskript in drei farbig gedruckten Büchern zu veröffentlichen. Durch die Idee, ein Buch allein zum Thema „heilende Mundspülungen" zu schreiben, erweiterte sich das Kapitel über Heilpflanzen in der Zahnmedizin. Meines Wissens ist dies das erste Werk, das auf Urheilpflanzen und Urheilmittel im Zusammenhang mit der (Mund-)Gesundheit eingeht. Selbst für mich war es faszinierend, welch interessante Studien zu diesen Themen bereits publiziert sind.

Matthias Feldbaum hat die ersten Lektoratsdurchgänge begleitet und mich mit seiner kompetenten Art auch auf aktuelle Themen verwiesen. Martina Klose sorgte mit ihrer Hartnäckigkeit dafür, dass das Geschriebene und hierbei insbesondere die Rezepte anwenderfreundlicher wurden. Rosi Weiss gestalte das Buch liebevoll, sodass es Spaß macht, es zur Hand zu nehmen. Andrew Triebe hat das Icon für die Buchreihe „Ganzheitliche Mund-Heilkunde" gestaltet und das Buch mit seinem Cover ansprechend verpackt. Jessica Eder zauberte mit ihrer Gabe wunderschöne Innencoverbilder und Abbildungen. Aus tiefsten Herzen danke an alle Beteiligten, die meine gestalterischen Träume Wirklichkeit werden ließen.

Ein herzliches Dankeschön geht an Sven Henkler, den Verleger meines ersten Buches *Drei Haselnüsse für Aschenbrödel*: *ein Lebensschlüssel*. Dieses habe ich unter dem Namen Vilja Elisabeth veröffentlicht. Sven hat auch dieses Manuskript korrigiert, gegengelesen und ist ein wahrer Freund.

Mirela danke ich für die Unterstützung bei der Quellenrecherche.

Der Apotheker Dietmar Wolz *(www.bahnhof-apotheke.de)* hat mich mit dem konstruktivem Gegenlesen verschiedener Kapitel unterstützt und mir auch fundierte Quellen genannt: vielen Dank.

Zahlreiche andere Menschen haben mich durch Fachinformationen, Proben und/oder Bildmaterial unterstützt. Einige davon waren Christof Plottek und Thomas Dorsch (*www.biosa.de*), Pascal dos Santos *(www.pandalis.de),* Detlef Mix, Ortrud Höfling (*www.alfasoft.de*), Ursula

Damith, Tina Rota (*www.primaveralife.com*), Michael Tendl (*www.zahn pastaria.de, www.dentocare.de*) sowie Mitarbeiter der Firmen *ApoFit, GANZIMMUN Diagnostics AG (www.ganzimmun.de), GlaxoSmithKline Consumer Healthcare GmbH & Co. KG, Johnson & Johnson GmbH, Manukanuka GmbH* sowie *Wilms GmbH*. Ein herzliches Dankeschön geht an sie alle.

Renate Sarabi Fröhlich ist eine wahre Seelenfreundin und Seelenbegleiterin. Danken möchte ich ihr für das von Herzen kommende und ehrliche Coaching. Sie ermöglichte es mir, am Ball zu bleiben und die Mammutaufgabe mit den Büchern zu stemmen.

Ein lieber Dank geht an Reinhard, der das Foto von mir in der Praxis - durch seine liebevollen Augen - gemacht hat.

Und nicht zuletzt danke ich meiner Familie dafür, dass ich zu Hause einfach ich selbst sein kann. Keine Therapeutin, keine Autorin, sondern einfach Nicole - das tut immer wieder gut. Danke, dass es euch gibt und ihr mich nehmt, wie ich bin.

In eigener Sache

Hinweis auf die verwendete Quellen-Software

Ohne das professionelle Literaturverwaltungsprogramm *EndNote* wäre das Buch in dieser wissenschaftlich fundierten Form kaum möglich gewesen. Weitere Informationen finden Sie unter *https://endnote.de.sof tonic.com*.

Die Quellenangaben im Buch

Noch einmal möchte ich an dieser Stelle darauf hinweisen: Wen **die Quellen** interessieren, der kann diese **online** unter *www.nietsch.de*, dort unter Dr. med. dent. Nicole Wagner, *Heilende Mundspülungen,* **als PDF-Datei** abrufen.

Freuen würde ich mich …

… über **Ihre Rezension zu diesem Buch**, denn die meisten Menschen lesen Buchbesprechungen, bevor sie sich für den Kauf eines Buches entscheiden. Das wäre also eine Werbung für diesen Ratgeber. Nehmen Sie sich einfach ein paar Minuten Zeit und schreiben Sie **aus Ihrer subjektiven Sicht**, ob *Heilende Mundspülungen* für Sie hilfreich war und ist, ob es leicht verständlich geschrieben ist, ob Sie es weiterempfehlen oder verschenken. Was haben Sie Neues erfahren/gelernt, das Ihnen bei Ihrem Problem weiterhilft? Hat es Ihre Erwartungen erfüllt? Und vieles andere, was Ihnen wichtig erscheint. – Ein Symbol oder ein Wort reicht, es darf aber auch gern mehr sein. Und wichtig ist: Es geht um Ihre ganz persönliche Meinung.

Wenn Ihnen *Heilende Mundspülungen* genutzt und gefallen hat, sprechen Sie darüber, kommunizieren Sie es auf *Facebook, Instagram, Pinterest* … Nutzen Sie die *Social Media*, denn: Möglicherweise hilft es auch anderen Menschen weiter, das Buch zu lesen. Oder schreiben Sie eine Bewertung auf *www. nietsch.de* unter „Heilende Mundspülungen". Auch über Ihre Anregungen und Kritik freuen wir uns; bitte per E-Mail an *info@nietsch.de*. So können wir dieses Buch in der nächsten Auflage weiter verbessern.

Register

Fotos und Abbildungen:

Esel-Icons: Teguh Mujiono, Dualororua/Shutterstock.com
Icons für Mikroorganismen: robuart/123rf.com
Icons für *Porphyromonas gingivalis*, *Candida albicans*, *Herpes simplex*-Virus, Goldstandard: Jessica Eder

Seite 8: Jessica Eder; Seite 15: Kapa65/pixabay.com; Seite 16/17: woodoo007/123rf.com; Seite 24: Rosi Weiss; Seite 25: hans/pixabay.com; Seite 28: StockLite /Shutterstock.com; Seite 30, 31: Sebastian Kaulitzki/Shutterstock.com; Seite 34: Jessica Eder; Seite 40, 41: stux/pixabay.com; Seite 44: Jessica Eder; Seite 61: moho01, melati411/
pixabay.com; Seite 67: ulleo/pixabay.com; Seite 68: Cnippato78/pixabay.com; Seite 70: Bernhard_Staerck/pixabay.com; Seite 74: Amarita /Shutterstock.com; Seite 79: Bru-nO/pixabay.com; Seite 82, 83: Natalia Klenova/123rf.com; Seite 91: StockSnap/pixabay.com; Seite 94: Marian Weyo/Shutterstock.com; Seite 102, 103 Julian Popov/Shutterstock.com; Seite 120, 121 PhotoSG/StockAdobe.com; Seite 123: zoosnow/pixabay.com; Seite 125: ASSY/pixabay.com; Seite 128: pen_ash/pixabay.com; Seite 130: Public DomainPictures/pixabay.com; Seite 131: Heidelbergerin/pixabay.com; Seite 133: suju/pixabay.com; Seite 134: marker_photography/pixabay.com; Seite 136, 139: congerdesign/pixabay.com; Seite 141: LoboStudioHamburg/pixabay.com; Seite 143: MaisonBoutarin/pixabay.com; Seite 144: stevepb/pixabay.com; Seite 147: manfredrichter/pixabay.com; Seite 150: Nannie_iiuu / Shutterstock.com; Seite 151: yingtustocker/123rf.com; Seite 153: zrenate/pixabay.com; Seite 156: Jing/pixabay.com; Seite 157: silviarita/pixabay.com; Seite 158: Michelle Lee Photography/Shutterstock.com; Seite 162, 164: congerdesign/pixabay.com; Seite 167: byrev/pixabay.com; Seite 171: Hans/pixabay.com; Seite 173: bitt24/Shutterstock.com; Seite 174: anaterate/pixabay.com; Seite 178: kumaraniroshan1/pixabay.com; Seite 182: Nina Firsova/Shutterstock.com; Seite 185: cgdsro/pixabay.com; Seite 186: ulleo/pixabay.com; Seite 191: catalina.m/Shutterstock.com; Seite 193: Hans/pixabay.com; Seite 196: katinkah/StockAdobe.com; Seite 198, 199: hightowernrw/Shutterstock.com; Seite 223: ifong, subbotina/123rf.com.

Lektorat: Martina Klose, Freiburg; Matthias Feldbaum, Augsburg
Korrektorat: Andrea Bistrich
Innenlayout und Satz: Rosi Weiss
Illustrationen: Jessica Eder (Seite 8, 34, 44, 234, 235)
Umschlaggestaltung: Andrew Triebe
Coverfoto: Rosi Weiss
Druck: Dimograf, Bielsko-Biała/Polen

Hans-Nietsch-Verlag
Industriestraße 20
64380 Roßdorf

www.nietsch.de
info@nietsch.de

ISBN 978-3-86264-826-9